KETO
FLEXIBLE

KETO FLEXIBLE

101 recetas fáciles y efectivas, trucos, mitos y mucho más

Laura Garat
creadora de
@keto_con_laura

Grijalbo

Papel certificado por el Forest Stewardship Council®

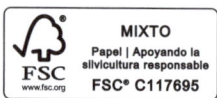

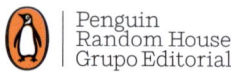

Primera edición: mayo de 2024

© 2024, Laura Garat García / @keto_con_laura, por los textos y las fotografías
Los derechos de la obra han sido cedidos mediante acuerdo
con International Editors & Yáñez' Co. Agencia Literaria
© 2024, Penguin Random House Grupo Editorial, S.A.U.
Travessera de Gràcia, 47-49. 08021 Barcelona
Galagaco, S. L., por las fotografías
Verónica García Fernández, fotógrafa

Penguin Random House Grupo Editorial apoya la protección del *copyright*.
El *copyright* estimula la creatividad, defiende la diversidad en el ámbito de las ideas y el conocimiento,
promueve la libre expresión y favorece una cultura viva. Gracias por comprar una edición autorizada
de este libro y por respetar las leyes del *copyright* al no reproducir, escanear ni distribuir ninguna
parte de esta obra por ningún medio sin permiso. Al hacerlo está respaldando a los autores
y permitiendo que PRHGE continúe publicando libros para todos los lectores.
Diríjase a CEDRO (Centro Español de Derechos Reprográficos, http://www.cedro.org)
si necesita fotocopiar o escanear algún fragmento de esta obra.

Printed in Spain – Impreso en España

ISBN: 978-84-253-6594-2
Depósito legal: B-4.533-2024

Compuesto por Roser Colomer
Impreso en Gráficas 94 de Hermanos Molina, S. L.
Sant Quirze del Vallès (Barcelona)

GR65942

Este libro te lo dedico a ti.
Porque no todo el mundo es capaz de encontrar el valor de empezar a cuidarse, priorizarse y quererse un poquitito más. Y eso estás haciendo tú, así que puedes sentirte orgullos@

Con mucho cariño,
de tu compañera de viaje

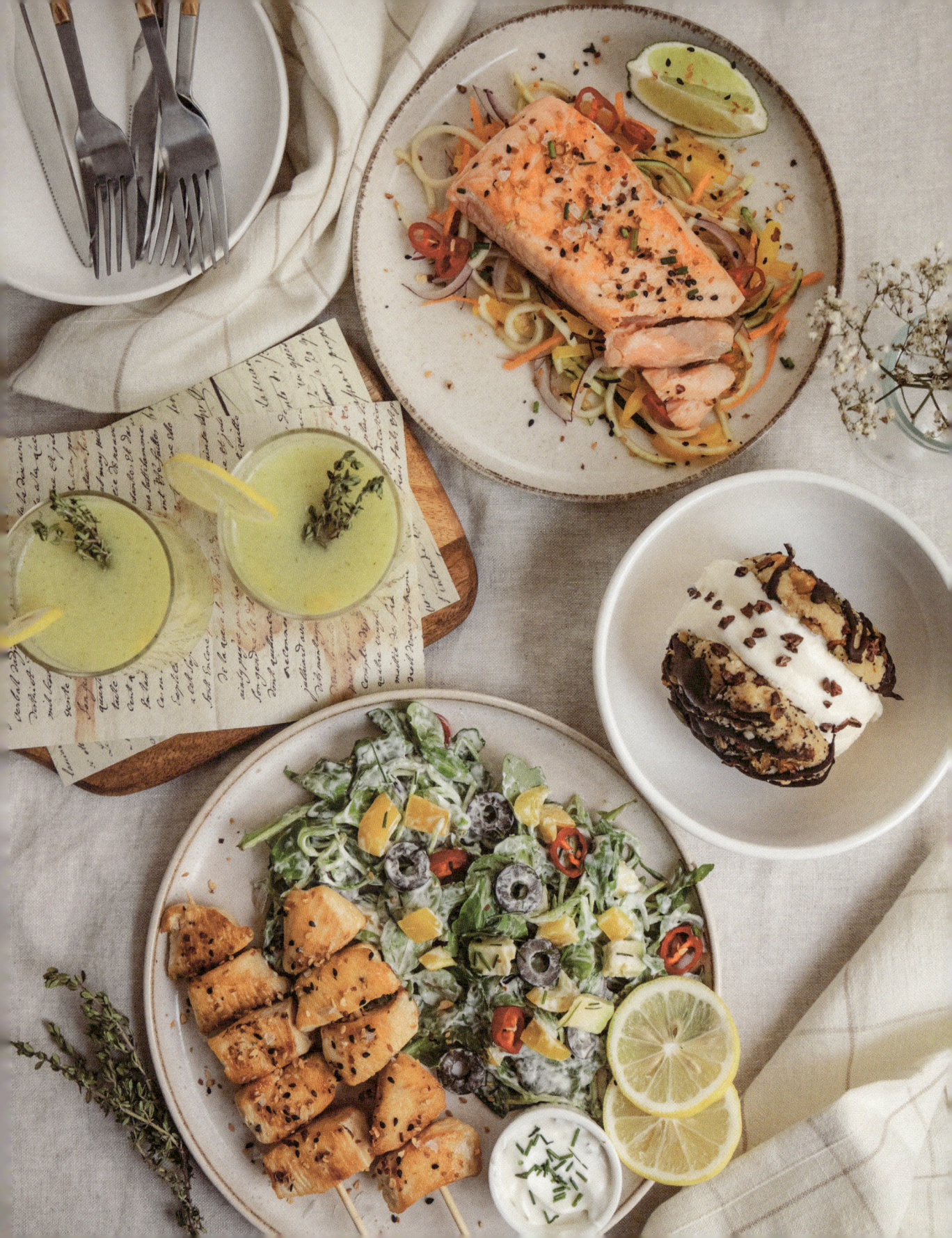

ÍNDICE

SOBRE MÍ
11

OBJETIVOS DE LA DIETA KETO
12

DESAYUNOS FÁCILES
37

COMIDAS FÁCILES
77

POSTRES FÁCILES
157

SNACKS Y BEBIDAS
197

OCASIONES ESPECIALES
232

ÍNDICE DE RECETAS
248

ÍNDICE DE INGREDIENTES
252

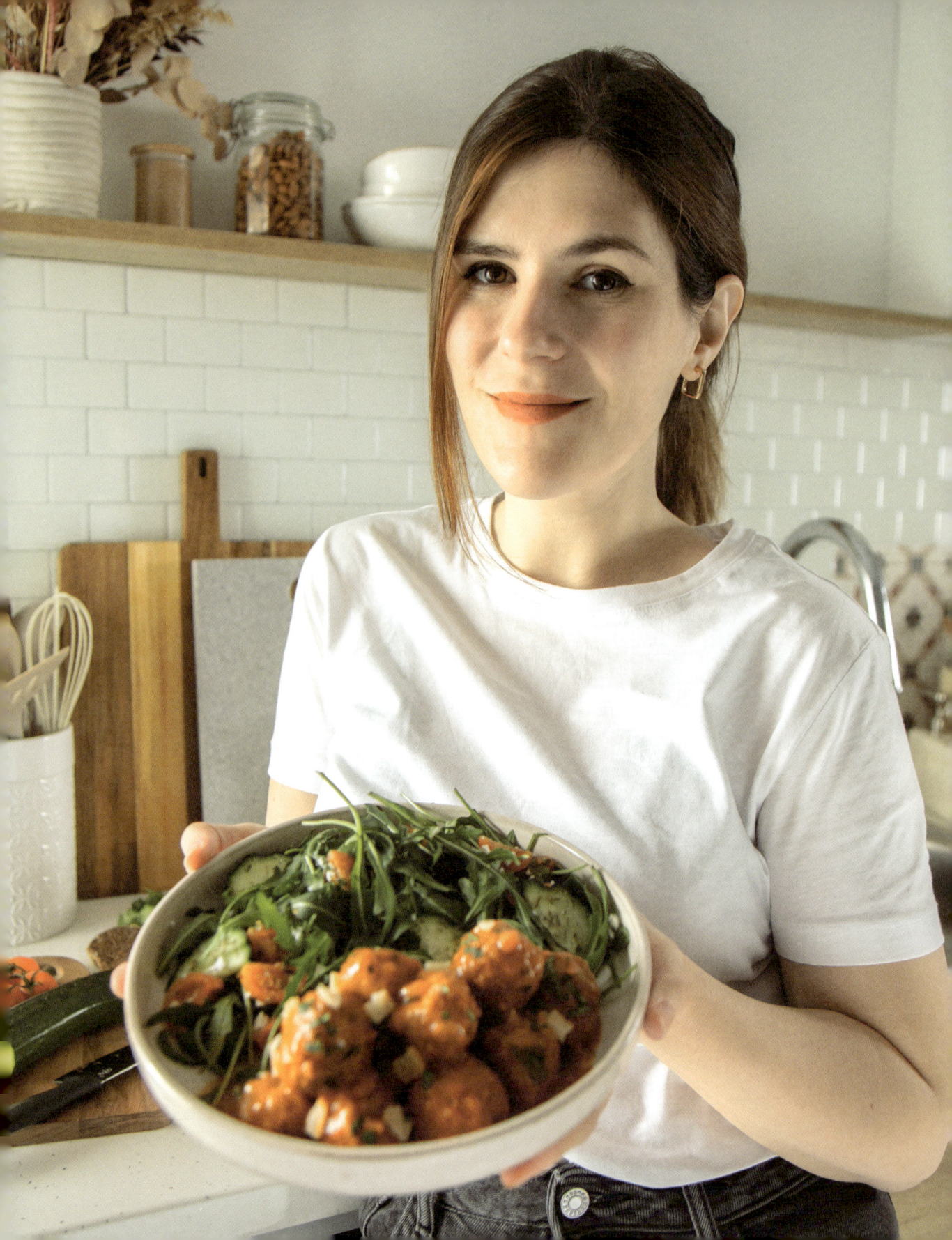

SOBRE MÍ

¡Qué bonito verte por aquí!

Si no tuviésemos confianza te diría que me llamo Laura y soy la autora de este libro y de muchos otros, como el superventas *Cocina Keto*, y creadora de contenidos en el perfil en redes @keto_con_laura.

Pero como eres tú, quiero dar un pasito más y abrirte las puertas a mi mundo, mi historia, mis errores y mis aprendizajes dentro de la dieta keto. Así que me declaro oficialmente tu compañera de viaje, tu apoyo y tu amiga.

No soy capaz de recordar un momento de mi vida en el que no haya tenido problemas con el peso; puedo afirmar que he hecho todo tipo de dietas restrictivas sin éxito.

Antes de conocer la dieta keto yo estaba en un lugar muy feo; me encontraba muy cansada, muy triste siempre, muy acomplejada por mi peso y siguiendo una alimentación que, si la hubiese mantenido en el tiempo, seguramente me habría llevado a ponerme muy malita.

Mi hermano mayor, Miguel, tras verme empeorar en salud, un día me escribió un e-mail (ya que decía que era la única forma que había encontrado de contarme todo lo que sentía) y, entre muchas cosas, me mencionó lo preocupado que estaba por mí y me hizo saber que él había comprobado que la alimentación tenía un impacto directo en la salud física y mental. Me habló de un estilo de alimentación de la que yo nunca había oído ningún comentario: la dieta keto.

Debo confesarte que, al leer su mensaje, primero me enfadé, luego lloré y por último lo acepté y me puse a investigar. En 2018 empecé la dieta keto, y ¿sabes qué pasó? Fracasé rotundamente. Ahora miro atrás y sé por qué no me funcionó, y es porque no había suficiente información ahí fuera y porque las versiones que existían de esta dieta estaban pensadas para los alimentos de Estados Unidos.

Lo dejé y decidí que no era para mí.

La historia no acaba aquí, porque en 2019 me propuse volver a intentarlo, pero esta vez a mi manera, de una forma relajada, adaptándola a la dieta mediterránea y sin sentir culpa.

Y entonces sí: gracias a mi estilo de dieta keto perdí casi 40 kg, mejoré la salud, me sentí de nuevo llena de energía y me regulé hormonalmente, hasta el punto de que pude quedarme embarazada, y por el camino ayudé a cientos de miles de personas.

Tras todos estos años de aprendizaje, por fin he decidido poner en un libro todo lo que necesitas saber sobre la dieta keto, de forma sumamente práctica y resumida, yendo al grano para que puedas empezar ya mismo. Aun así, quiero que sepas que siempre estaré para ti con muchas más recetas y mucha más información en mis redes sociales: @keto_con_laura.

OBJETIVOS DE LA DIETA KETO

Voy al grano, lo sé, pero créeme que es lo que necesitas: información clara y concisa. Para que puedas empezar la dieta keto, tanto tú como yo nos vamos a marcar tres objetivos:

- **OBJETIVO 1.** Que entiendas qué es la dieta keto y por qué funciona.
- **OBJETIVO 2.** Que aprendas las reglas del juego —qué puedes y no puedes comer— para que tomes las decisiones correctas.
- **OBJETIVO 3.** Llevarlo a la práctica para aprender a sobrevivir en tu día a día.

Eso sí, antes de empezar quiero facilitarte unos consejos que les doy a mis amigas cuando quieren iniciarse en la dieta keto:

1. **EMPIEZA YA**, dedícale un día a investigar y organizarte, no lo dejes para el lunes que viene, porque es muy fácil pasarse la vida retrasándolo.
2. **LA IMPERFECCIÓN TAMBIÉN TE LLEVA LEJOS**, ve aprendiendo mientras vas avanzando. No te preocupes por hacerlo todo perfecto; todos hemos cometido errores en el camino, y lo bueno es que se puede aprender de ellos.
3. **NO TE COMPLIQUES**, usa recetas ya hechas, que incluyan un cálculo de los carbohidratos, o haz comidas muy simples combinando los alimentos más bajos en carbohidratos.
4. **ESCUCHA TU CUERPO.** Si algo no te sienta bien, tu cuerpo va a avisarte; si por ejemplo ves que se te hincha la barriga después de comer o si te sale acné, es que hay algo que no toleras del todo.
5. **TU CUERPO ES ADICTO AL AZÚCAR.** Como en toda adicción, vas a tener unos días de transición (ver p. 28 sobre la gripe keto), pero se sale.
6. **DISFRUTA DEL CAMINO**, la vida es larga; asegúrate de disfrutar con recetas variadas que no te hagan sentir que estás en una dieta restrictiva.
7. **NO TE MACHAQUES POR SALTARTE LA DIETA.** ¿Ha ocurrido? Pues ya está, nos levantamos e inmediatamente continuamos. No te castigues, no compenses, simplemente sigue lo que estabas haciendo, con eso vale :).

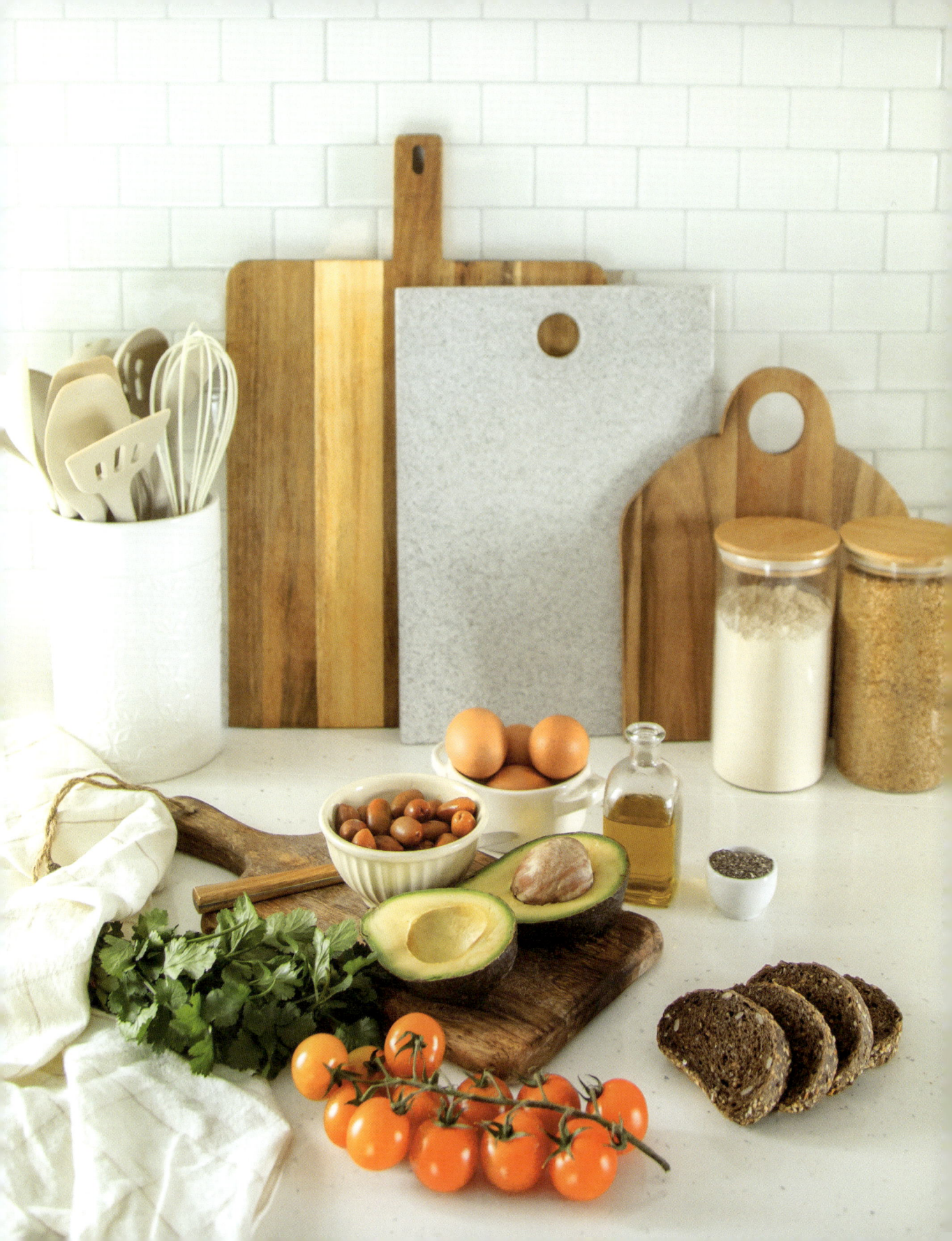

OBJETIVO 1. QUÉ ES LA DIETA KETO Y POR QUÉ FUNCIONA

La dieta cetogénica o dieta keto es un estilo de alimentación que supone una ingesta muy baja de carbohidratos y alta de grasas cuyo objetivo es mejorar la salud perdiendo peso, recuperando energía, regulando las hormonas y hasta previniendo enfermedades.

Sé que tienes preguntas, así que voy a ir respondiéndolas una a una.

¿Qué significa que una dieta sea baja en carbohidratos?

La llamamos «dieta baja en carbohidratos» porque, al compararla con un estilo de alimentación convencional llevado hoy en día, la dieta keto tiene una cantidad muy reducida de carbohidratos. Para que te hagas una idea, una persona puede llegar a consumir entre 200 y 300 g de carbohidratos al día y la dieta cetogénica recomienda no pasarse de 20 o 25 g totales diarios.

Esto se consigue limitando el consumo de alimentos altos en carbohidratos, como la pasta, el arroz, el pan o el azúcar, y aumentando el consumo de otros alimentos, como las verduras, los huevos, los quesos o la carne.

¿Por qué recomiendan comer menos carbohidratos?

Hoy en día muchos estudios demuestran que al disminuir el consumo de carbohidratos conseguimos que nuestro cuerpo se convierta en una máquina de quemar grasa almacenada, obteniendo así muchos beneficios generales para la salud.

En resumidas cuentas, cuando comes, tu cuerpo usa los carbohidratos, grasas y proteínas de los alimentos, y los transforma en energía para poder funcionar. Has de saber que tu cuerpo siempre va a preferir usar los carbohidratos primero y transformarlos en glucosa después, ya que para él es la manera más rápida y fácil de obtener esa energía que necesita. Este combustible es limitado porque solo está en los alimentos consumidos y, cuando se acaba, el cuerpo se pone en modo reserva de energía. ¿Te suena tener sueño después de comerte un plato de pasta al mediodía? Pues ya sabes por qué: porque a tu cuerpo le salta una alarma de que ese golpe de energía ya no está.

Al reducir drásticamente la cantidad de carbohidratos consumidos, tu cuerpo, que ya no puede obtener la energía a través de ellos, decide usar primero las grasas que has consumido para convertirlas en cetonas, su nuevo combustible. La buena noticia es que la cetona desaparece muy rápido y, por lo tanto, el cuerpo empieza a buscarla en otros sitios donde la tienes almacenada. De ahí que te conviertas en una máquina quemagrasas.

¿Cómo es posible perder peso comiendo grasa?

Como acabamos de decir, es fácil perder peso comiendo grasa porque conviertes tu cuerpo en una máquina eficiente de quemar grasa. Si acostumbras a tu cuerpo a usar principalmente grasa como fuente de energía, no hace falta que comas para que pueda funcionar. Esta grasa la descompone y la convierte en cetonas. Al hacerlo, se promueve la pérdida de peso, ya que el cuerpo quema las reservas de grasa almacenada. Además, las dietas bajas en carbohidratos a menudo conducen a una disminución del apetito, lo que puede redundar en una reducción de la ingesta calórica total.

Eso sí, debe quedar claro que la pérdida de peso en una dieta cetogénica no se debe únicamente a la eliminación de carbohidratos, sino a un balance adecuado de calorías y a la entrada en cetosis.

¿No debería tener miedo a las grasas, como me han enseñado?

Esta es una pregunta trampa, ya que te podría decir perfectamente que sí y a la vez que no. ¿Por qué? Porque es importante tener en cuenta que no todas las grasas son iguales. En una dieta cetogénica, se promueve el consumo de grasas saludables, como las que se encuentran en el aceite de oliva, los aguacates, los frutos secos y el pescado graso, en lugar de grasas saturadas o trans, que son poco saludables.

Las grasas saludables son muy buenas compañeras, ya que son las causantes de:

- **La sensación de saciedad:** las grasas son altamente saciantes y pueden ayudarte a sentirte lleno y satisfecho.
- **La energía constante:** las grasas proporcionan una fuente de energía constante y sostenible. A diferencia de los carbohidratos, que pueden dar lugar a picos y caídas de energía, las grasas mantienen niveles de energía más estables a lo largo del día.
- **Una mejor absorción de nutrientes:** algunos nutrientes, como las vitaminas liposolubles (A, D, E y K), necesitan grasas para ser absorbidos adecuadamente en el cuerpo.

Entonces, ¿mi objetivo es entrar en cetosis?

Sí, tu objetivo será bajar el consumo de carbohidratos para que tu cuerpo use las grasas y cree cetonas. Cuando esto ocurre estás en cetosis, concepto que no debe confundirse con la cetoacidosis (ver los mitos sobre la dieta keto en p. 31).

¿Cuáles son los beneficios de hacer keto y entrar en cetosis?

Los principales beneficios son:

1. **Pérdida de peso:** como hemos hablado, la cetosis puede promover una mayor pérdida de peso al hacer que el cuerpo queme grasa almacenada para obtener energía.
2. **Control del apetito:** la cetosis ayuda a reducir el apetito y los antojos de carbohidratos, ya que, como mantenemos los niveles de glucosa en sangre estables, resulta más fácil seguir una dieta baja en calorías.
3. **Mejora de la sensibilidad a la insulina:** la cetosis puede mejorar la sensibilidad a la insulina en personas con resistencia a ella o diabetes tipo 2, lo que ayuda a controlar los niveles de glucosa en sangre.

4. **Mayor claridad mental:** algunas personas informan de una mayor claridad mental y niveles de energía más estables cuando están en cetosis, una vez que el cuerpo se ha adaptado.

5. **Ayudar a sanar y prevenir enfermedades neurodegenerativas** (como alzhéimer y párkinson), ayudar a pacientes con epilepsia a controlar las convulsiones, reducir los triglicéridos, aumentar el colesterol HDL (bueno) y regular las hormonas, lo que mejora afecciones como el síndrome de ovario poliquístico (SOP) y el síndrome metabólico.

¿Qué significa estar en cetosis?

A estas alturas ya debes haberte familiarizado con el término, pero ahora es necesario que sepas qué quiere decir exactamente «entrar en cetosis»: significa que tu cuerpo está descomponiendo grasa almacenada y convirtiéndola en cetonas. El nivel de cetonas en sangre que indica que estás en cetosis suele ser de 0,5 a 3,0 milimoles por litro (mmol/L). Estos niveles se pueden identificar con dispositivos de medición de cetonas en sangre, con tiras reactivas a la orina o con medidores de cetonas en el aliento, pero no hace falta que los tengas; basta con que aprendas a hacer bien la dieta keto.

¿Qué pasa si salgo del estado de cetosis?

¡Oh, no! (Pausa dramática).
No pasa absolutamente nada.

Salirse del estado de cetosis solo significa que tu cuerpo tendrá que prepararse para entrar de nuevo si le das las herramientas adecuadas. No es estresante para el cuerpo y es mucho más común de lo que te imaginas. No te machaques.

¿Cuánto se suele tardar en entrar en cetosis?

El tiempo que se tarda en entrar en cetosis puede variar de unas personas a otras. Por lo general, se estima que entrar en cetosis lleva de 2 a 7 días siguiendo una dieta cetogénica estricta, pero se puede tardar más o menos tiempo según la cantidad de carbohidratos consumidos, la edad o el género, la genética o el metabolismo, los niveles de actividad, los niveles de estrés o incluso la cantidad de horas de sueño.

¿Hay algo que me ayude a entrar en cetosis antes?

¡Claro! Ya sea porque quieres entrar en cetosis o porque quieres más cantidad de cetonas en sangre, te dejo algunos trucos:

- **Reducir carbohidratos:** come menos alimentos con carbohidratos como pan, arroz, pasta y azúcar. Mantén tu ingesta diaria de carbohidratos por debajo de 50 gramos, o incluso menos de 20 gramos, para entrar en cetosis más rápido.
- **Hacer ayuno intermitente:** esto significa comer en un período más corto durante el día. Al hacerlo, tu cuerpo agotará rápidamente

sus reservas de energía y comenzará a quemar grasa.

- **Hacer ejercicio:** hacer ejercicio, como correr o nadar, puede ayudar a tu cuerpo a quemar glucosa y entrar en cetosis más rápido.
- **Comer grasas saludables:** comer alimentos ricos en grasas saludables, como aguacates, aceite de oliva, nueces y semillas. Estas grasas te darán energía en lugar de los carbohidratos.
- **Usar suplementos:** algunas personas usan suplementos como aceite MCT o cetonas exógenas para entrar en cetosis más rápido. Consulta con un médico antes de usarlos.
- **Beber suficiente agua y tomar electrolitos:** mantén tu cuerpo hidratado y consume suficiente sodio, potasio y magnesio para evitar efectos secundarios desagradables.
- **Controlar tus niveles de cetonas:** puedes usar tiras reactivas de cetonas en la orina o dispositivos para medir las cetonas en la sangre para saber si estás en cetosis.

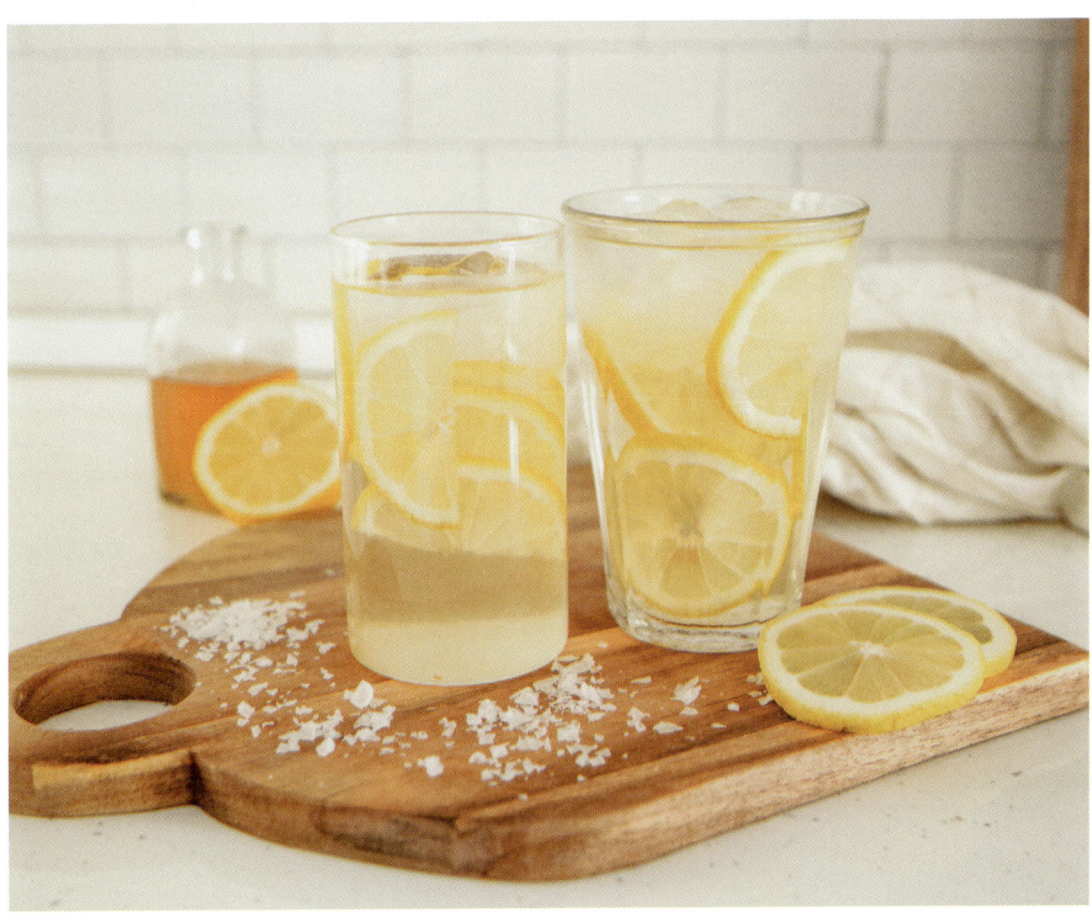

OBJETIVO 2. APRENDE LAS REGLAS DEL JUEGO —QUÉ PUEDES COMER Y QUÉ NO— PARA QUE TOMES LAS DECISIONES CORRECTAS

Sabiendo que el objetivo es entrar en cetosis, ¿qué tengo que hacer para conseguirlo?

¿Cuáles son las reglas de la dieta keto?

Para tener éxito en la dieta keto y entrar en cetosis deberás:

1. No exceder la cantidad de gramos de carbohidratos diarios consumidos, que por lo general suelen ser 20 o 25 g de carbohidratos por día.
2. Respetar los porcentajes de macros diarios, sobre todo en cuanto a consumo de grasas. Como hemos dicho, las grasas te darán energía y te saciarán.

¿Qué son los macros?

Los «macros» son los principales grupos de nutrientes en los alimentos que proporcionan energía al cuerpo. Hay tres tipos: carbohidratos (azúcares y almidones), proteínas y grasas.

¿Cuáles son los macros de la dieta keto?

En la dieta cetogénica, los macronutrientes generalmente se distribuyen de la siguiente manera:

- **Grasas:** constituyen aproximadamente el 70-75 % de las calorías diarias. Estas grasas provienen de alimentos como aceites saludables, nueces, aguacates, mantequilla, aceite de coco y otros alimentos ricos en grasas.
- **Proteínas:** representan alrededor del 20-25 % de las calorías diarias. Las proteínas provienen de fuentes como carne, pescado, huevos, lácteos, nueces y productos lácteos bajos en carbohidratos.
- **Carbohidratos:** se limitan a alrededor del 5-10 % de las calorías diarias, lo que significa que se consume una cantidad muy baja de carbohidratos. Los carbohidratos provienen principalmente de verduras bajas en carbohidratos, como espinacas, brócoli, col y otros vegetales no almidonados.

¡OJO! Que se tome un 10 % de carbohidratos significa que solo el 10 % de tus calorías provendrán de los carbohidratos. Ten en cuenta que no es lo mismo que el 10 % del peso de tus alimentos sea de carbohidratos, ya que la densidad energética de los carbohidratos, proteínas y grasas es diferente.

Un gramo de carbohidratos tiene 4 calorías, lo cual es igual a 1 gramo de proteína. Sin embargo, un gramo de grasa tiene 9 calorías. Por lo tanto, cuando el 70 % de tu energía proviene de la grasa, en realidad es el 50 % del peso de tus ingredientes el que debe ser grasa.

¿Qué pasa si no llego a los macros?

Aunque debes saber que estos porcentajes son aproximados y pueden variar según tu genética o tu estilo de vida, están definidos así porque son un referente que hay que respetar en la dieta keto para aumentar al máximo sus beneficios en la salud.

Eso sí, si por alguna razón no llegas a las cantidades indicadas pasaría lo siguiente:

- **MENOS CARBOHIDRATOS CONSUMIDOS:** si no llegas a las cantidades de carbohidratos no pasa absolutamente nada. Es más, tendrás seguramente más facilidad para entrar en cetosis.
- **MENOS GRASAS CONSUMIDAS:** si no llegas a la cantidad de grasas tampoco es grave, con tal de que no signifique que el resto de tus marcadores suben. No te olvides de que consumir grasas buenas tiene muchos beneficios.

¿Qué ocurre si me paso de las cantidades marcadas?

Ante todo, que no cunda el pánico, no va a pasar nada y se puede volver a retomar la alimentación; eso sí, es muy diferente si te pasas de carbohidratos que si te pasas de grasas. Te lo explico:

- **MÁS GRASAS:** si te excedes de grasas, no pasa nada. Si te pasas de calorías diarias, puede que no bajes peso todo lo rápido que quieras.
- **MÁS CARBOHIDRATOS:** si te pasas de carbohidratos, es posible que te saque de cetosis o que entres en cetosis más difícilmente.

¿Es demasiada información para controlar?

Si por lo que sea te resulta algo complejo, no te preocupes; comienza contando solo carbohidratos. Yo he estado ahí y sé que inicialmente puede costar un poco.

¿Qué alimentos puedo comer?

La lista es muy larga y la puedes combinar como quieras. Aquí te dejo los más populares para que vayas identificándolos.

Grasas

Puedes consumir grasas saludables y debes evitar las grasas trans y saturadas en exceso. Algunos de los alimentos muy altos en grasas buenas son:

- Aceite de oliva extra virgen
- Aguacates
- Aceite de coco
- Aceite MCT
- Frutos secos y semillas: almendras, nueces, nueces de macadamia, chía, lino, semillas de calabaza y otras nueces y semillas son excelentes fuentes de grasas saludables y fibra.
- Aceite de aguacate o de nuez de macadamia
- Aceite de pescado como el aceite de salmón, rico en ácidos grasos omega-3.
- Mantequilla y ghee (mantequilla clarificada)
- Grasa animal

Bebidas

Es importante elegir bebidas que sean bajas en carbohidratos y no contengan azúcar. Aquí algunos ejemplos:

- Agua
- Agua con gas sin azúcar
- Té sin azúcar
- Café
- Infusiones
- Café a prueba de balas (*bulletproof coffee*): esta bebida combina café, mantequilla y aceite de coco o MCT. Es rica en grasas y puede proporcionar energía sostenida.
- Bebidas vegetales sin azúcar (de almendra o de coco sin azúcar)
- Alcohol (CON MODERACIÓN): tequila, ron, whisky, ginebra, brandy, vino, cava...

Carne, pescado y huevos

Aquí la lista es muy larga, pero quédate con que, con tal de que no esté rebozado en pan, todo vale. Te especifico algunos de los alimentos más comunes:

- Cerdo
- Ternera
- Cordero
- Pollo y pavo
- Mariscos
- Pescado
- Carne de caza
- Embutido y carne procesada baja en carbohidratos: salchichas y salchichones, jamón, lomo...
- Huevos

Quesos

Puedes consumir todos estos:

- Cheddar
- Mozzarella
- Queso crema
- Feta
- Cabra
- Parmesano
- Ricotta
- Azul

Verduras

Verduras de hojas verdes:

- Espinacas
- Lechuga
- Rúcula

Verduras crucíferas y similares:

- Brócoli
- Coliflor
- Rábano
- Col china (bok choy)
- Col rizada suiza
- Nabo
- Kale (col rizada)

Otras verduras:

- Apio
- Pepino
- Calabacín
- Berenjena
- Espárragos
- Aguacate
- Pimientos (rojos, verdes, amarillos)

- Chirivía
- Champiñones
- Pimientos jalapeños
- Alcachofa
- Tomate (con moderación)
- Cebolla verde
- Calabaza confitera, también llamada calabaza cidra (en moderación)
- Pepinillos en vinagre (sin azúcar añadido)

Endulzantes

Hay muchas alternativas para endulzar los platos.

- **Eritritol:** es el endulzante más usado en la dieta keto en formato granulado. Tiene un 70 % del dulzor del azúcar, un sabor parecido al azúcar, un índice glucémico bajo, 0 carbohidratos y 0 kcal. Si se abusa de él, causa un efecto frío en la boca.
- **Stevia:** es el más comercializado y lo puedes encontrar en supermercados, es 300 veces más dulce que el azúcar blanco, cuenta con un índice glucémico bajo y 0 kcal. Tiene un cierto sabor metalizado que muchas personas encuentran desagradable.
- **Extracto de fruta del monje:** es 200 veces más dulce que el azúcar, tiene un índice glucémico bajo, 0 carbohidratos y 0 kcal.
- **Alulosa:** tiene un 70 % del dulzor del azúcar, un índice glucémico bajo, 0 carbohidratos y 0 kcal.

Fruta

Las más recomendables son estas:

- Lima y limón
- Fresas y frambuesas
- Arándanos y moras

¿Existen alimentos prohibidos en la dieta cetogénica?

No como tal. Hay alimentos que se recomienda evitar o comer en cantidades muy pequeñas por el alto nivel de carbohidratos que contienen:

- Pan y cereales. Incluyendo arroz, pan de hamburguesa, masa de pizza, quinoa, etc.
- Frutas con alto contenido de fructosa. Como plátanos, frutas deshidratadas, mango, peras, cerezas o pasas. Opta por frutas bajas en carbohidratos en su lugar.
- Verduras con almidón, como el maíz, las remolachas y las patatas. Intenta evitar las verduras subterráneas y opta por verduras de hojas y las que son aptas para la dieta cetogénica.
- Pasta. Considera una alternativa baja en carbohidratos, como espaguetis de calabacín o lasaña de col.
- Cereales.
- Yogur con azúcar. Opta por yogur griego o yogures vegetales sin azúcar.
- Zumos (de naranja) o smoothies de fruta.
- Legumbres.
- Azúcar. Cualquier forma, incluyendo miel, jarabe de arce, agave y jarabe de arroz integral. Reemplázalo por eritritol, estevia o fruto del monje.
- Patatas fritas.
- Leche de vaca. Mejor bebida de almendra sin azúcar o bebida de coco sin azúcar.
- Alimentos horneados azucarados como dónuts, pasteles, muffins o tartas.

Puedes encontrar en la p. 27 los sustitutos de estos ingredientes.

OBJETIVO 3. LLEVARLO A LA PRÁCTICA PARA APRENDER A SOBREVIVIR EN TU DÍA A DÍA

Para mí es muy importante que el hecho de querer cuidarte y hacer dieta keto no sea algo que condicione sobremanera tu vida. Por eso, en esta sección voy a proporcionarte recetas sencillas para hacer en casa, trucos para poder seguirla sin penalizar tu vida social ni tu felicidad, y muchas cosas más.

Los 5 pasos para empezar la dieta keto

Comenzar una dieta cetogénica no es tan difícil; solo tienes que seguir estos pasos:

1. **Investiga sobre la dieta:** antes de comenzar, lee, mira vídeos, busca recetas... Intenta entender cómo funciona, sus beneficios y las pautas básicas.
2. **Habla con un profesional de la salud:** si tienes preocupaciones médicas o trastornos de salud preexistentes, consulta a un médico o dietista antes de comenzar la dieta keto. Asegúrate de que sea segura y adecuada para ti.
3. **Limpia tu despensa:** elimina de tu casa alimentos ricos en carbohidratos y azúcares procesados, como pan, pasta, cereales, galletas y alimentos azucarados. Esto te ayudará a evitar tentaciones.
4. **Planifica tus comidas:** diseña un plan de comidas para la semana. Incluye alimentos ricos en grasas saludables, proteínas y verduras bajas en carbohidratos.
5. **Haz la compra:** haz una lista de la compra con alimentos aptos para la dieta keto, como carne, pescado, huevos, aguacates, aceite de coco, aceite de oliva, verduras bajas en carbohidratos y productos lácteos bajos en carbohidratos.

Cómo adaptarla e integrarla en tu vida

Te puede parecer un reto llevar este estilo de alimentación a la práctica, pero no te preocupes, que yo estoy aquí para demostrarte todo lo contrario. Es muy fácil simplificar tus comidas para que puedas conseguir tus objetivos.

En el supermercado

La verdadera dieta empieza mucho antes del plato de comida. En concreto, en los lineales del supermercado. Por eso he querido dedicarle un apartado especial y ser lo más concreta posible, para que ese primer paso sea sencillo y asequible.

¿Qué comprar en el supermercado?

La buena noticia es que puedes preparar unos menús keto deliciosos con los ingredientes que encuentras en el supermercado. Para ayudarte, voy a compartir contigo mi lista de la compra para que la uses como guía.

Grasas para cocinar:
- aceite de oliva
- aceite de aguacate
- aceite de coco
- ghee

Bebidas:
- agua (0)
- agua con gas (0)
- cola zero (0)
- café (0)
- té (verde, negro, matcha...) (0)
- infusiones (tila, camomila, valeriana...) (0)
- Bebidas vegetales, sin azúcar añadido
- caldo de huesos (0)

Proteína:
Carne:
- ternera (0)
- cerdo (0)
- cordero (0)
- pollo (0)

Pescado
- salmón (0)
- sardinas (0)
- bacalao (0)
- merluza (0)

Marisco
- gambas (0,2)
- calamar (1)
- pulpo (2)
- almejas, ostras, mejillones (2)
- huevos (0,9)
- tofu (1)

Verduras:
- rúcula (0,2)
- kale (0,2)
- apio (1)
- champiñones (1)
- lechuga (1,6)
- espinacas (1,8)
- aguacate (1,8)
- espárragos verdes (2)
- pepino (2)
- tomate (2,1)
- calabacín (2,1)
- berenjena (3)
- coliflor (3)
- pimiento verde (3)
- col (3)

Bases para salsas:
- leche de coco (en lata) (2,9)
- nata líquida (+30 % de materia grasa) (3)
- queso crema (3)
- queso mascarpone (3)
- tomate frito (4)

Ingredientes para repostería y masas:
- harina de almendra (4)
- harina de coco (23)
- eritritol (0)
- chocolate 90 % (8)
- crema de almendras (4)
- crema de avellanas (5)
- goma xantana o gelatina en polvo (0)
- cacao en polvo (7)

Salsas:
- mayonesa (1)
- mostaza (1)
- kétchup sin azúcar (1)
- tabasco (1)

Snacks:
Encurtidos
- aceitunas (0)
- pepinillos (1)

Embutido (comprobar que no lleven azúcar añadido)
- jamón (0)
- chorizo (0)
- salchichón (0)
- beicon (0)

Queso (mejor comprarlos enteros y rallarlos en casa)
- mozzarella (0)
- edam (0)
- feta (1)
- queso de cabra (1)

Frutos secos (esto son los que menos carbohidratos tienen)
- avellanas (4)
- nueces pecanas (4)
- macadamias (5)
- almendras (4)

Picoteo
- cortezas de cerdo (0)
- chips de queso (0)

Frutos rojos
- frambuesas (5,4)
- moras (5)
- fresas (5)

Postres
- gelatina sin azúcar (0)
- yogur de coco (1)

Hierbas frescas, ajo y especias:
- orégano (1)
- albahaca (2,7)
- perejil (6,3)
- ajo (0,9)
- cilantro (0,8)
- canela en polvo (0)
- nuez moscada (0)
- pimienta (0)
- sal (0)

---

*Las cifras entre paréntesis corresponden a los macros netos, es decir, al cálculo neto.

Que no te engañen las etiquetas

Para saber cuántos carbohidratos tiene un alimento envasado, simplemente tienes que irte a la etiqueta nutricional y buscar la línea «TOTAL CARBOHIDRATOS» o «HIDRATOS DE CARBONO». Es importante saber que estos carbohidratos son los que deberás contar; no deberás restar nada a no ser que debajo tenga escrito «polialcoholes». En este caso, se restarán los polialcoholes del total. Esto significa que:

Carbohidratos netos (los que tienes que contar) = Carbohidratos totales - polialcoholes

Cosas que debes saber para que no te engañen:

- 0 % AZÚCAR o 0 % AZÚCARES AÑADIDOS no significa que sea keto. Es una estrategia de marketing. Mira el listado de ingredientes y la línea de carbohidratos totales.
- SI PONE MALTITOL no lo compres. El maltitol es un endulzante que, aunque se categorice como apto para diabéticos, sube la glucosa en sangre, por lo que es mejor escoger otras opciones. Busca que lleven eritritol, fruta del monje, alulosa o sucralosa.
- NO EXISTEN CARBOHIDRATOS NEGATIVOS. Si tras hacer las cuentas un alimento te sale con un conteo de carbohidratos netos «negativo», algo estarás haciendo mal, porque no es posible. Los alimentos no pueden restarte carbohidratos a tu día. Por ejemplo, si has comprado un paquete de psyllium y ves que pone 0 g de carbohidratos, pero debajo pone 89 g de fibra, no significa que ese psyllium tenga -89 g de carbohidratos y por lo tanto puedas restarlos de tu día.
- Si es un producto que lleva unos pocos gramos de azúcar, no pasa nada, con tal de que te cuadre en tu conteo de carbohidratos. Aun así, productos procesados como el embutido no deberían llevar azúcar. Recuerda mirar siempre las etiquetas para salir de dudas.
- Piensa siempre en la cantidad que vas a usar. Es decir, aunque en la etiqueta nutricional ponga «Hidratos de carbono = 25 g», por lo general, eso corresponde a 100 g de producto en las etiquetas europeas, por lo que si usas entre 5 y 10 g de producto no estás añadiendo prácticamente carbohidratos a tu día.
- No pasa nada si lleva gluten o algún ingrediente que consumido en grandes cantidades sea alto en carbohidratos; mira siempre la línea informativa de «TOTAL CARBOHIDRATOS».
- Busca productos con listados de ingredientes cortos y quédate con esta premisa: por lo general, cuantos menos conservantes, colorantes y cosas extras lleve un producto, menos inflamatorio será.

Conversiones de ingredientes

Algo que vas a aprender con este libro y la dieta keto es a utilizar ingredientes nuevos para elaborar recetas más bajas en carbohidratos.

En caso de que tengas alguna intolerancia o te sea imposible conseguir estos ingredientes, te dejo aquí una chuletilla con las sustituciones:

Harina de almendras

La harina de almendras se consigue triturando las almendras sin piel hasta conseguir una harina suave y fina. Puedes sustituirla por:

- **Harina de coco:** en general, puedes sustituir la harina de almendra por harina de coco en una proporción de 1:4. Esto significa que, por cada taza de harina de almendra, puedes usar aproximadamente ¼ de taza de harina de coco. La harina de coco tiende a absorber más líquido, por lo que es posible que necesites ajustar la cantidad de líquido en la receta agregando siempre 1 huevo extra.
- **Cualquier fruto seco molido:** puedes usar una proporción similar a la de la harina de almendra, generalmente 1:1. Esto significa que puedes triturar avellanas o nueces y utilizar la misma cantidad que indica en la receta de harina de almendras.
- **Semillas de girasol molidas:** esta es una opción más alta en carbohidratos, pero muy económica. Puedes sustituir la harina de almendras por semillas de girasol en una proporción de 1:1.
- **Semillas de lino o chía:** en general, puedes usar una proporción de 1:1 para sustituir la harina de almendra. Una taza de harina de semillas de lino o chía puede reemplazar una taza de harina de almendras. Eso sí, estas semillas absorben mucha agua y se convierten en una pasta gelatinosa, por lo que no se recomiendan para todo tipo de recetas.

Inciso: cuando menciono 1:1 significa que cada 100 g de harina de almendras podrá ser sustituido por 100 g del otro ingrediente.

La goma xantana

La goma xantana es un espesante comúnmente utilizado en recetas de panadería y repostería sin gluten. En este libro he sustituido toda la goma xantana por gelatina en polvo, ya que es más fácil de conseguir en supermercados. No obstante, te dejo todas las conversiones aquí para que puedas entenderlo y optar por lo que más te apetezca:

- **Gelatina en polvo:** puedes usarla en una proporción de 2:1, lo que significa que por cada cucharadita de goma xantana, puedes usar dos cucharaditas de gelatina en polvo.
- **Goma guar:** es un espesante muy de moda ahora mismo. Es una alternativa común a la goma xantana en la mayoría de las recetas. Puedes utilizarla en una proporción de 1:1 como sustituto.
- **Harina de linaza o chía:** puede actuar como espesante en algunas recetas. Mezcla una cucharada de harina de linaza o chía con tres cucharadas de agua y deja que repose hasta que se forme un gel. Esta mezcla se utiliza como sustituto de la goma xantana en una proporción de 1:1.
- **Agar-agar:** es un gelificante de origen vegetal. Aunque es más común en recetas de gelatina y postres, también puede ser un sustituto de la goma xantana en una proporción de 1:1 en algunas recetas.
- **Psyllium:** el psyllium es una fibra soluble que actúa como agente espesante y gelificante en recetas sin gluten. Utilízalo en una proporción de 1:1 como sustituto de la goma xantana.

Es importante tener en cuenta que la elección del sustituto podrá cambiar el resultado final de la receta y que algunas alternativas pueden dar lugar a texturas ligeramente diferentes, por lo que es posible que debas ajustar tus recetas a ellos.

Huevos

Los huevos son un pilar dentro de la dieta keto, pero si necesitas reemplazarlos en tus recetas debido a alergias, preferencias dietéticas o falta de disponibilidad, aquí tienes algunos sustitutos comunes:

- **Vinagre y bicarbonato de sodio:** mezclar una cucharada de vinagre blanco o de manzana con una cucharadita de bicarbonato de sodio en lugar de un huevo, en recetas de panadería. Esta mezcla puede crear una reacción química similar a la de los huevos.
- **Chía o linaza:** las semillas de chía o de linaza molidas mezcladas con agua pueden formar un gel y actuar como un sustituto del huevo en recetas de repostería y horneado. Combina una cucharada de semillas de chía o linaza molidas con tres cucharadas de agua y déjalo reposar hasta que forme un gel.

Me encuentro en la obligación de decir que obviamente no puedes sustituir un huevo frito por una cucharada de chía en agua :).

En la cocina

Ahora que ya tenemos los ingredientes, el siguiente paso es ¡cocinarlos! Así que vamos con algunas explicaciones y recomendaciones.

Simplifica con platos sencillos

Es cierto que solo en este libro tienes 101 recetas fáciles que van desde pizzas, hamburguesas, tarta de queso, gominolas, huevos benedictinos, risottos o galletas..., pero también estoy aquí para decirte que puedes simplificarlo aún más.

Seguir una dieta cetogénica no significa que debas complicarte la vida en la cocina. De hecho, una de las ventajas de esta dieta es su simplicidad. Al eliminar los carbohidratos en gran medida y centrarte en las grasas y las proteínas, puedes elaborar comidas deliciosas y nutritivas sin necesidad de recetas complicadas. Te comparto algunas ideas sencillas para que vayas abriendo boca:

- Huevos fritos, huevos revueltos o huevos pochados con aguacate.
- Cualquier tipo de carne hecha a la plancha (pollo, ternera, cerdo), servida con verduras al vapor, como brócoli, coliflor o col, y con queso rallado por encima.
- Ensaladas de hoja verde (lechuga, rúcula, espinacas) con atún, aceitunas y un buen chorro de aceite de oliva.
- Pescado a la plancha (atún, salmón, bacalao) con verduras salteadas, como calabacín, berenjena o espinacas.
- Pollo asado con ensalada.

Ejemplo de plato keto

Quédate con esta imagen porque es una forma sencilla de que recuerdes esa simplicidad de la que te hablo:

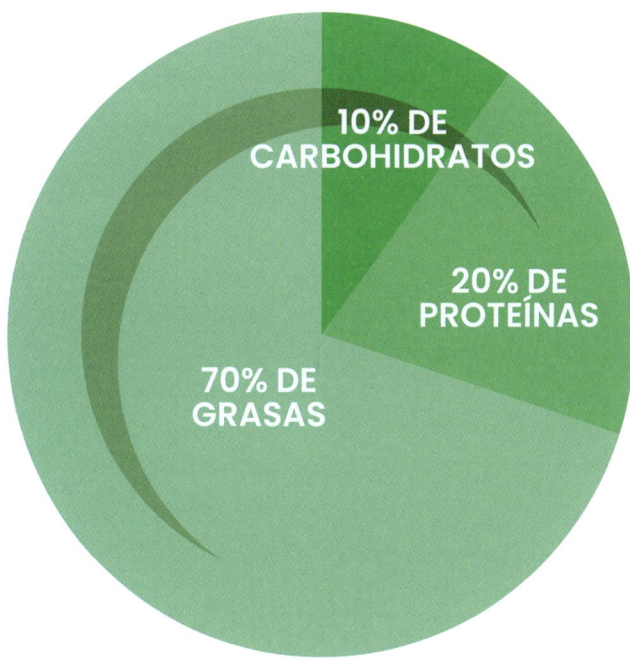

Ejemplo de plato keto

Sustitutos de carbohidratos

Debido a que, como ya sabes, la ingesta de carbohidratos ha de reducirse, te voy a hablar de cómo sustituir nuestras mayores tentaciones: el pan, la pasta, el arroz...

El pan

Aunque parezca un desafío, existen varias alternativas bajas en carbohidratos a las que puedes recurrir.

- **Hojas de lechuga o de col rizada:** utiliza hojas de lechuga o de col rizada como envolturas para sándwiches, tacos o hamburguesas. Son una excelente opción baja en carbohidratos y agregan una textura crujiente y fresca a tus comidas.

- **Pan de proteínas:** algunas marcas ofrecen productos de pan cetogénico o bajo en carbohidratos que puedes encontrar en tiendas de alimentos saludables. Estos productos están diseñados específicamente para la dieta keto.
- **Envolturas de algas marinas:** este tipo de envolturas, como las utilizadas para hacer sushi, son bajas en carbohidratos; envuelve ingredientes con ellas y crea rollos o sándwiches.

En este libro vas a encontrar unas cuantas recetas que usan estas alternativas, así que aquí te dejo una lista con alguna idea:

- Pan (p. 48)
- Rollitos de jamón y queso (p. 58)

- Bagels (p. 62)
- Crepes (p. 70)
- Sándwich de desayuno (p. 72)
- Smash búrguer (p. 102)
- Wraps de lechuga con gambas (p. 112)
- Tacos duros de carne (p. 146)
- Tacos de pescado (p. 148)
- Chips de queso (p. 218)

La pasta

Te confieso que era mi debilidad, pero te aseguro que se pueden encontrar formas de sustituirla que, aunque no queden exactamente igual, crean platos deliciosos:

- **Pasta de col con pesto cremoso** (p. 94)
- **Salmón** al horno con espaguetis de verduras (p. 110)
- **Lasaña** (p. 100)
- **Espaguetis de calabacín (zoodles):** utiliza un espiralizador para convertir calabacines en «espaguetis» bajos en carbohidratos. Puedes hervirlos brevemente o saltearlos en una sartén.
- **Fideos de konjac:** también son un buen sustituto de la pasta y muy bajos en carbohidratos.
- **Col rizada o kale:** sus hojas se pueden usar en lugar de las placas de pasta en las recetas de lasaña baja en carbohidratos.
- **Col o repollo:** las hojas sirven como envolturas en recetas de lasañas o canelones. Son resistentes y mantienen bien su forma.
- **Rodajas de berenjena o calabacín:** las rodajas de berenjena o calabacín asadas o a la parrilla pueden servir como base para sándwiches o como capas en lasañas bajas en carbohidratos.

El arroz

- **Risotto** de coliflor y champiñones (p. 82)
- **Arroz de coliflor:** es una alternativa popular y versátil al arroz. Puedes prepararlo desmenuzando coliflor cruda con un rallador o un procesador de alimentos y luego cocinándola en una sartén con un poco de aceite hasta que esté tierna. Agrega tus condimentos y sabores favoritos para darle sabor.
- **Arroz de brócoli o col:** al igual que el arroz de coliflor, puedes procesar el brócoli o la col crudos para crear un arroz. Cocínalo de la misma manera que el arroz de coliflor.
- **Arroz de konjac (shirataki):** los fideos de konjac, conocidos como shirataki, se pueden usar en lugar de arroz. Enjuágalos bien y caliéntalos en una sartén durante unos minutos para eliminar el sabor acentuado. Luego, agrégales tus condimentos favoritos.

He cambiado mi alimentación, ¿y ahora qué?

Cambiar la alimentación siempre conlleva un cambio en tu cuerpo, por eso te aviso de ciertas cosas que puedes sentir para que estés alerta:

- **Gripe keto:** la llamada «gripe keto» puede incluir síntomas como fatiga, dolor de cabeza, náuseas, irritabilidad y otros malestares temporales durante los primeros días o semanas de la dieta cetogénica.
- **Ganas de ir al baño debido a tanta agua:** la cetosis puede llevar a un aumento de las ganas de orinar, lo que a su vez puede causar deshidratación y la pérdida de electrolitos. Es importante mantenerse bien hidratado y reponer esos electrolitos.

- **Mal aliento:** algunas personas experimentan halitosis cetogénica, que es un aliento con un olor fuerte o desagradable. Esto puede deberse a la producción de acetona, una cetona que se elimina en la respiración. La buena higiene bucal y la ingesta de líquidos pueden ayudar, aunque no te preocupes, no dura mucho tiempo.
- **Estreñimiento o diarrea:** los cambios en la dieta pueden afectar a la regularidad intestinal. Algunas personas pueden experimentar estreñimiento, mientras que otras pueden tener diarrea.
- **Calambres musculares:** la pérdida de agua y electrolitos puede contribuir a tener calambres musculares en algunos casos. Mantener un equilibrio adecuado de electrolitos y consumir alimentos ricos en potasio y magnesio pueden ayudar a prevenirlos.
- **Pérdida de peso:** si buscas perder peso, este puede ser un efecto secundario perfecto. Sin embargo, es importante hacerlo de manera saludable y bajo supervisión médica si tienes alguna patología o problema de salud.
- **Pérdida de apetito:** en algunas personas, la cetosis puede reducir el apetito, lo que puede ser beneficioso para la pérdida de peso, pero también puede llevar a una ingesta insuficiente de alimentos y nutrientes si no se presta atención a las necesidades nutricionales.

Cómo adaptar la dieta keto a tu vida social

Fuera culpabilidad: no pasa nada por saltarse la dieta

Antes de contarte cómo adaptar la dieta keto a tu vida social, tengo que decirte que no pasa absolutamente nada si te la saltas de vez en cuando. Todos merecemos disfrutar de nuestros alimentos favoritos, ya sean más o menos saludables, sin sentirnos culpables.

Existe una versión de la dieta keto que se llama «keto cíclico», en la que se combinan periodos de comer keto con días en los que uno no cuenta carbohidratos. Esta versión tiene su lado bueno y su lado no tan bueno. Te lo explico:

PROS
- Adquieres flexibilidad metabólica: el cuerpo aprende a adaptarse y cambiar eficientemente entre diferentes fuentes de energía (de carbohidratos a grasas).
- No construirás una mala relación con la comida, ya que sentirás que no hay alimentos prohibidos. Tú tienes el control, no hay nada prohibido, sino que tú sabes lo que te conviene en cada momento.

CONTRAS
- Saldrás de cetosis al consumir alimentos altos en carbohidratos y a lo mejor te cuesta volver a entrar.
- Podrías sufrir la gripe keto de nuevo.
- Estás consumiendo alimentos que pueden llegar a ser adictivos, por lo que es posible que tu cuerpo te pida más en la siguiente comida.
- Puedes sentir dolor de estómago, ya que, al llevar una alimentación tan limpia y antiinflamatoria, tal vez tu cuerpo no sepa

CONTRAS

gestionar el consumo de cosas como el gluten, sin ir más lejos.
- Seguramente retengas agua y te veas hinchado un par de días. Cada gramo de carbohidrato almacenado (glucógeno) retiene 4 gramos de agua.

Saltarte la dieta no arruinará todo lo que has conseguido hasta ahora y puede ser una forma de mantener un equilibrio saludable en tu vida. Por lo tanto, si es una ocasión especial como una comida familiar, un cumpleaños o un festivo, disfruta. Eso sí, en la siguiente comida vuelve a modificar tu estilo de alimentación y continúa con tu objetivo. Aquí lo importante es no sentirte mal si te tomas un descanso ocasional de tu dieta. En lugar de castigarte, simplemente recuerda tus metas, retoma tus hábitos saludables y sigue adelante. ¡La vida es un equilibrio y disfrutar de la comida forma parte de ese contrapeso!

En casa de amigos

No siempre podemos tener el control sobre lo que está disponible o lo que comemos. Comer keto en casa de un amigo puede ser un poco complicado, ya que a lo mejor no conoce tus restricciones o cómo adaptar su menú a la dieta keto, por lo que lo más importante aquí siempre será la comunicación. Que no te dé apuro hablar de ello con la persona; piensa que si tuvieses alguna alergia alimentaria se lo comentarías.

Te dejo a continuación algunas ideas de cómo puedes seguir manteniendo tu estilo de alimentación en casa de amigos:

- **Habla con ellos antes de tu visita:** explícales lo que estás haciendo y lo bien que te hace sentir, y dales pautas de lo que puedes comer o no.
- **Lleva algo keto:** si quieres, puedes llevar algo ya cocinado keto para compartir. Así tienes algo que sabes que puedes comer y tus amigos quizá descubran algo nuevo.
- **Elige opciones keto:** cuando puedas, elige lo que sea más bajo en carbohidratos. Si hay ensalada, toma los ingredientes bajos en carbohidratos y evita los aderezos azucarados.
- **Adapta tus comidas:** puedes personalizar tus platos según tus necesidades. Por ejemplo, si hay pollo con patatas, pide que no te sirvan las patatas e intenta tomar alguna verdura o ensalada en su lugar.
- **Olvídate de contar carbohidratos:** no andes pesando alimentos y mirando cuántos carbohidratos tienen. Si hay una barbacoa con carne, come carne y las verduras que veas que son más aptas.
- **Evita postres o bebidas azucaradas:** si sirven postres o bebidas dulces, toma algo sin azúcar o café sin azúcar. Yo siempre llevo una tableta de chocolate negro en el bolso y unas almendras.
- **Sé agradecido y flexible:** muestra agradecimiento a tu anfitrión por la comida y aprecio por sus esfuerzos. Recuerda que el objetivo es disfrutar de la compañía y que no hay que obsesionarse por la comida.
- **Come antes de ir:** si crees que las opciones disponibles serán muy limitadas, puedes comer algo keto antes de ir a la casa de tu amigo para evitar sentirte hambriento durante la visita.

Ten en cuenta también que, si no te sientes preparado para enfrentarte a un bufet de alimentos que te sacarían de cetosis, puedes decidir no ir o acudir más tarde. En última instancia, la decisión es tuya.

En restaurantes

Si me conoces, sabes que me encanta salir a comer y enseñarte cómo comer keto en restaurantes «no keto». Aunque ahora te parezca un reto comer keto en restaurantes, en el fondo, esta dieta puede ser muy sencilla. Te comparto mis trucos:

1. Investiga el menú antes: muchos restaurantes tienen sus cartas en sus páginas web. Antes de ir, echa un vistazo a las opciones disponibles y busca platos que sean naturalmente bajos en carbohidratos y ricos en grasas, como carnes, pescado, quesos, ensaladas con proteínas y opciones de verduras bajas en carbohidratos.
2. Pide adaptaciones: no dudes en pedir al camarero que adapte el menú. Por ejemplo, pedir que no te sirvan las patatas de acompañamiento y las reemplacen por una ensalada, o que no te pongan pan en la hamburguesa.
3. Elige platos principales ricos en grasas: el salmón a la parrilla, el bistec, el pollo asado con piel o los mariscos son muy ricos en sabor y muy saciantes. Puedes acompañarlos con verduras bajas en carbohidratos como el brócoli, la col, la coliflor...
4. Evita carbohidratos ocultos: ten cuidado con los carbohidratos ocultos en salsas, condimentos y guarniciones. Pregunta al camarero sobre los ingredientes de las salsas y aderezos para asegurarte de que sean compatibles con tu dieta keto.
5. Opta por ensaladas personalizadas: muchos restaurantes permiten que crees tu propia ensalada. Elige una base de hojas verdes y agrega proteínas, grasas saludables (aguacate, aceite de oliva, nueces) y verduras bajas en carbohidratos. Pide el aderezo por separado o elige opciones sin azúcar.
6. Evita las bebidas azucaradas: opta por agua con gas, agua mineral, té sin azúcar o café negro. Evita las bebidas gaseosas y los cócteles con azúcar.
7. Sustituye de forma inteligente: en lugar de pan, patatas fritas o arroz, pide sustituciones cetogénicas, como pueden ser verduras al vapor, espinacas salteadas o brócoli.
8. Evita el postre: la mayoría de los postres son ricos en carbohidratos, así que, si tienes antojo de algo dulce, pregunta si tienen yogur sin azúcar con fresas o una onza de chocolate negro para mojar en un café caliente.

Mito vs. realidad

En torno a las dietas suele existir mucho desconocimiento y prejuicio, más si cabe en el caso de la dieta keto. No pasa nada.

Cómo gestionar el qué dirán

Precisamente previendo esto, y anticipando el hecho de que probablemente leas cosas que te hagan cuestionártelo todo o te topes con personas que dudarán de lo que estás haciendo, he preparado un listado de los mitos más comunes. Así, en primer lugar entenderás qué hay de cierto en según qué informaciones y, en segundo lugar, podrás explicar qué es verdad y qué no, y por qué (siempre que tú quieras, por supuesto).

- **Mito:** La dieta keto es solo para perder peso.
- **Realidad:** Está claro que, aunque la dieta keto es conocida por ayudar a perder peso muy rápido, es un estilo de alimentación que nació a principios del siglo xx para tratar afecciones médicas como la epilepsia a través de la alimentación. Hoy en día se usa para tratar afecciones como el síndrome metabólico y la diabetes tipo 2.
- **Mito:** La dieta keto es insostenible a largo plazo.
- **Realidad:** Muchas personas siguen la dieta keto de manera sostenible. Es una alimentación basada en una amplia variedad de alimentos ricos en grasas saludables y proteínas, lo que permite que sea una dieta muy diversa y saludable.
- **Mito:** La dieta keto causa cetoacidosis.
- **Realidad:** La cetoacidosis es un estado peligroso que solo afecta a personas con diabetes tipo 1 no controlada. La cetosis es la manera más primitiva de obtener energía, tu cuerpo está hecho para poder entrar en cetosis. Sin ir más lejos, los bebés nacen en cetosis.
- **Mito:** La dieta keto aumenta el riesgo de enfermedades cardíacas.
- **Realidad:** Todo depende de la calidad de la grasa que consumas. La dieta keto puede mejorar los factores de riesgo cardiovascular al reducir los niveles de triglicéridos y aumentar el colesterol HDL (colesterol «bueno»). Sin embargo, la calidad de las grasas consumidas es muy importante.
- **Mito:** La dieta keto es rica en grasas saturadas.
- **Realidad:** Si has leído todo lo que te he contado hasta ahora, habrás visto que la dieta keto promueve el consumo de grasas saludables, como las monoinsaturadas y las poliinsaturadas. Aunque puedes incluir grasas saturadas, no las condena, pero tampoco se basa en ellas.
- **Mito:** La dieta keto causa estreñimiento.
- **Realidad:** Es verdad que la dieta keto puede cambiar los hábitos intestinales, pero esto no necesariamente conlleva estreñimiento. Todo está en tus manos y depende de tu nivel de hidratación e ingesta de fibra en tu día a día.
- **Mito:** La dieta keto es peligrosa para los riñones.
- **Realidad:** No existe evidencia sólida que respalde la idea de que la dieta keto sea dañina para los riñones en personas sanas. Sin embargo, es importante mantenerse bien hidratado, ya que la dieta keto puede causar una mayor excreción de agua y electrolitos a través de la orina, lo que podría llevar a la deshidratación si no se bebe suficiente agua.
- **Mito:** No es compatible con hacer ejercicio.
- **Realidad:** El ejercicio es un complemento perfecto a la dieta keto, es más, te ayuda a entrar en cetosis. Muchas personas en dieta keto realizan ejercicio de manera efectiva. Quizá haya una adaptación inicial, pero una vez que el cuerpo se ajusta, el rendimiento puede ser sólido.
- **Mito:** La dieta keto causa pérdida de masa muscular.
- **Realidad:** Esto no ocurre solo con la dieta keto, sino con cualquier dieta que no vaya acompañada de ejercicio. La pérdida de peso en la dieta keto puede incluir tanto grasa como masa muscular, pero una adecuada ingesta de proteínas y una buena rutina de ejercicio pueden ayudar a minimizar la pérdida de masa muscular.

- **Mito:** La dieta keto es peligrosa para el cerebro.
- **Realidad:** Todo lo contrario, las cetonas son la fuente de energía favorita de tu cerebro. La dieta keto se ha utilizado para tratar la epilepsia y se ha estudiado por sus posibles beneficios cognitivos, como mejorar la función cerebral o evitar la aparición de enfermedades neurodegenerativas como el alzhéimer.
- **Mito:** No es sana porque no puedes consumir frutas en la dieta keto.
- **Realidad:** Es verdad que no se consumen muchas frutas ya que son altas en carbohidratos, pero no hay nada prohibido con tal de que encaje en tus macros diarios. Aun así, la dieta keto promueve el consumo de frutas bajas en carbohidratos como las bayas (fresas, frambuesas o arándanos).
- **Mito:** La dieta keto es demasiado restrictiva y aburrida.
- **Realidad:** La dieta keto permite una amplia variedad de alimentos ricos en grasas saludables y proteínas. Se pueden preparar comidas creativas y deliciosas.
- **Mito:** La dieta keto no es adecuada para los niños.
- **Realidad:** La dieta cetogénica se utiliza médicamente para tratar afecciones neurológicas en niños, como la epilepsia. Sin embargo, debe realizarse bajo supervisión médica.
- **Mito:** Los carbohidratos son necesarios para vivir.
- **Realidad:** Los carbohidratos no son esenciales para la supervivencia del ser humano. A diferencia de los aminoácidos esenciales (que se obtienen de las proteínas) y los ácidos grasos esenciales (que se obtienen de las grasas), no existe un requisito dietético mínimo diario de carbohidratos para mantener la vida. El cuerpo humano puede adaptarse a la cetosis nutricional y obtener energía y nutrientes esenciales a partir de grasas y proteínas en lugar de carbohidratos.

Cómo gestionar mis expectativas y mi progreso

Como todo, lo importante de los procesos es que seamos conscientes de ellos, de que no siempre son lineales y de que, aunque a veces nos falle la motivación, hemos de confiar en que lograremos los resultados.

¿Qué pasa si me he estancado en la pérdida de peso?

Estancarse en la pérdida de peso es completamente normal.

Vas a ver que, durante un tiempo y a pesar de hacer dieta y ejercicio, tu peso se queda igual. Esto puede resultar frustrante, pero te aseguro que es algo normal. Puede deberse a cosas como que tu cuerpo esté acostumbrándose a la dieta, a cambios hormonales o a que simplemente se ha puesto en modo alerta porque estás perdiendo bastante grasa y quiere guardarla para momentos de escasez energética. No olvides que, dependiendo del día, de lo que comas o del momento de tu ciclo menstrual, tu cuerpo retiene más agua o disminuye la velocidad a la que quema calorías cuando pierdes peso.

Por eso yo soy partidaria de olvidarse del número en la báscula, ya que ¡no cuenta toda la historia! Medirse o usar ropa de referencia para ver la evolución de tu cuerpo es mucho más fiable.

Trucos para continuar con la pérdida de peso

Te dejo aquí algunos consejos para superar un estancamiento en la pérdida de peso en la dieta keto de una manera más relajada:

- **Revisa tus macros:** ajusta tus porciones si es necesario. Puede ser que necesites comer un poco menos o cambiar tus proporciones de grasa, proteína y carbohidratos.
- **Comprueba que no hay carbohidratos escondidos:** a lo mejor no estás contabilizando bien algún alimento que te está sacando de cetosis.
- **Mide tus cetonas** para comprobar que estás en cetosis.
- **Controla las porciones:** no te excedas. Las calorías totales aún importan, incluso en la dieta keto.
- **Prueba cosas nuevas:** varía tus comidas para evitar que tu cuerpo se acostumbre. Experimenta con diferentes recetas y alimentos.
- **Mantente activo:** haz ejercicio regularmente. No es necesario ser un atleta, pero moverte ayuda a quemar calorías.
- **Relájate:** el estrés puede afectar la pérdida de peso. Tómate tiempo para descansar y relajarte.
- **Duerme bien:** dormir lo suficiente es importante. Intenta mejorar tus hábitos de sueño.
- **Come más fibra:** agrega verduras de hojas verdes, aguacates, nueces y semillas a tu dieta. La fibra te hace sentir lleno y ayuda a controlar el apetito.
- **Registra lo que comes:** llevar un registro de alimentos puede ayudarte a identificar lo que podría estar frenando tu pérdida de peso.
- **Consigue ayuda profesional:** si se te hace cuesta arriba, no dudes en hablar con un experto, como un dietista o un médico.
- **Ten paciencia:** la pérdida de peso puede ser un sube y baja. No te preocupes si te estancas durante algún tiempo; lo importante es seguir trabajando hacia tus objetivos.

Por último, no olvides que la pérdida de peso es diferente para cada persona, y está bien tener altibajos. La clave es mantener un enfoque equilibrado y no perder de vista tus objetivos a largo plazo. ¡Ánimo, tú puedes!

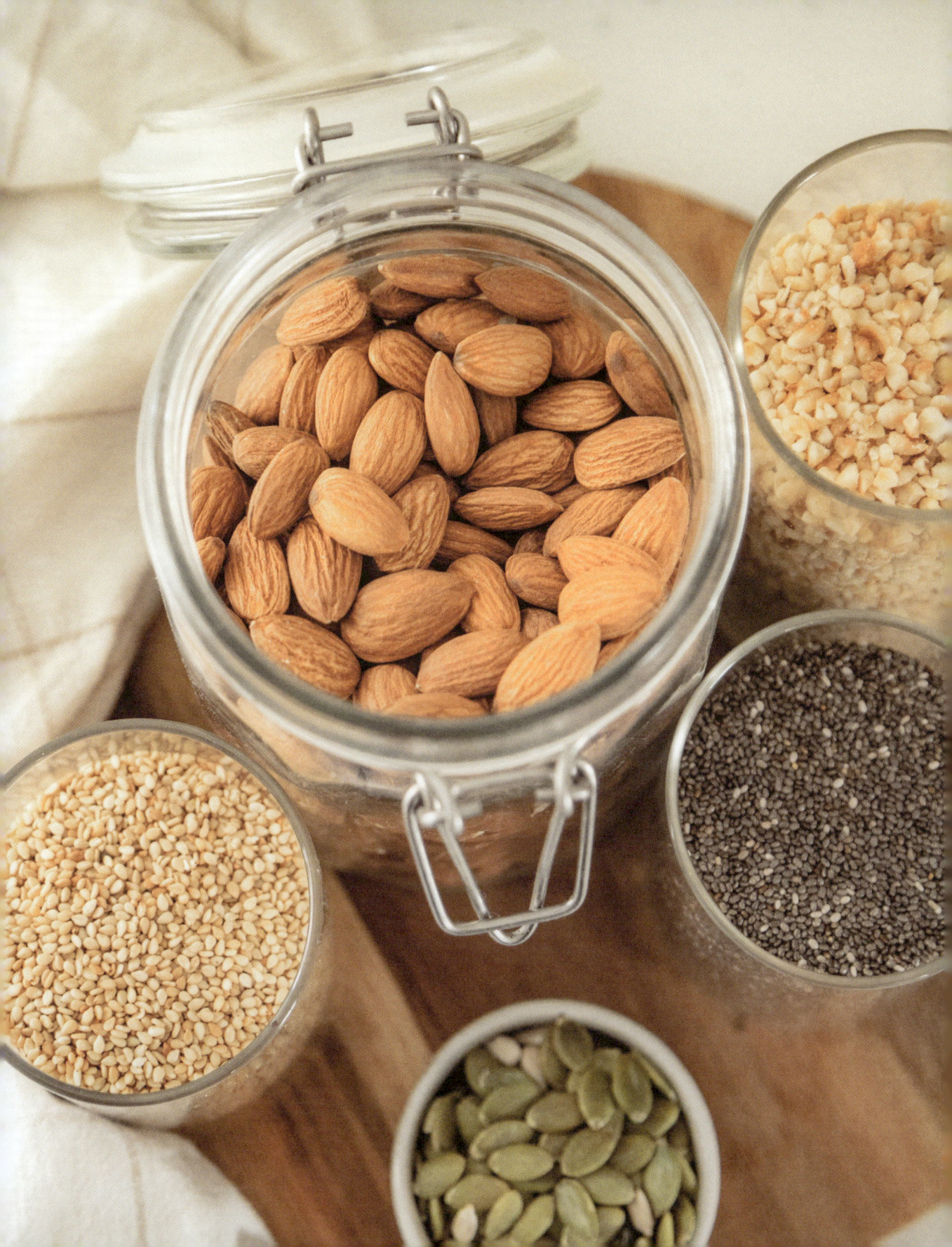

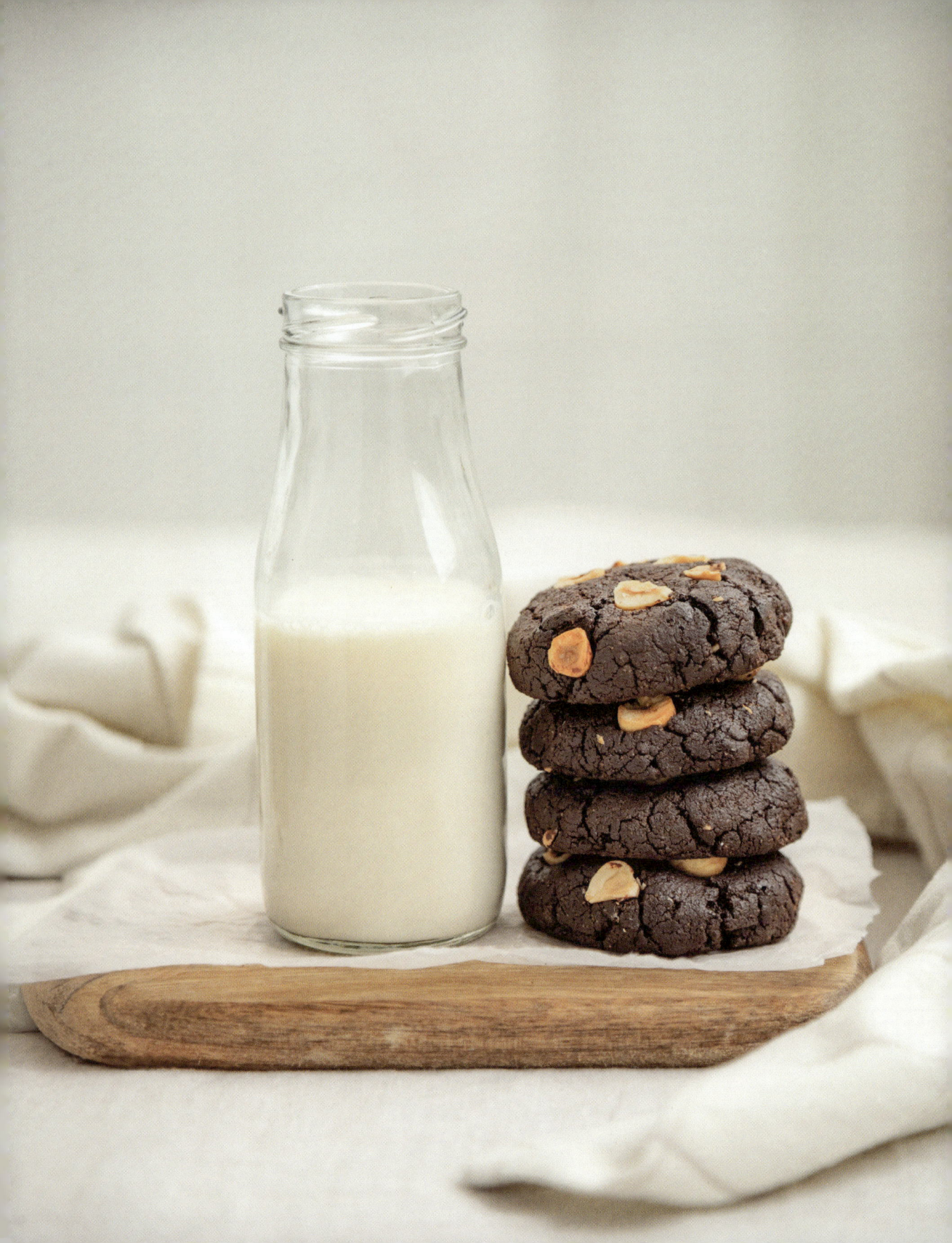

DESAYUNOS FÁCILES

Vasitos de chía y matcha

5 min + 6 h de reposo
2 porciones

Ingredientes:
200 ml de bebida vegetal
15 g de té matcha en polvo
120 g de semillas de chía
15 g de eritritol
unas gotitas de esencia de vainilla

Para decorar:
yogur de coco, menta y frutos rojos al gusto

1. Calienta un poco de la bebida vegetal en un vasito en el microondas y echa el té matcha en polvo. Remueve hasta que desaparezcan los grumos.
2. Mezcla en un tarro la bebida vegetal con el matcha, el resto de la bebida vegetal, las semillas de chía, el eritritol y la esencia de vainilla. Yo siempre recomiendo un tarro con una tapa que cierre herméticamente para poder agitarlo bien.
3. Deja reposar la mezcla en la nevera durante 6 horas o toda una noche. Para evitar que se formen grumos con la chía saca el bote y agítalo 2 o 3 veces durante el periodo de reposo.
4. Sirve con un poco de yogur de coco, menta y frutos rojos.

	PORCIONES	CALORÍAS	CARBS	GRASAS	PROTEÍNAS
Receta total:	2	609,2 kcal	10,0 g	39,4 g	21,4 g
Por porción:	1	304,6 kcal	5,0 g	19,7 g	10,7 g

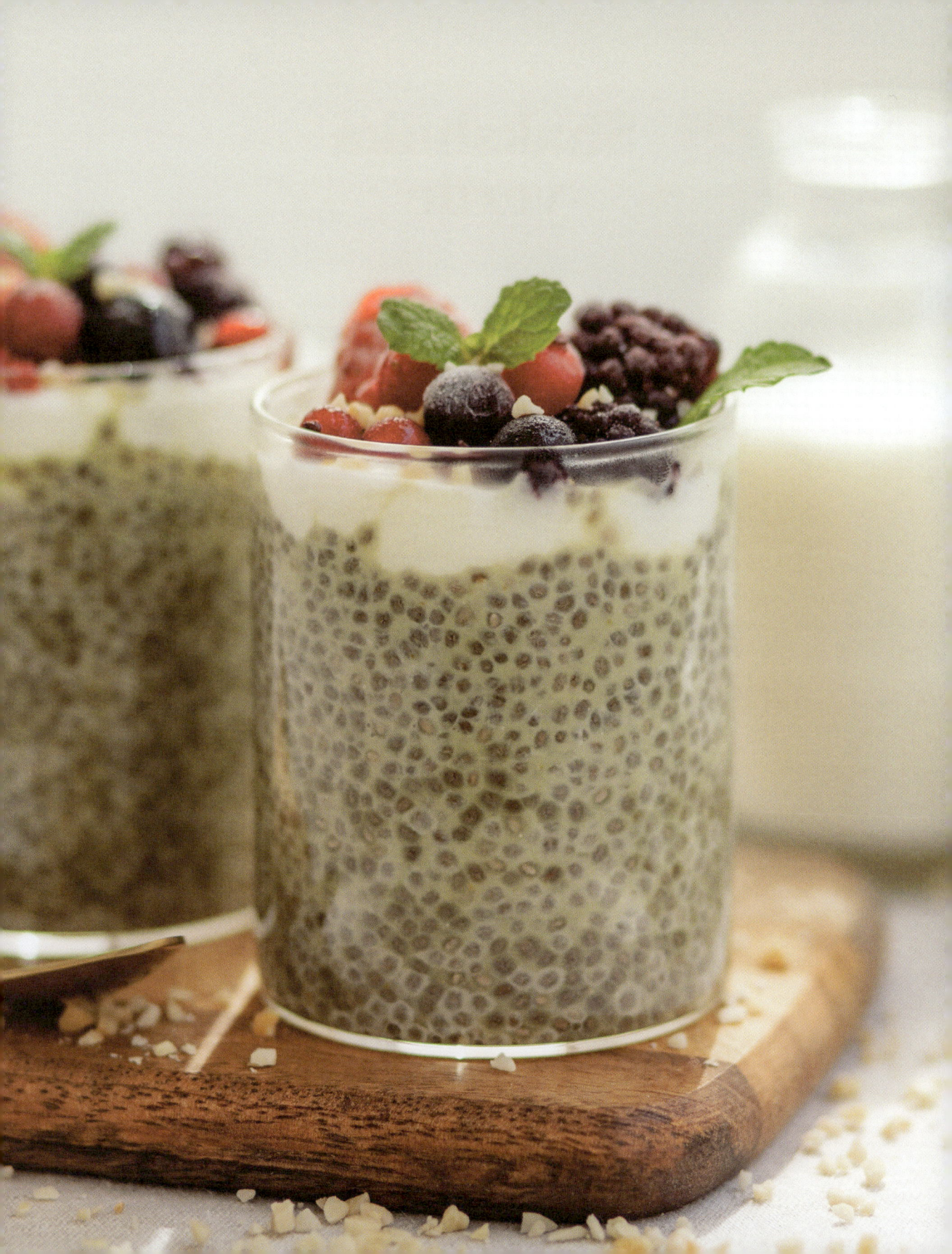

Shakshuka verde

20 min
2 porciones

Ingredientes:

30 ml de aceite de oliva
30 g de cebolla picada
1 diente de ajo picado
140 g de espinacas
80 g de coles de Bruselas partidas en cuartos
150 g de calabacín rallado
100 ml de agua
75 ml de nata líquida
4 huevos
sal, comino, pimentón y pimienta al gusto

1. Calienta el aceite de oliva en una sartén a fuego medio. Añade la cebolla y el ajo, y cocina durante 2-3 minutos.
2. Incorpora las espinacas, las coles, el calabacín y las especias. Saltea 5 minutos.
3. Añade el agua y la nata. Aplana la mezcla con una espátula y crea 4 huequitos pequeños, casca los huevos y échalos dentro de cada uno de los huecos. Tapa la sartén y cocina 10 minutos más o hasta que los huevos estén a tu gusto.

	PORCIONES	CALORÍAS	CARBS	GRASAS	PROTEÍNAS
Receta total:	2	925,8 kcal	18,2 g	79,1 g	33,7 g
Por porción:	1	462,9 kcal	9,1 g	39,5 g	16,8 g

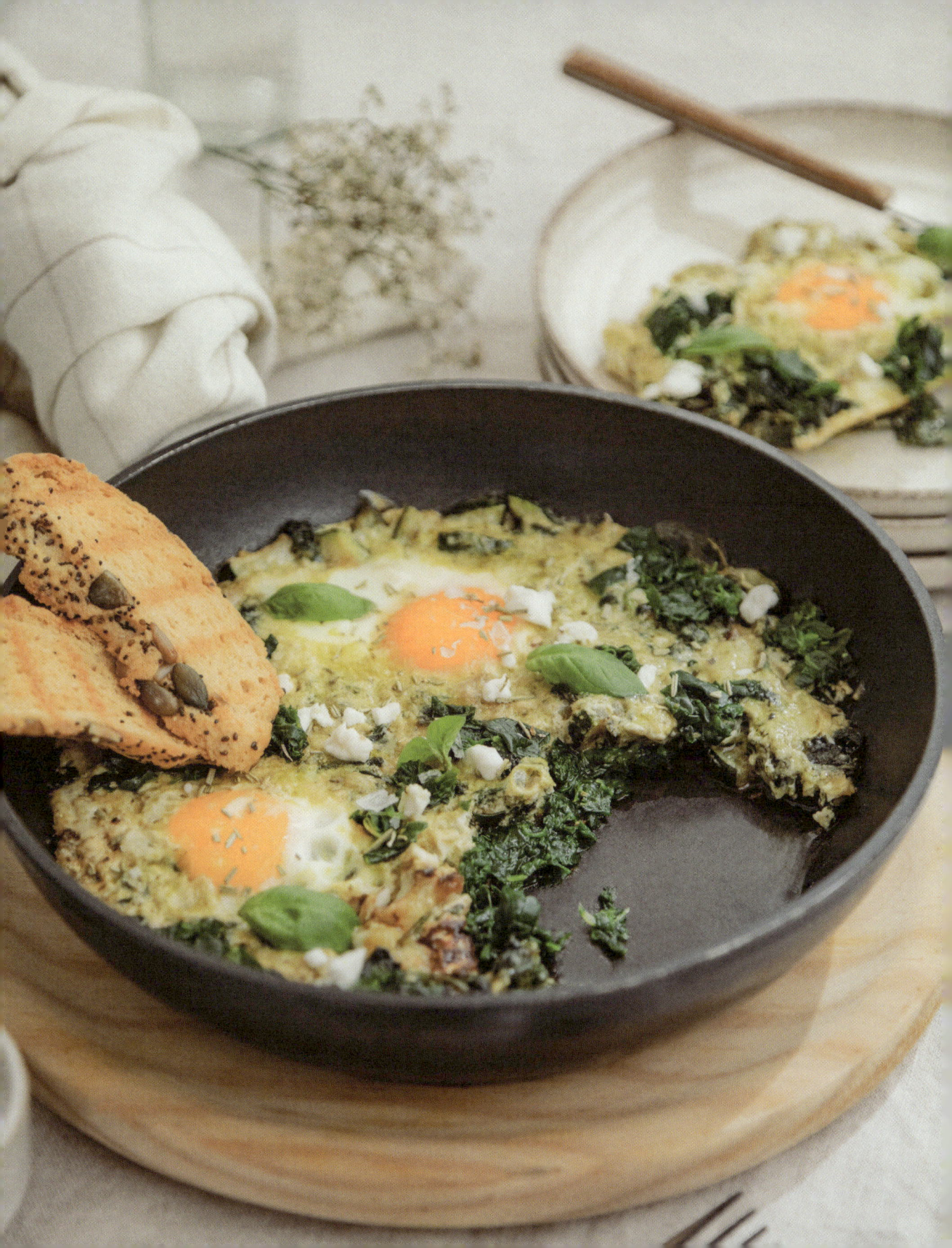

Galletas de chocolate y avellanas

15 min + 15 min de refrigeración
8 porciones

Ingredientes:

250 g de avellanas peladas y tostadas
60 g de eritritol
2 huevos
60 ml de nata líquida
1 cucharadita de cacao en polvo
1 cucharadita de polvo de hornear
toppings: avellanas tostadas y chips de chocolate negro al gusto

1. Precalienta el horno a 180 °C.
2. Tritura las avellanas en un procesador de alimentos a máxima velocidad hasta conseguir una textura cremosa.
3. Incorpora el eritritol, los huevos, la nata, el cacao y el polvo de hornear. Tritura de nuevo.
4. Retira la mezcla, dale forma de bola y deja enfriar al menos 15 minutos en la nevera.
5. Separa la mezcla en 8-10 porciones, dales forma de galleta y decora con los toppings.
6. Hornea 12 minutos. Una vez hechas, déjalas reposar en la bandeja fuera del horno hasta que estén completamente frías.

	PORCIONES	CALORÍAS	CARBS	GRASAS	PROTEÍNAS
Receta total:	8	1754,8 kcal	4,5 g	185,2 g	53,0 g
Por porción:	1	219,3 kcal	0,6 g	23,2 g	6,6 g

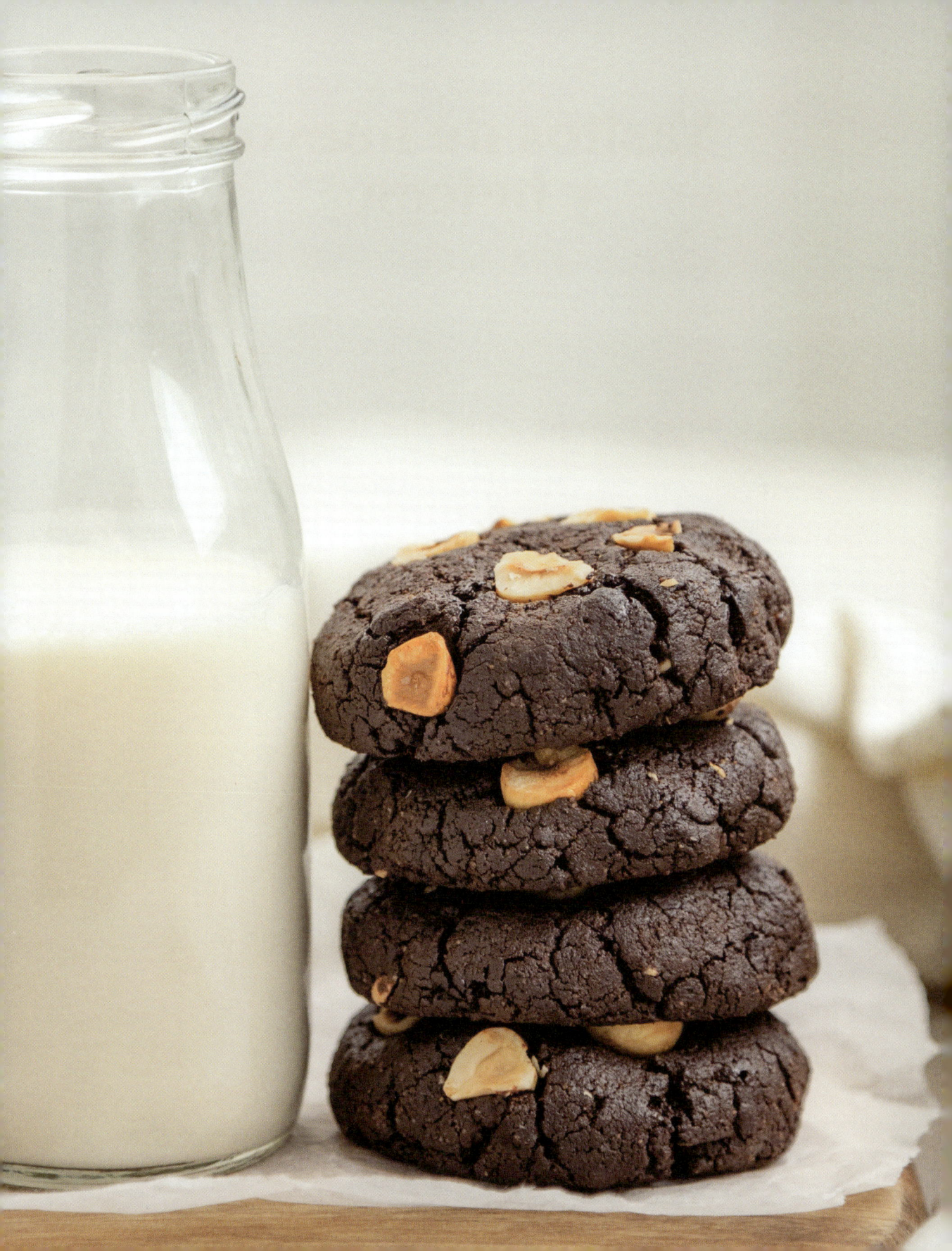

Vasitos de huevo y beicon

15 min
4 porciones

Ingredientes:

4 huevos
4 lonchas de beicon
40 g de queso rallado
sal y pimienta al gusto

1. Precalienta el horno a 180 °C.
2. Engrasa un molde metálico o de silicona para muffins y coloca una loncha de beicon en cada vasito, forrando el fondo y los lados.
3. Echa un huevo en el centro de cada vasito, sobre el beicon.
4. Espolvorea un poco de queso rallado sobre cada huevo y sazona con sal y pimienta al gusto.
5. Hornea los vasitos durante aproximadamente 10-15 minutos.

	PORCIONES	CALORÍAS	CARBS	GRASAS	PROTEÍNAS
Receta total:	4	880,9 kcal	5,6 g	69,2 g	57,3 g
Por porción:	1	220,2 kcal	1,4 g	17,3 g	14,3 g

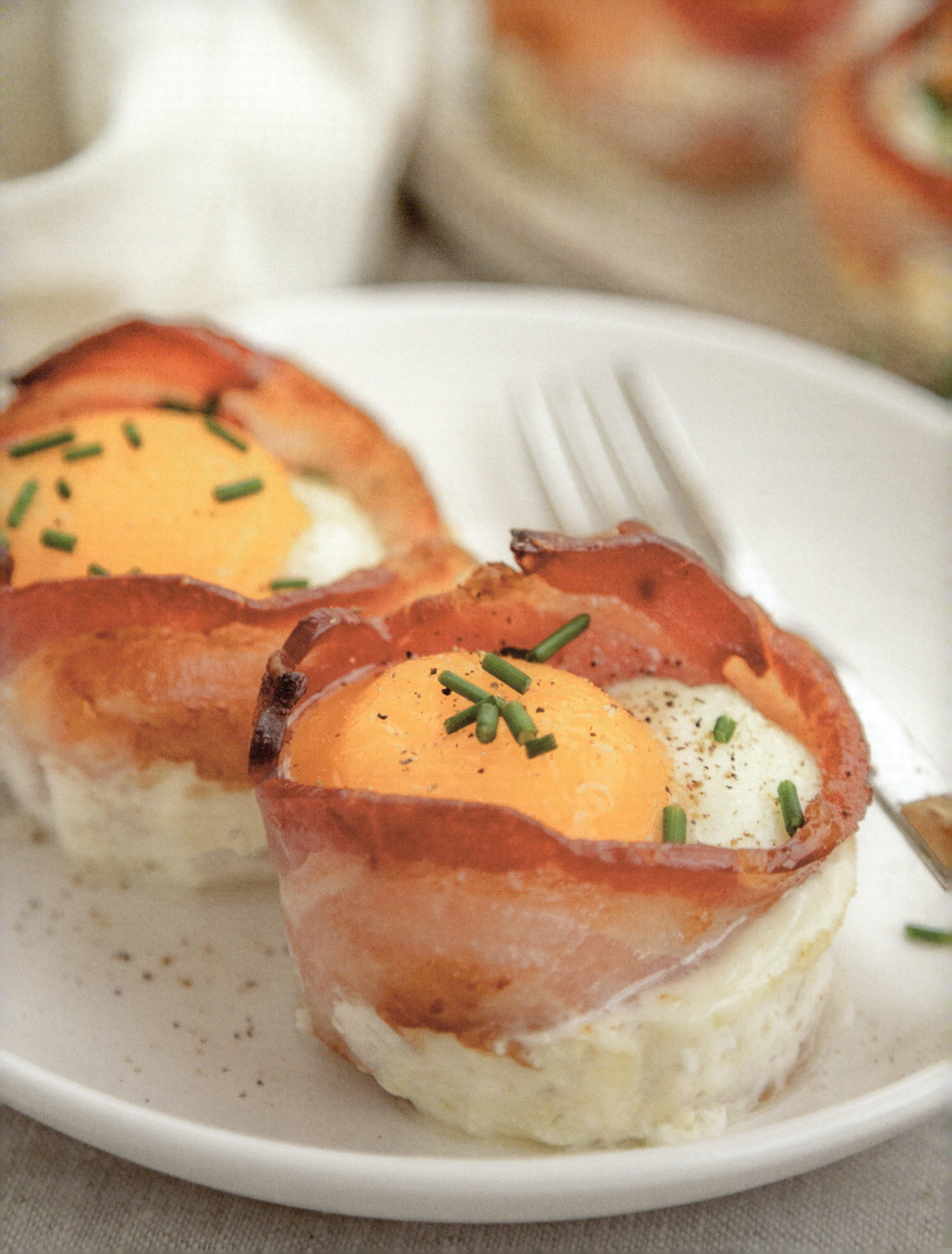

Muffins salados de verduras y queso

20 min
12 porciones

Ingredientes:

5 huevos
sal, pimienta y orégano al gusto
100 g de calabacín
100 g de pimiento verde
100 g de pimiento rojo
60 g de queso parmesano
60 g de queso cheddar rallado

1. Precalienta el horno a 180 ºC.
2. Esparce un poquito de aceite en el molde que vayas a usar. Yo empleo un molde para cupcakes metálico, ya que se cocinan antes y mantienen mejor la forma.
3. Corta el calabacín y los pimientos en trocitos pequeños. Ralla los quesos. Reserva todo.
4. Casca los huevos en un bol y bátelos con sal, pimienta y orégano.
5. Reparte la mezcla de huevos entre los 12 huequitos del molde. Echa un poquito de cada una de las verduras en ellos y un poco de los dos tipos de queso por encima.
6. Hornea 15-20 minutos.
7. Esta receta la puedes congelar y sacarla cuando quieras para desayunar.

	PORCIONES	CALORÍAS	CARBS	GRASAS	PROTEÍNAS
Receta total:	12	917,8 kcal	13,8 g	62,2 g	71,6 g
Por porción:	1	76,5 kcal	1,1 g	5,2 g	6,0 g

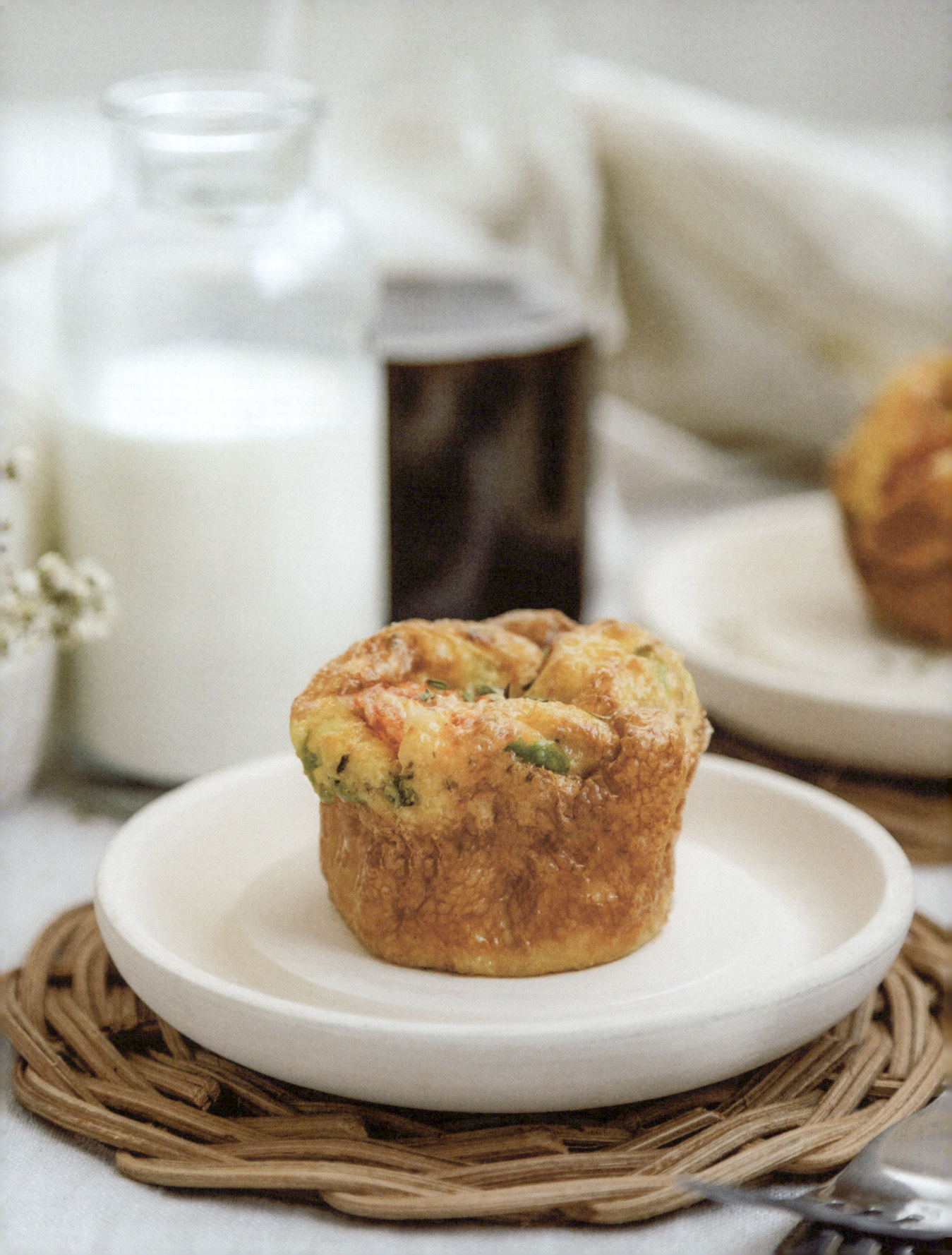

Pan

55 min
12 porciones

Ingredientes:
90 g de lino dorado molido
30 g de chía molida
10 g de psyllium
10 g de levadura en polvo
100 g de semillas variadas
sal al gusto
1 cucharadita de vinagre de manzana
100 ml de agua caliente
3 huevos
1 clara de huevo

1. Precalienta el horno a 180 °C.
2. Mezcla el lino, la chía, el psyllium, la levadura, las semillas y la sal en un bol.
3. Incorpora el vinagre de manzana y el agua caliente. Mezcla de nuevo muy bien.
4. Bate los huevos con la clara en un bol e incorpóralos a la mezcla.
5. Dale forma de bola.
6. Hornea a 180 °C durante 50 minutos.

	PORCIONES	CALORÍAS	CARBS	GRASAS	PROTEÍNAS
Receta total:	12	1508,8 kcal	21,0 g	114,6 g	65,4 g
Por porción:	1	125,7 kcal	1,8 g	9,6 g	5,5 g

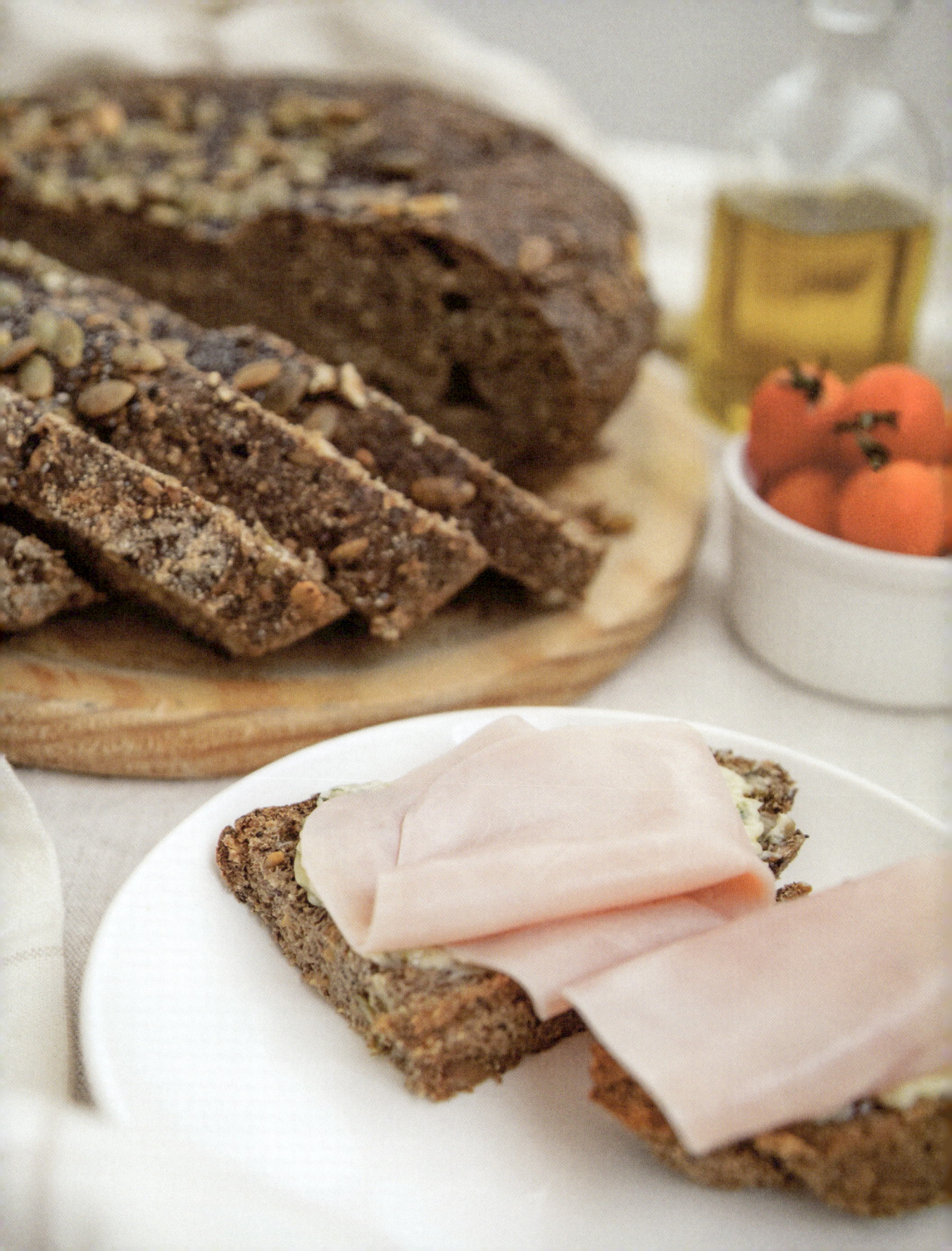

Parfait de arándanos con granola rápida

5 min + 30 min de refrigeración
2 porciones

Ingredientes para la granola rápida al microondas:

50 g de almendras enteras o en trozos
20 g de nueces picadas
10 g de semillas de calabaza
10 g de semillas de chía
15 g de coco rallado sin azúcar
15 ml de aceite de coco derretido
5 g de eritritol
una pizca de sal y canela en polvo

Ingredientes para el parfait de yogur:

220 g de yogur griego
65 g de arándanos frescos o congelados
10 g de eritritol
1 cucharadita de zumo de limón

1. Mezcla todos los ingredientes de la granola rápida en un bol.
2. Echa la mezcla en un recipiente apto para microondas.
3. Calienta en el microondas a máxima potencia durante 2-3 minutos. Cada 30 segundos, detén el microondas y revuelve la mezcla para que se cocine de manera uniforme. Deja enfriar.
4. En un bol mezcla todos los ingredientes del parfait de yogur.
5. En vasitos individuales alterna capas de yogur y de granola. Refrigera 30 minutos.

	PORCIONES	CALORÍAS	CARBS	GRASAS	PROTEÍNAS
Receta total:	2	1003,3 kcal	23,8 g	89,3 g	26,0 g
Por porción:	1	501,7 kcal	11,9 g	44,6 g	13,0 g

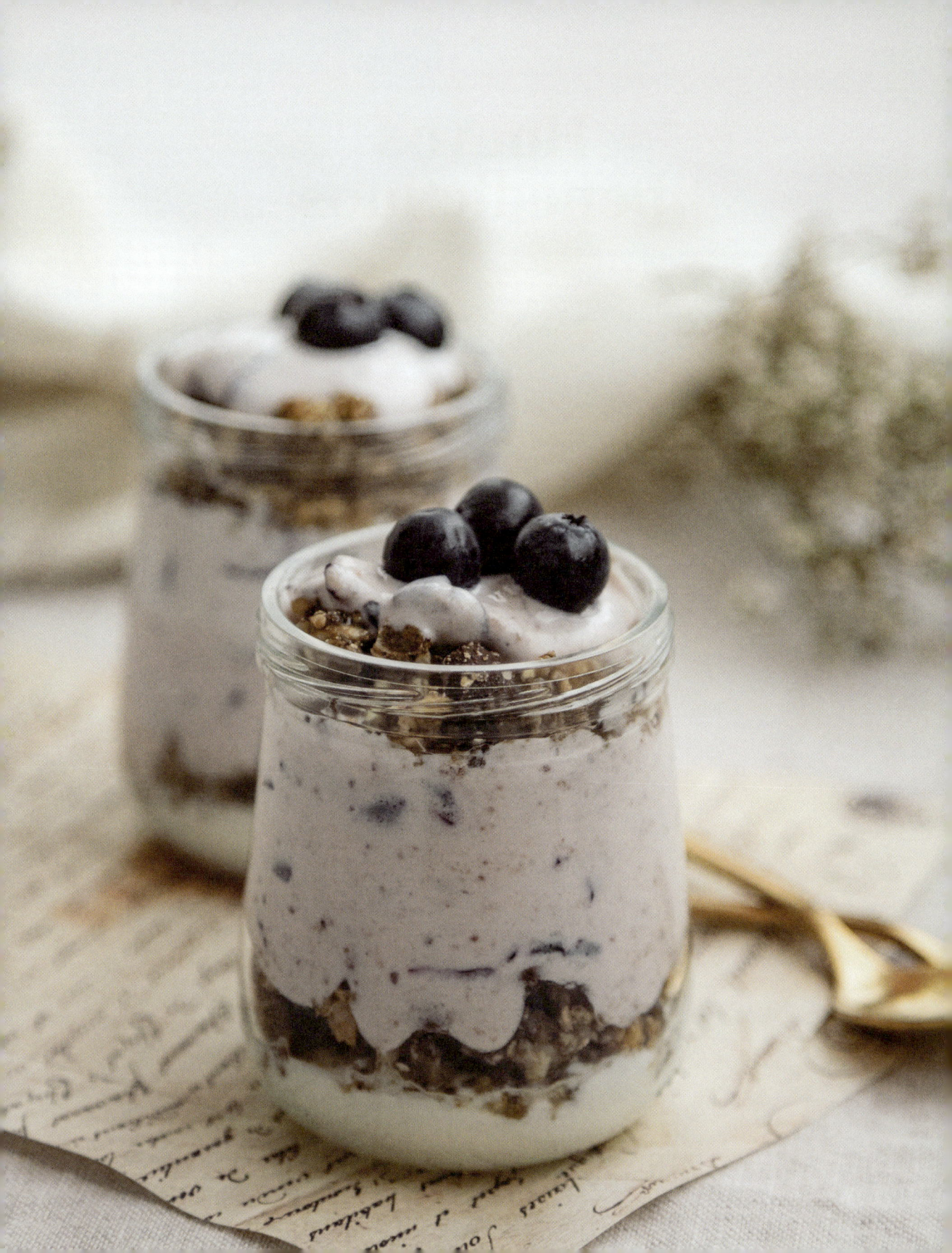

Huevos benedictinos

15 min
2 porciones

Ingredientes para la salsa holandesa:

120 g de mantequilla
3 yemas de huevo
1 cucharada de agua
1 cucharada de zumo de limón
sal y pimienta al gusto

Ingredientes:

4 lonchas de beicon
4 huevos

Preparación de la salsa holandesa

1. En un cazo pequeño, derrite la mantequilla a fuego medio-bajo hasta que esté completamente líquida.
2. En un bol aparte, bate las yemas de huevo con el agua y el zumo de limón.
3. Vierte poco a poco la mantequilla derretida en la mezcla de yema sin parar de batir hasta que la salsa se espese. Agrega sal y pimienta al gusto.

Preparación de los huevos benedictinos

1. Calienta una sartén a fuego medio alto y cocina las lonchas de beicon. Reserva.
2. Llena un cazo con agua y caliéntalo hasta que comience a hervir. Luego, reduce el fuego para que el agua esté a fuego lento.
3. Remueve suavemente el agua hirviendo con una cuchara y crea un remolino en el centro.
4. Echa con cuidado un huevo en el centro del remolino. Cocina durante unos 3-4 minutos.
5. Retira los huevos del agua y colócalos sobre el beicon.
6. Cubre los huevos con la salsa holandesa.

	PORCIONES	CALORÍAS	CARBS	GRASAS	PROTEÍNAS
Receta total:	2	1825,7 kcal	7,4 g	173,0 g	58,1 g
Por porción:	1	912,9 kcal	3,7 g	86,5 g	29,1 g

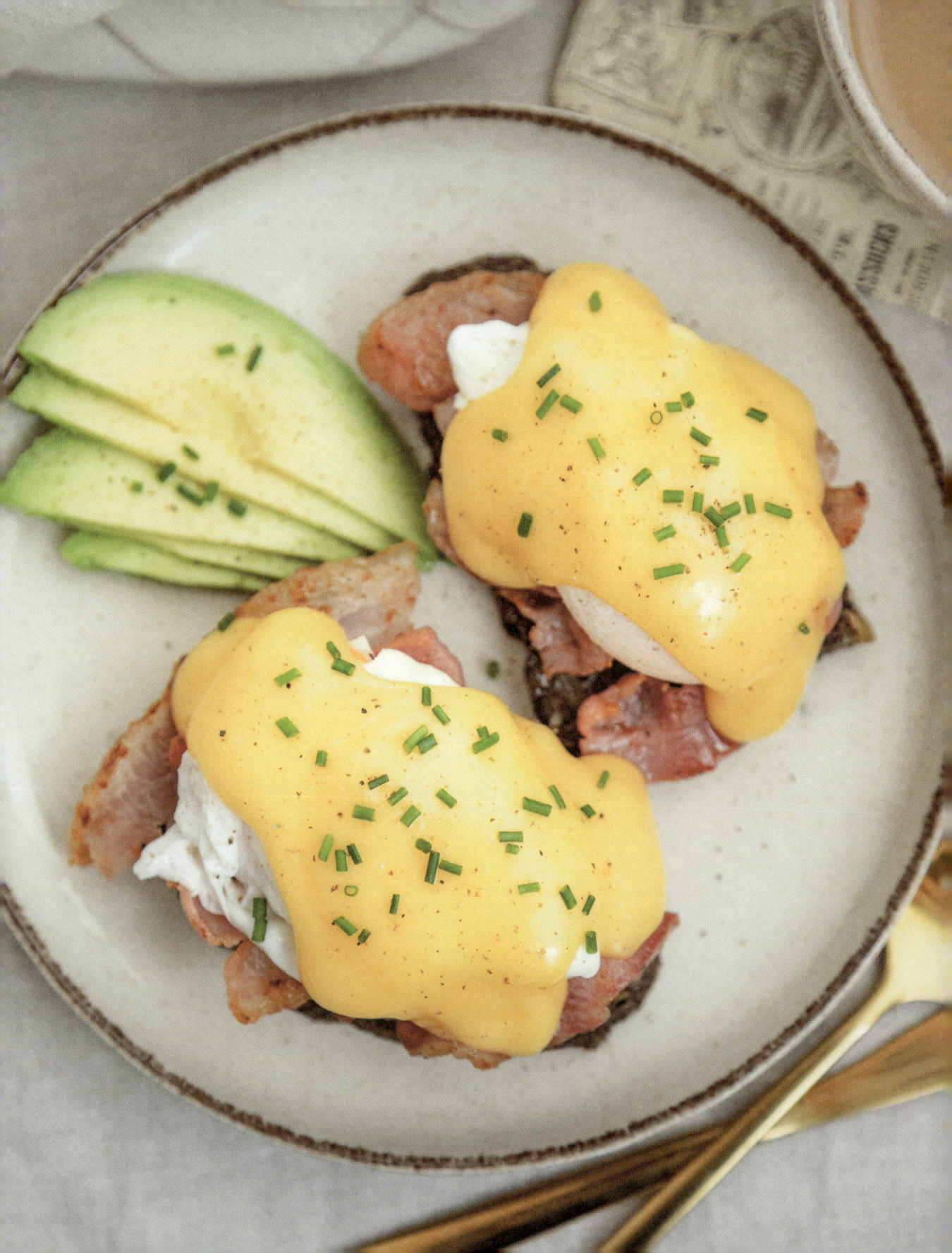

Huevos turcos

15 min
2 porciones

Ingredientes:

20 ml de aceite de oliva
20 g de mantequilla
1 diente de ajo
1 cucharadita de comino en polvo
1 cucharadita de pimentón picante
4 huevos
250 g de yogur griego
1 cucharada de zumo de limón
1 cucharadita de eneldo
sal y pimienta al gusto
perejil fresco picado para decorar

1. Echa el aceite y la mantequilla en una sartén, y deja que se derritan a fuego medio.
2. Pica el ajo y échalo en la sartén junto con el comino y el pimentón. Cocina unos minutos para que las especias se combinen con la mantequilla. Reserva.
3. En un bol echa el yogur, el zumo de limón, el eneldo, sal y pimienta.
4. Cuece los huevos o fríelos a la sartén, como más te gusten.
5. Sirve en un plato la mezcla de yogur, pon los huevos encima y agrega la mezcla de aceite, mantequilla y especias. Espolvorea perejil fresco picado para decorar.

	PORCIONES	CALORÍAS	CARBS	GRASAS	PROTEÍNAS
Receta total:	2	953,0 kcal	13,7 g	82,8 g	35,1 g
Por porción:	1	476,5 kcal	6,9 g	41,4 g	17,5 g

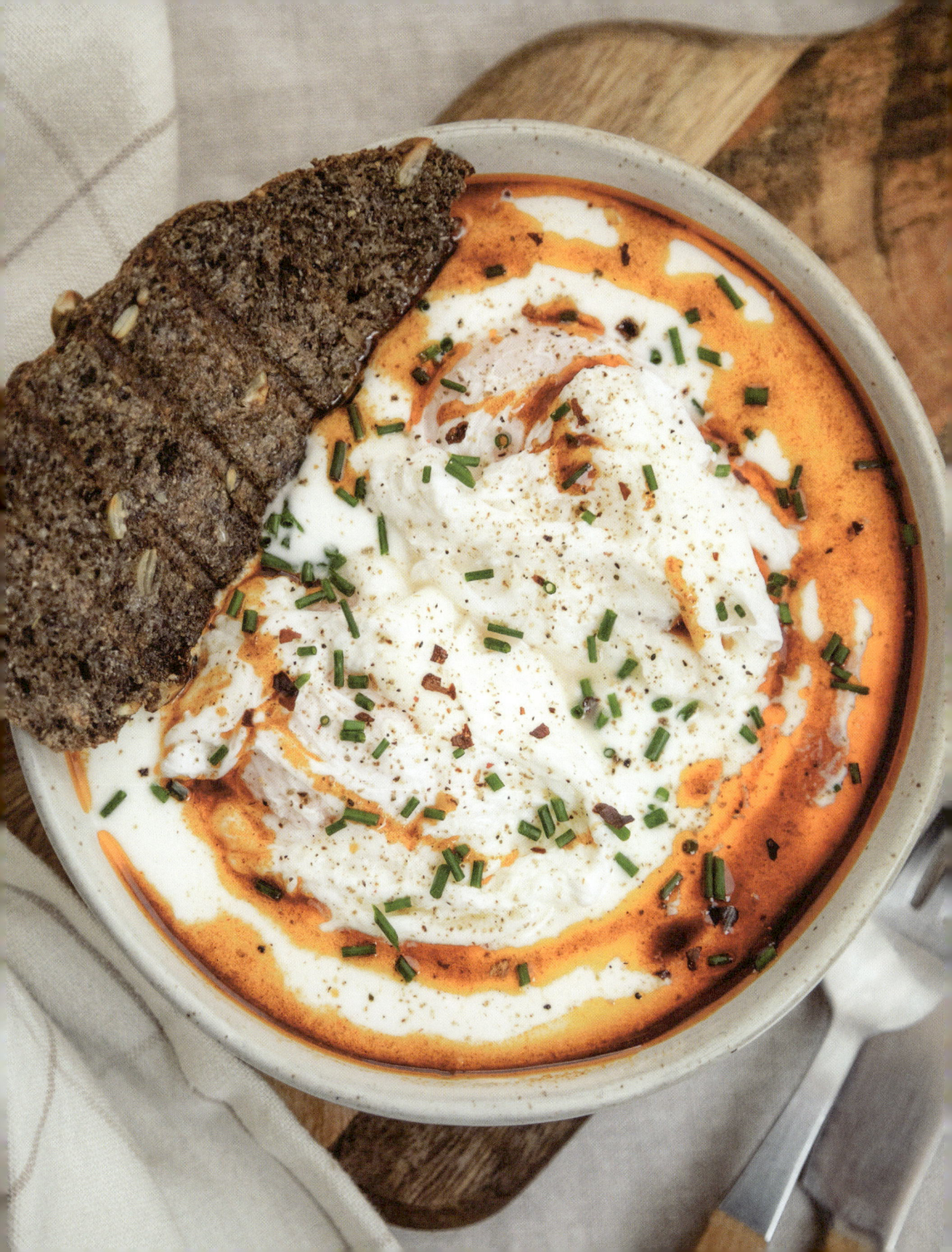

Sheet pancakes

15 min
9 porciones

Ingredientes:
100 g de harina de almendras
30 g de harina de coco
50 g de eritritol
1 cucharadita de polvo
   de hornear
5 huevos
220 ml de bebida de almendras
90 g de mantequilla
esencia de vainilla al gusto
100 g de frutos rojos variados
50 g de chocolate negro

1. Precalienta el horno a 175 °C.
2. Derrite la mantequilla en una sartén, en un cazo o en el microondas, como prefieras.
3. En un bol mezcla la harina de almendras, la harina de coco, el eritritol y el polvo de hornear.
4. Incorpora los huevos, la bebida de almendras, la mantequilla derretida y la vainilla. Mézclalo todo hasta conseguir una masa líquida.
5. Forra una bandeja pequeña apta para horno con papel de hornear. Vuelca la mezcla en la bandeja y decora con frutos rojos y chocolate negro.
6. Hornea 10 minutos y córtalo en trozos (sugerencia: puedes marcar el corte y congelarlo para ir sacando porciones para tus desayunos).

	PORCIONES	CALORÍAS	CARBS	GRASAS	PROTEÍNAS
Receta total:	9	2080,6 kcal	28,2 g	189,5 g	65,5 g
Por porción:	1	231,2 kcal	3,1 g	21,1 g	7,3 g

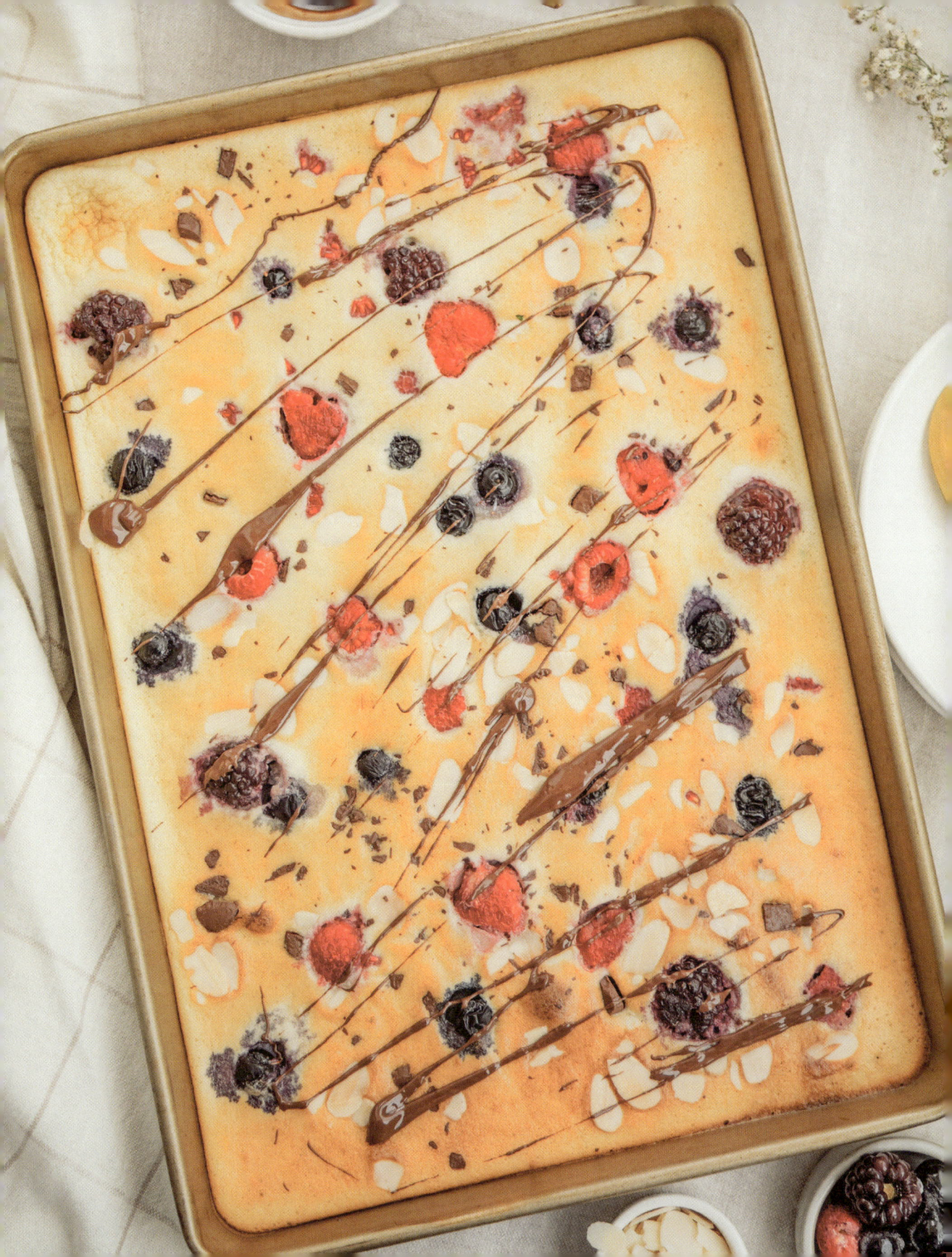

Rollitos de jamón y queso

30 min
8 porciones

Ingredientes:

200 g de harina de almendras
30 g de harina de coco
20 g de eritritol
1 cucharadita de levadura en polvo
sal al gusto
3 huevos
60 g de mantequilla derretida
½ cucharadita de orégano
8 lonchas de jamón york
8 lonchas de queso cheddar

1. Precalienta el horno a 180 °C.
2. En un bol grande, mezcla la harina de almendras, la harina de coco, el eritritol, la levadura y la sal.
3. Agrega los huevos, la mantequilla y el orégano. Mezcla hasta obtener una masa uniforme.
4. Extiende la masa en una superficie de trabajo hasta formar un rectángulo.
5. Cúbrelo con las lonchas de jamón y de queso. Enrolla la masa desde uno de los lados largos para formar un rollo. Corta el rollo en rodajas.
6. Coloca las rodajas en una bandeja forrada de papel de horno y hornea durante unos 20-25 minutos.

	PORCIONES	CALORÍAS	CARBS	GRASAS	PROTEÍNAS
Receta total:	8	2925,5 kcal	19,8 g	252,0 g	158,1 g
Por porción:	1	365,7 kcal	2,5 g	31,5 g	19,8 g

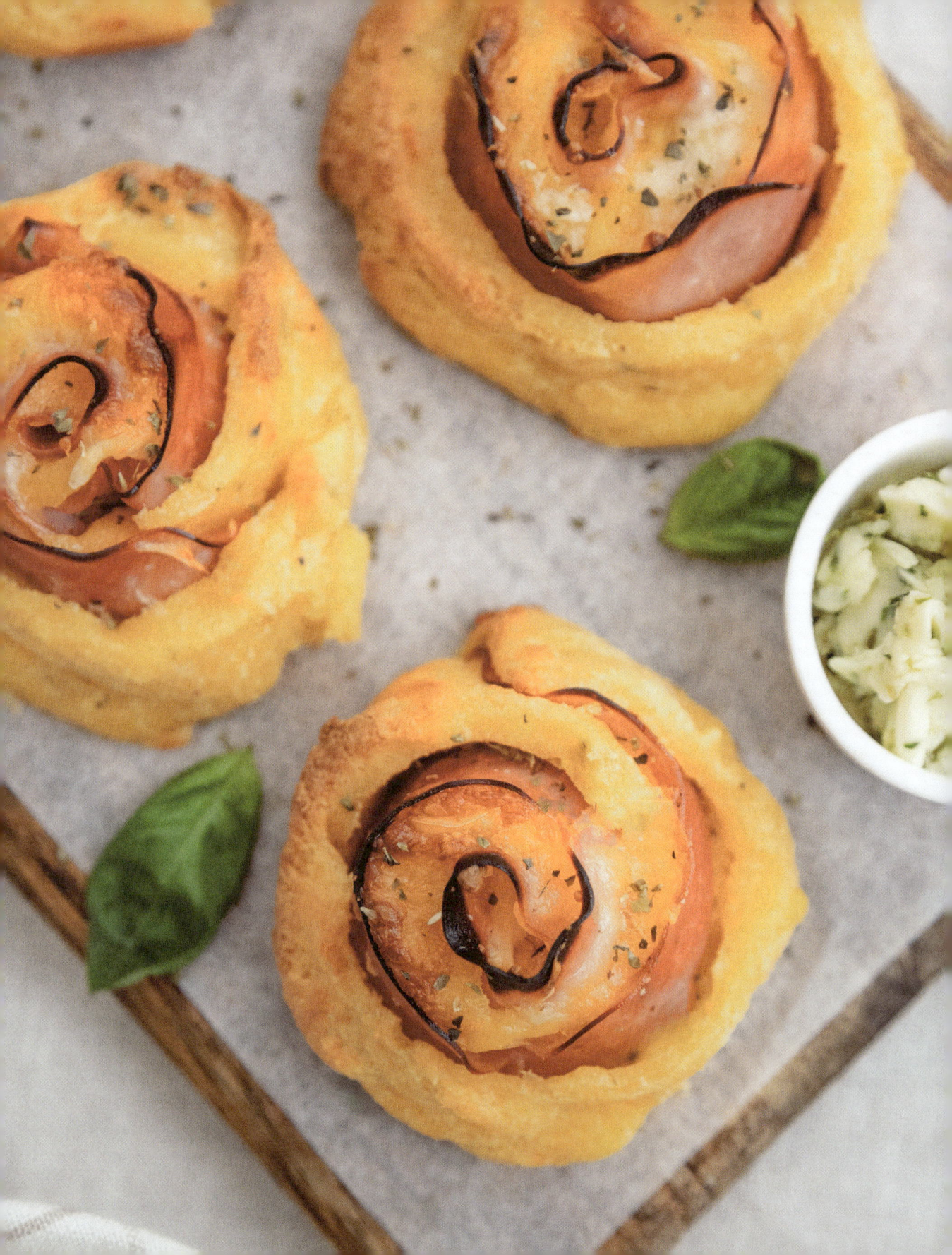

Barritas de cacahuete y chocolate sin horno

15 min + 15 min de congelación
10 porciones

Ingredientes para la base:

250 g de crema de cacahuete, almendras o avellanas
50 g de harina de coco
35 g de eritritol
esencia de vainilla al gusto

Ingredientes para la cobertura:

50 g de chocolate negro
10 g de cacao en polvo
45 ml de aceite de coco
35 g de eritritol
sal marina en escamas para decorar

1. Introduce en un bol la crema de cacahuete, la harina de coco, el eritritol y la esencia de vainilla. Mezcla los ingredientes con una espátula.
2. Vuelca la mezcla en un molde rectangular y presiona con las manos para cubrir la superficie por completo. Reserva la base en el congelador para que, cuando pongas la cobertura, se endurezca casi de forma inmediata.
3. Echa en un bol el chocolate negro, el cacao, el aceite de coco y el eritritol. Derrite la mezcla al microondas.
4. Extiende la mezcla sobre la base de las barritas que tenías en el congelador y esparce por encima del chocolate las escamas de sal. Congela 15 minutos.

	PORCIONES	CALORÍAS	CARBS	GRASAS	PROTEÍNAS
Receta total:	10	2275,4 kcal	30,1 g	219,2 g	67,2 g
Por porción:	1	227,5 kcal	3,0 g	21,9 g	6,7 g

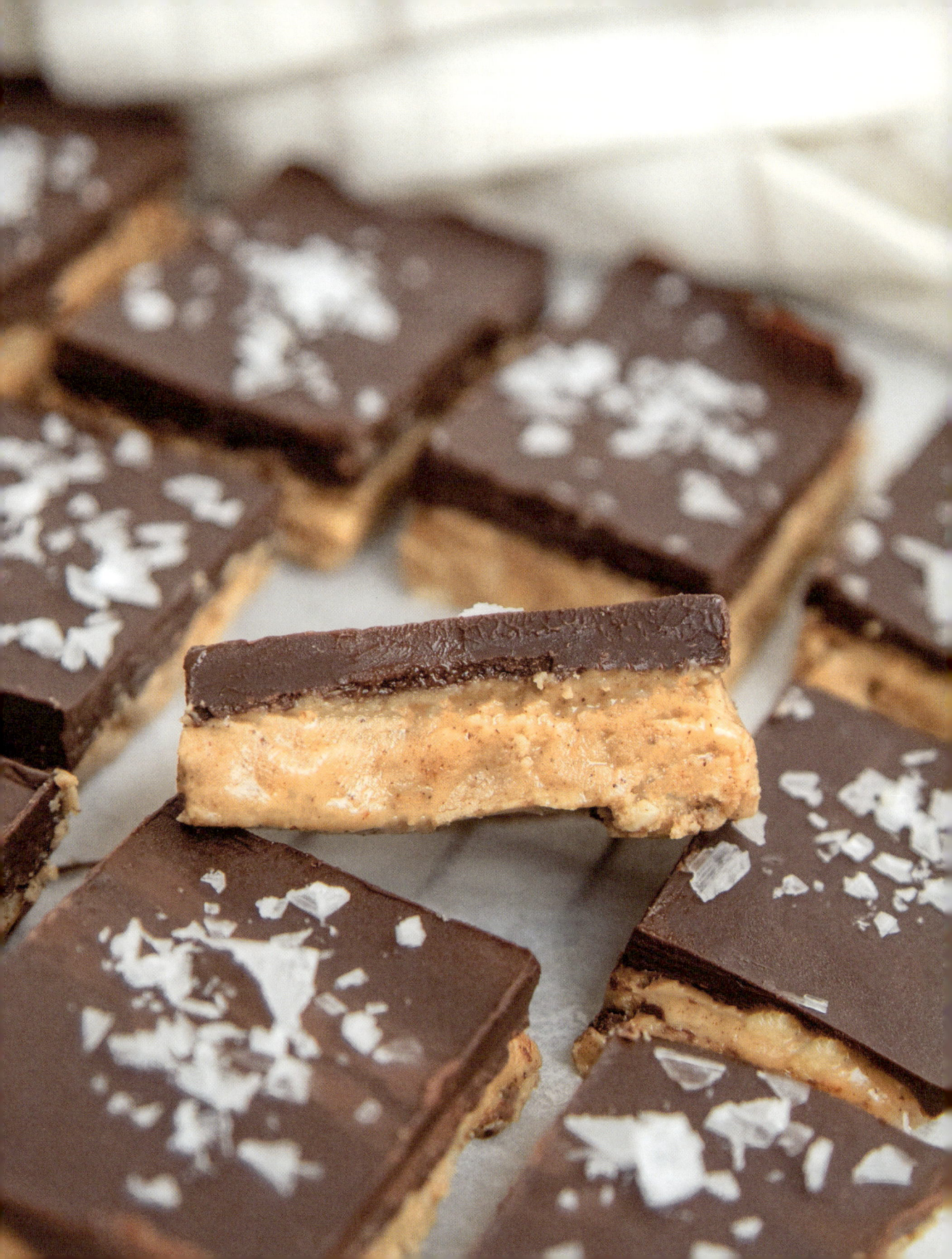

Bagels

20 min
5 porciones

Ingredientes para la base:
200 g de queso mozzarella rallado
60 g de queso crema
2 huevos
150 g de harina de almendras
2 cucharaditas (unos 10 g) de levadura en polvo
2 g de sal
semillas de sésamo o amapola para decorar

1. Precalienta el horno a 180 °C.
2. En un bol apto para microondas, echa el queso mozzarella rallado y el queso crema. Derrite la mezcla en el microondas en intervalos de 30 segundos, hasta que esté completamente derretida y bien combinada.
3. Agrega los huevos batidos a la mezcla de queso derretido y mezcla bien.
4. Añade al bol la harina de almendras, la levadura en polvo y la sal. Mezcla bien hasta que se forme una masa.
5. Divide la masa en 5 porciones y dales forma de bagel con un agujero en medio.
6. Echa semillas de sésamo por encima.
7. Hornea durante unos 15-20 minutos.

	PORCIONES	CALORÍAS	CARBS	GRASAS	PROTEÍNAS
Receta total:	5	1727,0 kcal	12,3 g	152, g	90,0 g
Por porción:	1	345,4 kcal	2,5 g	30,6 g	18,0 g

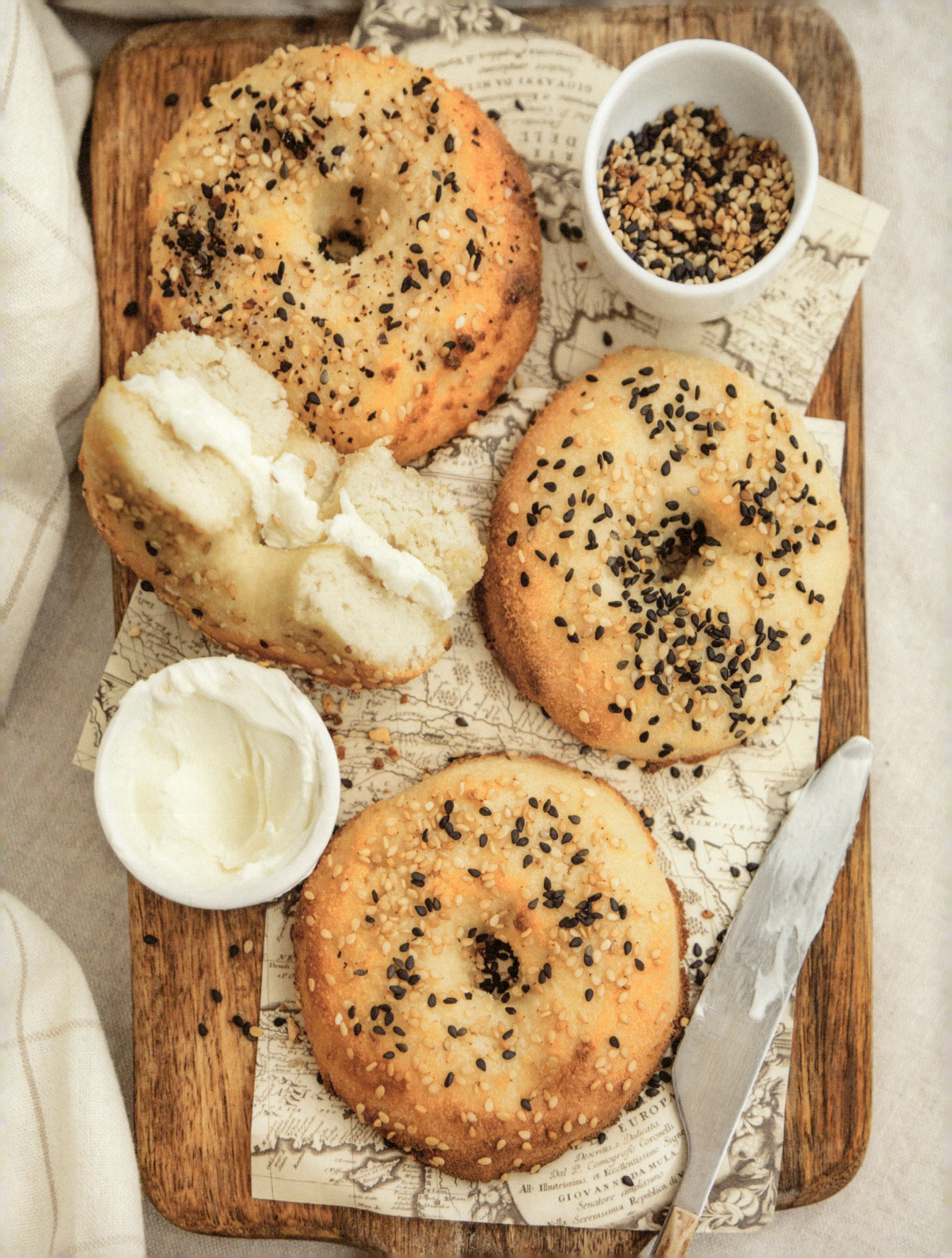

Cereales

35 min
6 porciones

Ingredientes para la base:
2 claras de huevo (66 g aprox.)
150 g de almendras
75 g de nueces
100 g de nueces pecanas
10 g de semillas de chía
30 g de semillas de girasol
1 cucharadita de esencia de vainilla
1 cucharadita de canela en polvo
una pizca de sal
25 g de eritritol
60 ml de aceite de coco

1. Precalienta el horno a 150 °C.
2. En el vaso de un procesador de alimentos echa las almendras, las nueces, las nueces pecanas, las semillas de chía y las semillas de girasol. Tritura a máxima velocidad hasta que quede muy fino.
3. En un bol bate las claras de huevo. Añade la esencia de vainilla, la canela, la sal, el eritritol y el aceite de coco derretido. (Un pequeño inciso: en verano suele estar derretido de por sí, pero en invierno se solidifica, así que, en este caso, métela en el microondas, y listo). Mezcla bien.
4. Incorpora la mezcla líquida a los frutos secos triturados. Tritura de nuevo si lo ves necesario.
5. Para darle forma, puedes extender la masa en una bandeja y luego cortarla a mano o hacer bolitas.
6. Hornea 20 minutos.
7. Como sugerencia, sirve los cereales fríos y acompáñalos con una bebida vegetal y frutos rojos frescos.

	PORCIONES	CALORÍAS	CARBS	GRASAS	PROTEÍNAS
Receta total:	6	2727,1 kcal	25,0 g	272,9 g	68,6 g
Por porción:	1	454,5 kcal	4,2 g	45,5 g	11,4 g

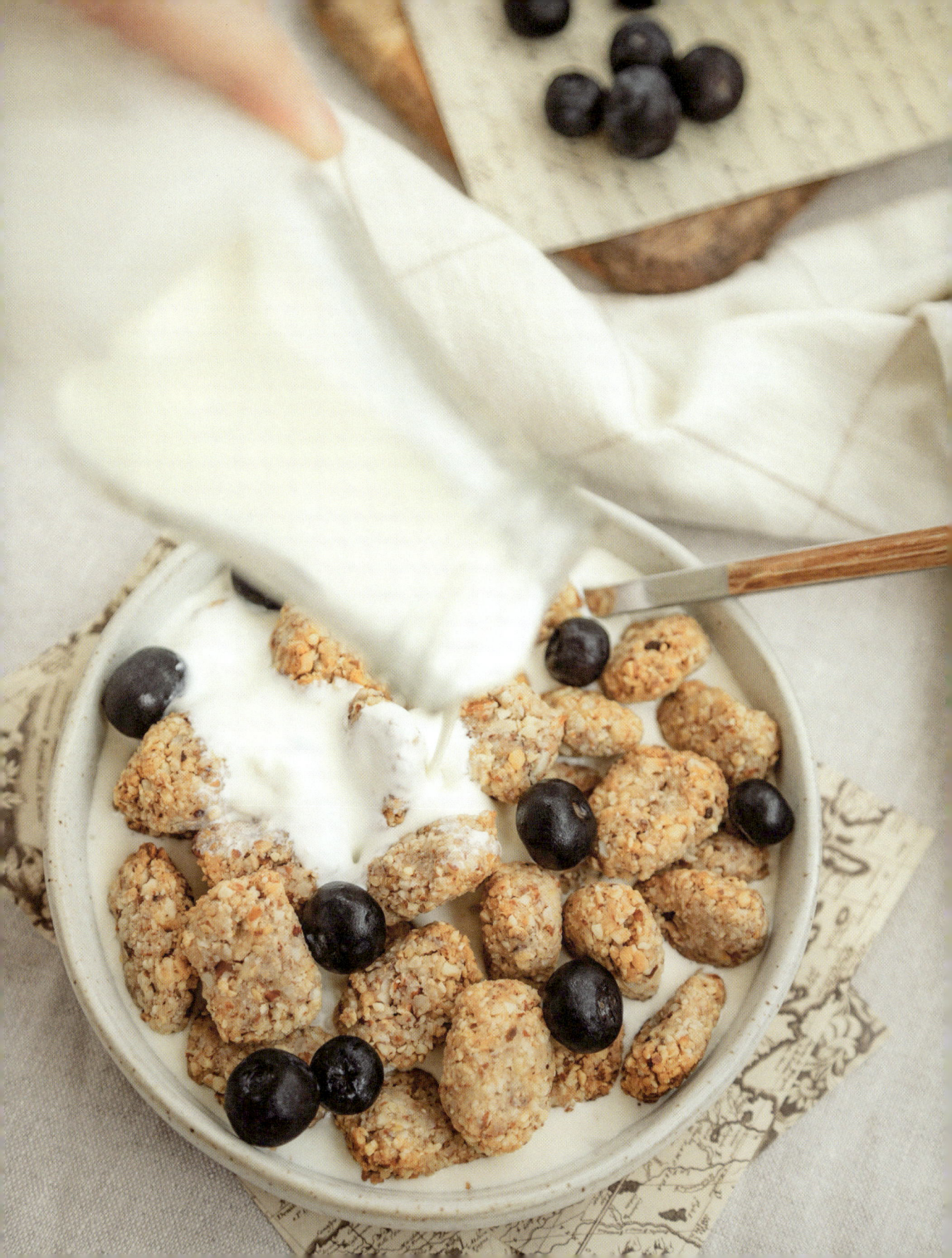

Bol de açaí

5 min
2 porciones

Ingredientes:

140 g de frutos rojos congelados (fresas, arándanos, frambuesas, moras o una mezcla)
60 ml de bebida de almendras
30 ml de aceite de coco o aceite MCT
1 cucharadita de polvo de açaí (opcional)
1 cucharadita de extracto de vainilla
35 g de eritritol

Ingredientes para los toppings (al gusto):

frutos rojos
frutos secos: nueces, almendras, coco rallado, etc.
semillas: chía, granola (ver receta en p. 50), etc.
crema de frutos secos (de almendras, de cacahuete, de avellanas...)
chocolate negro

1. Tritura a máxima velocidad en un procesador de alimentos los frutos rojos, la bebida de almendras, el aceite de coco, el polvo de açaí, la vainilla y el eritritol hasta conseguir una consistencia cremosa. Agrega más bebida de almendras si te queda muy espeso.
2. Vierte la mezcla en un bol.
3. Decora tu tazón de açaí a tu gusto con frutas frescas, frutos secos o semillas, y, para rematar, echa un poco de crema de frutos secos por encima.

	PORCIONES	CALORÍAS	CARBS	GRASAS	PROTEÍNAS
Receta total:	2	496,8 kcal	11,2 g	47,5 g	6,6 g
Por porción:	1	248,4 kcal	5,6 g	23,8 g	3,3 g

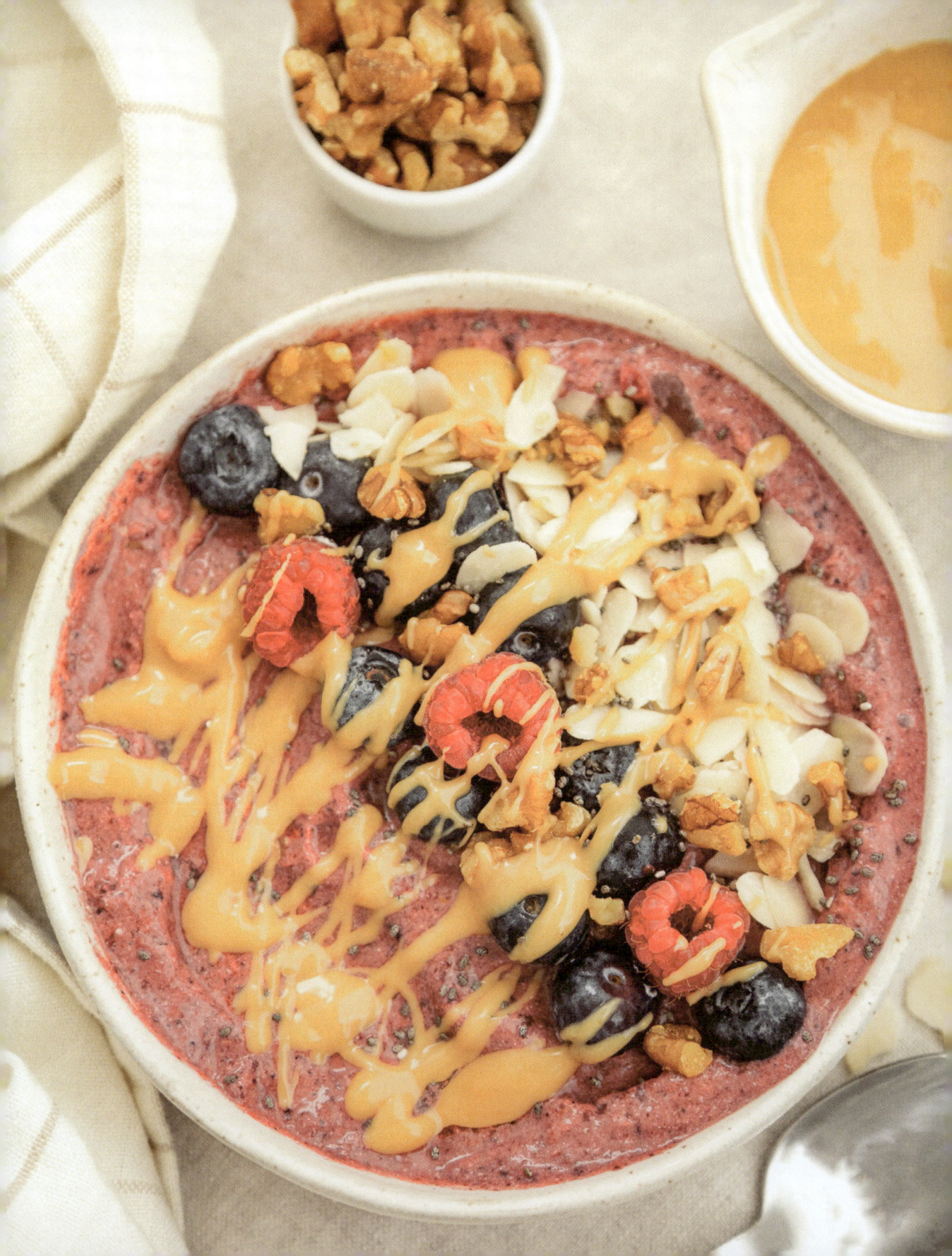

Muffins de limón

35 min
5 porciones

Ingredientes:

75 g de harina de almendras
30 g de harina de coco
1 cucharadita de gelatina en polvo
½ cucharadita de polvo de hornear
una pizca de sal
1 cucharada de semillas (chía, amapola...)
3 huevos
55 g de eritritol
la ralladura de 1 limón
esencia de vainilla al gusto
1 cucharadita de vinagre de manzana
70 ml de aceite de coco
40 ml de zumo de limón

Ingredientes para el glaseado de limón:

50 g de eritritol en polvo
½ cucharadita de ralladura de limón
zumo de limón según sea necesario

1. Precalienta el horno a 170 °C.
2. En un bol mezcla la harina de almendras, la harina de coco, la gelatina, el polvo de hornear, la sal y las semillas.
3. Separa las claras de las yemas. Bate las claras hasta que se formen picos suaves y reserva.
4. Echa en otro bol las yemas, el eritritol, la ralladura de limón, la vainilla, el vinagre, el aceite de coco y el zumo de limón. Agrega lentamente la mezcla de harina y bate hasta que esté bien mezclado.
5. Incorpora las claras de huevo poco a poco y suavemente en la masa.
6. Vierte la masa en recipientes individuales de cupcakes.
7. Hornea durante 15-20 minutos.
8. Mientras los muffins se enfrían, prepara el glaseado de limón mezclando el eritritol en polvo con la ralladura y el zumo de limón. Rocía sobre los muffins.

	PORCIONES	CALORÍAS	CARBS	GRASAS	PROTEÍNAS
Receta total:	5	1407,0 kcal	16,2 g	134,6 g	42,2 g
Por porción:	1	281,4 kcal	3,2 g	26,9 g	8,4 g

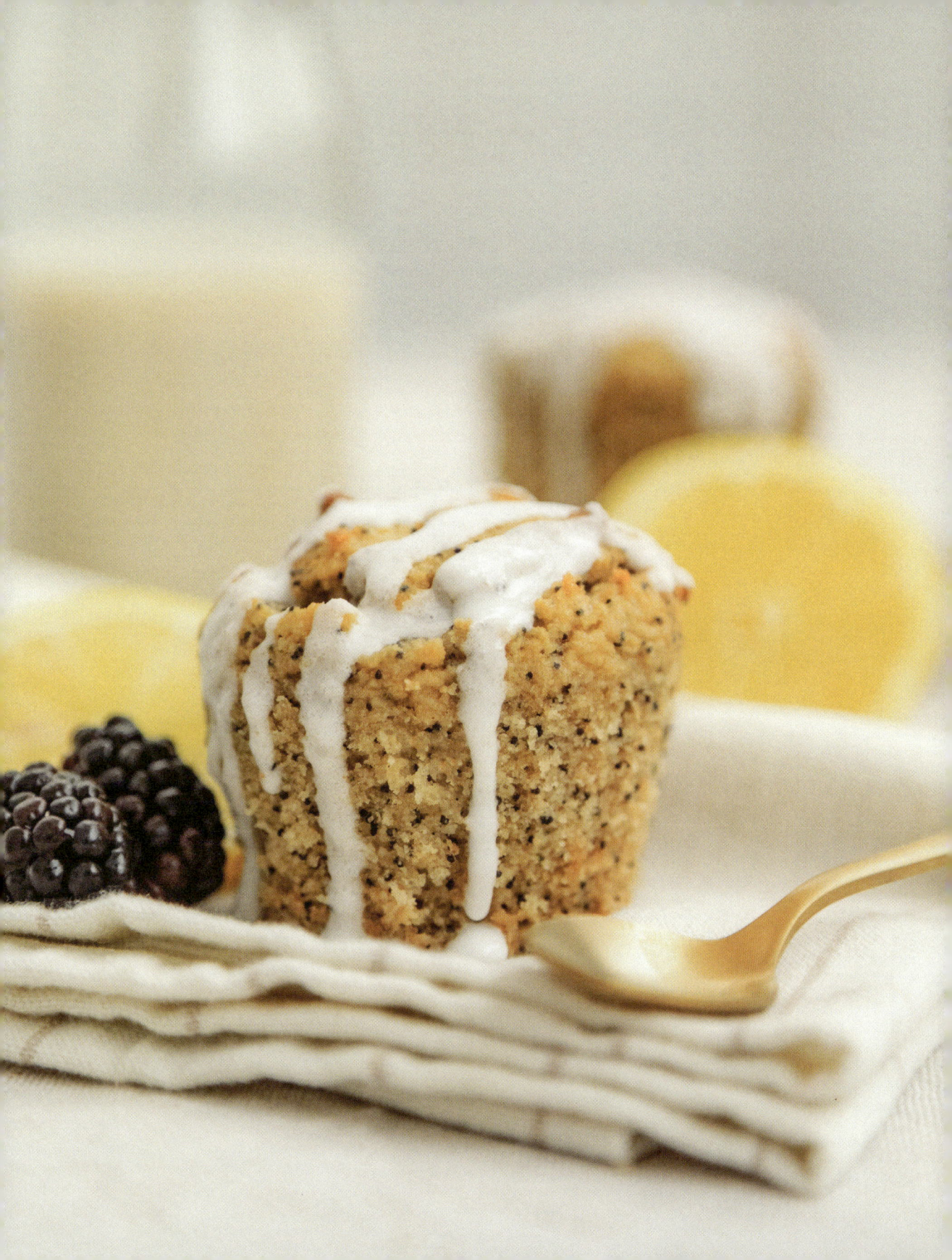

Crepes

15 min + 10 min de reposo
6 porciones

Ingredientes:

4 huevos
60 g de harina de almendras
10 g de harina de coco
75 ml de bebida de almendras
esencia de vainilla al gusto
una pizca de sal
aceite de coco o mantequilla para engrasar la sartén

1. En un procesador de alimentos echa los huevos, la harina de almendras, la harina de coco, la bebida de almendras, la vainilla y la sal. Tritura bien hasta obtener una masa suave y sin grumos.
2. Deja reposar la masa 10 minutos.
3. Calienta una sartén antiadherente a fuego medio y engrásala ligeramente con aceite de coco o mantequilla.
4. Vierte un poco de masa en la sartén caliente y extiéndela con movimientos circulares.
5. Cocina la crepe durante 2-3 minutos hasta que los bordes estén dorados y la parte superior esté firme. Luego, dale la vuelta y cocina 1-2 minutos más.
6. Repite el proceso con el resto de la masa hasta elaborar todas las crepes.
7. Sirve con los toppings que quieras, por ejemplo algún fruto rojo o mermelada (ver receta en p. 192).

	PORCIONES	CALORÍAS	CARBS	GRASAS	PROTEÍNAS
Receta total:	6	697,8 kcal	8,6 g	57,2 g	40,3 g
Por porción:	1	116,3 kcal	1,4 g	9,5 g	6,7 g

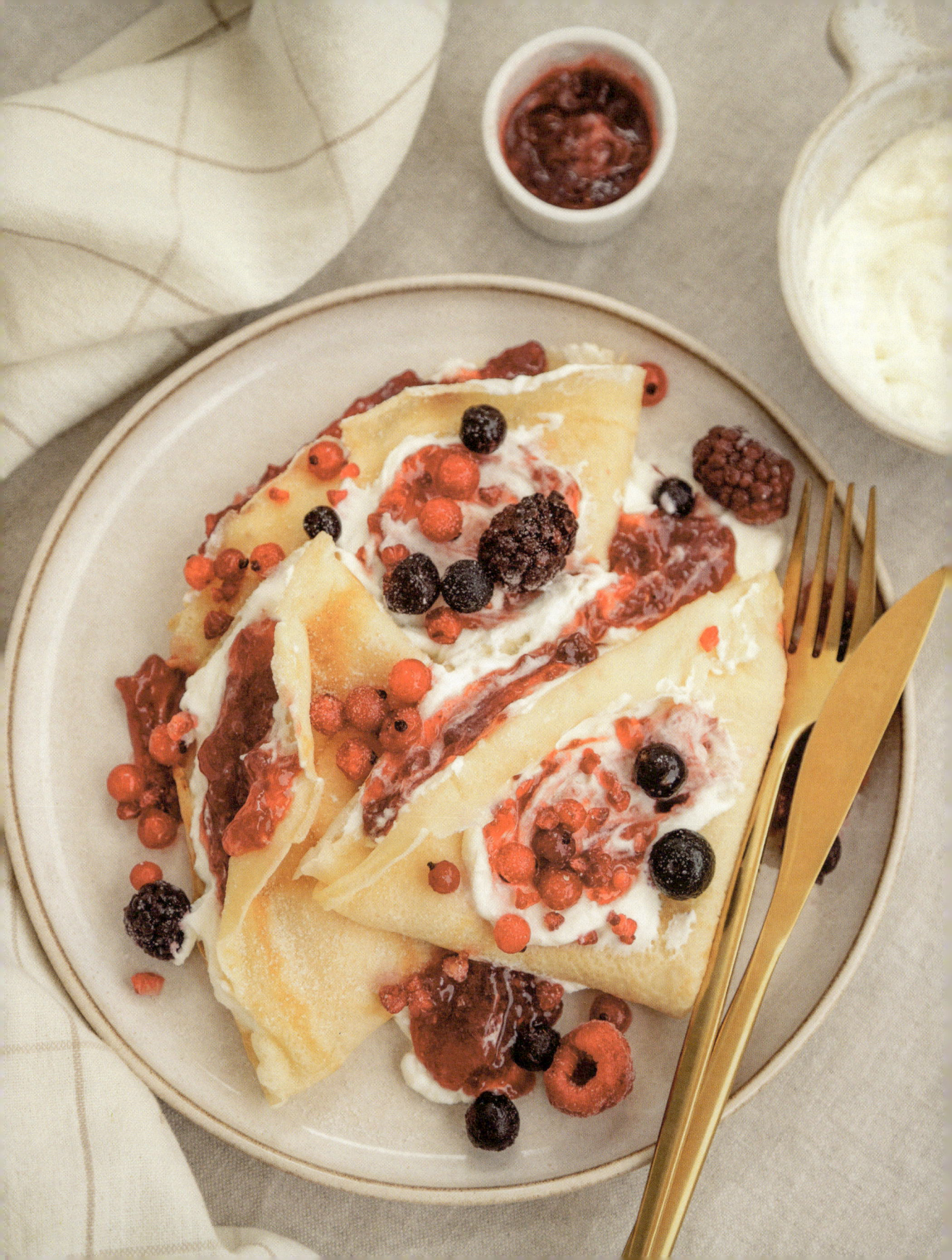

Sándwich de desayuno

30 min
6 porciones

Ingredientes para el pan:
350 g de queso rallado
75 g de queso crema
200 g de harina de almendras
15 g de levadura en polvo
2 huevos

Idea para los ingredientes del relleno: huevo, jamón, queso y rúcula

1. Precalienta el horno a 180 °C.
2. En un bol grande, mezcla el queso rallado, el queso crema, la harina de almendras, la levadura en polvo y los huevos.
3. Amasa bien la mezcla hasta obtener una masa homogénea.
4. Divide la masa en 6 porciones y forma bolitas con las manos. Coloca las bolitas en una bandeja forrada con papel de horno.
5. Hornea los panecillos unos 25 minutos.
6. Retira los panecillos del horno. Abre uno por la mitad y rellénalo con 1 huevo frito, 1 loncha de jamón, 1 loncha de queso y rúcula.

	PORCIONES	CALORÍAS	CARBS	GRASAS	PROTEÍNAS
Receta total:	6	2468,5 kcal	16,4 g	216,2 g	133,8 g
Por porción:	1	411,4 kcal	2,7 g	36,0 g	22,3 g

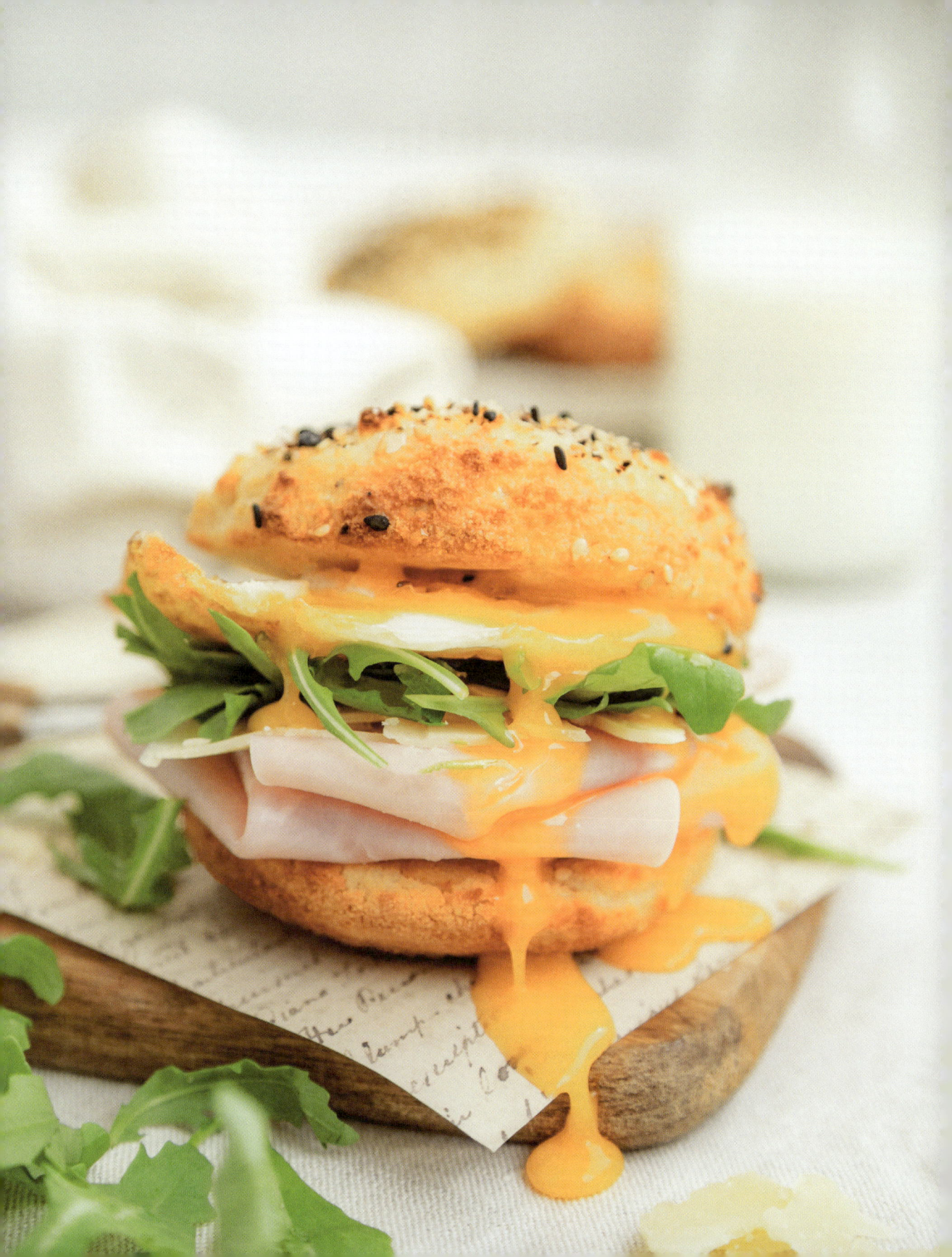

Tortilla rellena

5 min
1 porción

Ingredientes:
2 huevos
25 g de sobrasada
4 tomates cherry
30 g de queso de cabra
unas hojas de rúcula
sal y pimienta al gusto
aceite de oliva o mantequilla para engrasar la sartén

1. En un bol, bate los huevos hasta que estén bien mezclados.
2. Añade sal y pimienta al gusto, y mezcla nuevamente.
3. Calienta una sartén antiadherente a fuego medio y engrásala ligeramente.
4. Corta los tomatitos por la mitad y saltéalos unos minutos. Resérvalos.
5. Vierte los huevos en la sartén caliente.
6. Cocina la tortilla durante unos minutos, hasta que los bordes estén dorados y la parte superior esté casi cocida.
7. Con la ayuda de una espátula, da la vuelta a la tortilla y cocina por el otro lado durante unos minutos más, hasta que esté completamente cocida.
8. Retira la tortilla de la sartén. Rellénala con la sobrasada y sírvela caliente, acompañada de una ensalada de rúcula, queso de cabra y los tomatitos.

	PORCIONES	CALORÍAS	CARBS	GRASAS	PROTEÍNAS
Receta total:	1	383,6 kcal	3,2 g	32,0 g	19,8 g
Por porción:	1	383,6 kcal	3,2 g	32,0 g	19,8 g

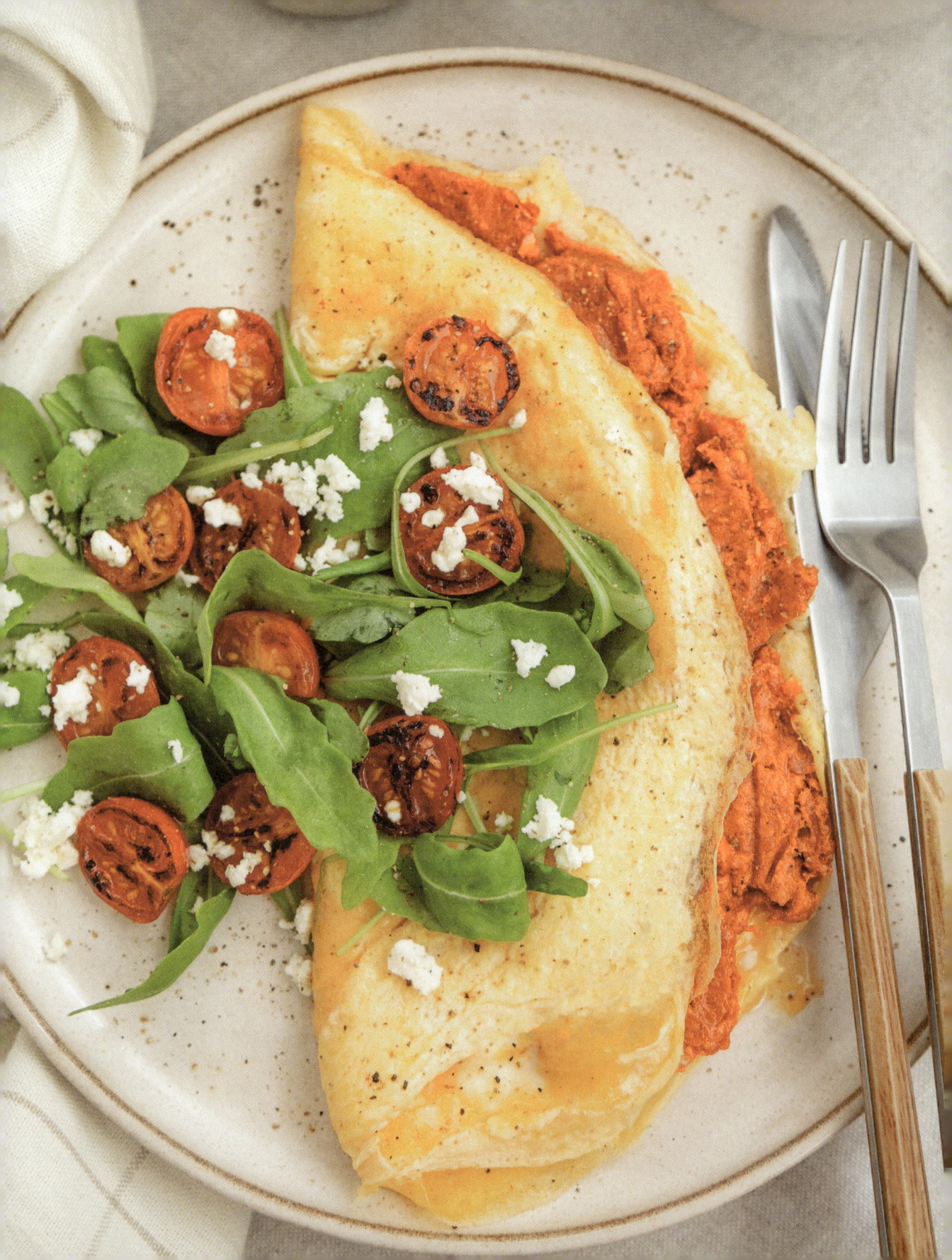

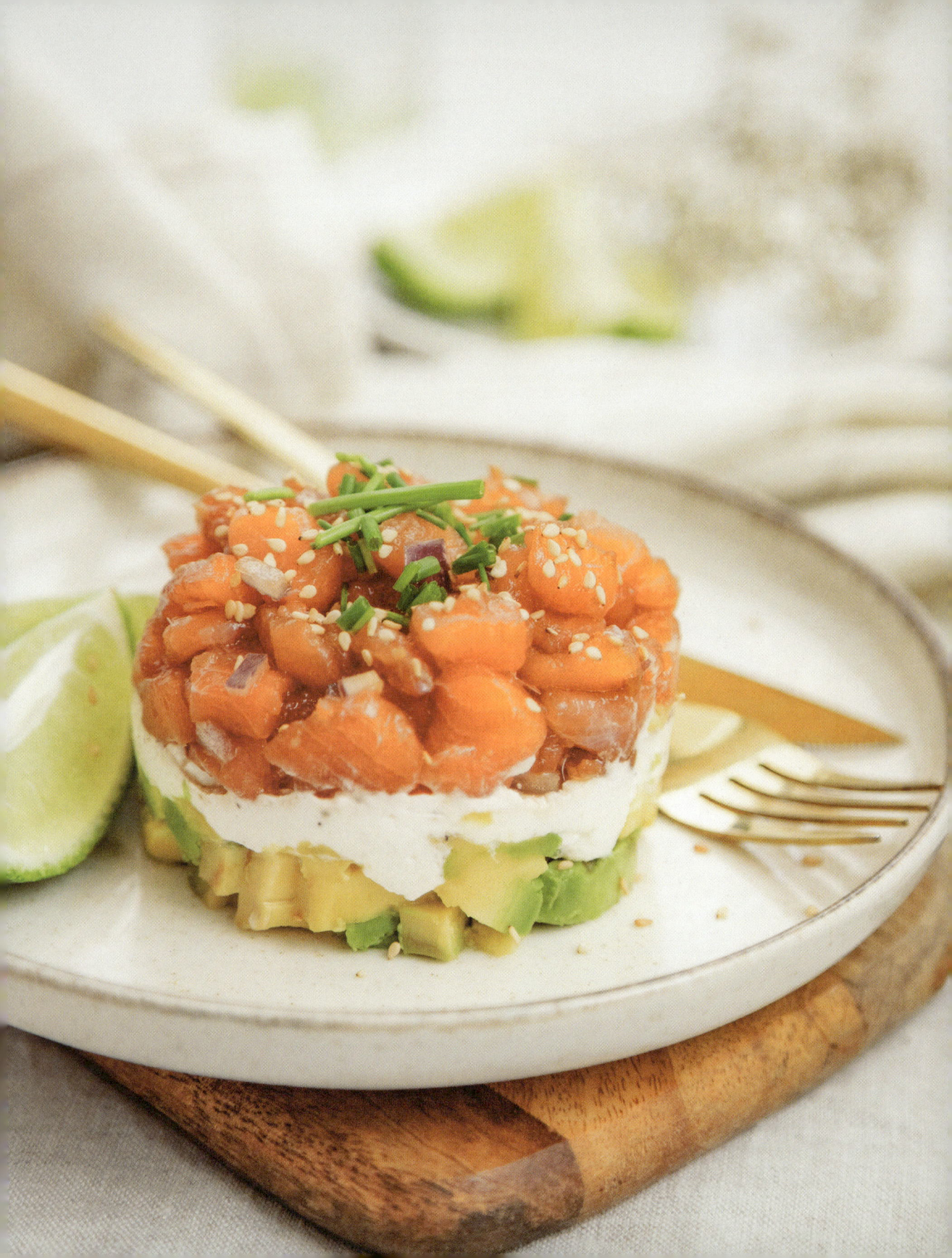

COMIDAS FÁCILES

Merluza al estilo griego

20 min
4 porciones

Ingredientes:
4 filetes de merluza
2 dientes de ajo picados
45 ml de aceite de oliva
200 g de tomates cherry
100 g de aceitunas negras
el zumo de ½ limón
25 ml de vino blanco
25 g de perejil
una pizca de sal

1. Calienta una sartén con aceite a fuego medio-alto. Echa la merluza y el ajo, y fríe por ambos lados unos minutos hasta que se doren.
2. Incorpora los tomates cherry y las aceitunas, y saltéalo todo unos 3 minutos.
3. Por último, agrega el zumo de limón, el vino blanco, el perejil picado y la sal. Tapa la sartén y cuécelo unos minutos más.
4. Sírvelo todo junto.

	PORCIONES	CALORÍAS	CARBS	GRASAS	PROTEÍNAS
Receta total:	4	1445,5 kcal	6,0 g	109,2 g	98,1 g
Por porción:	1	361,4 kcal	1,5 g	27,3 g	24,5 g

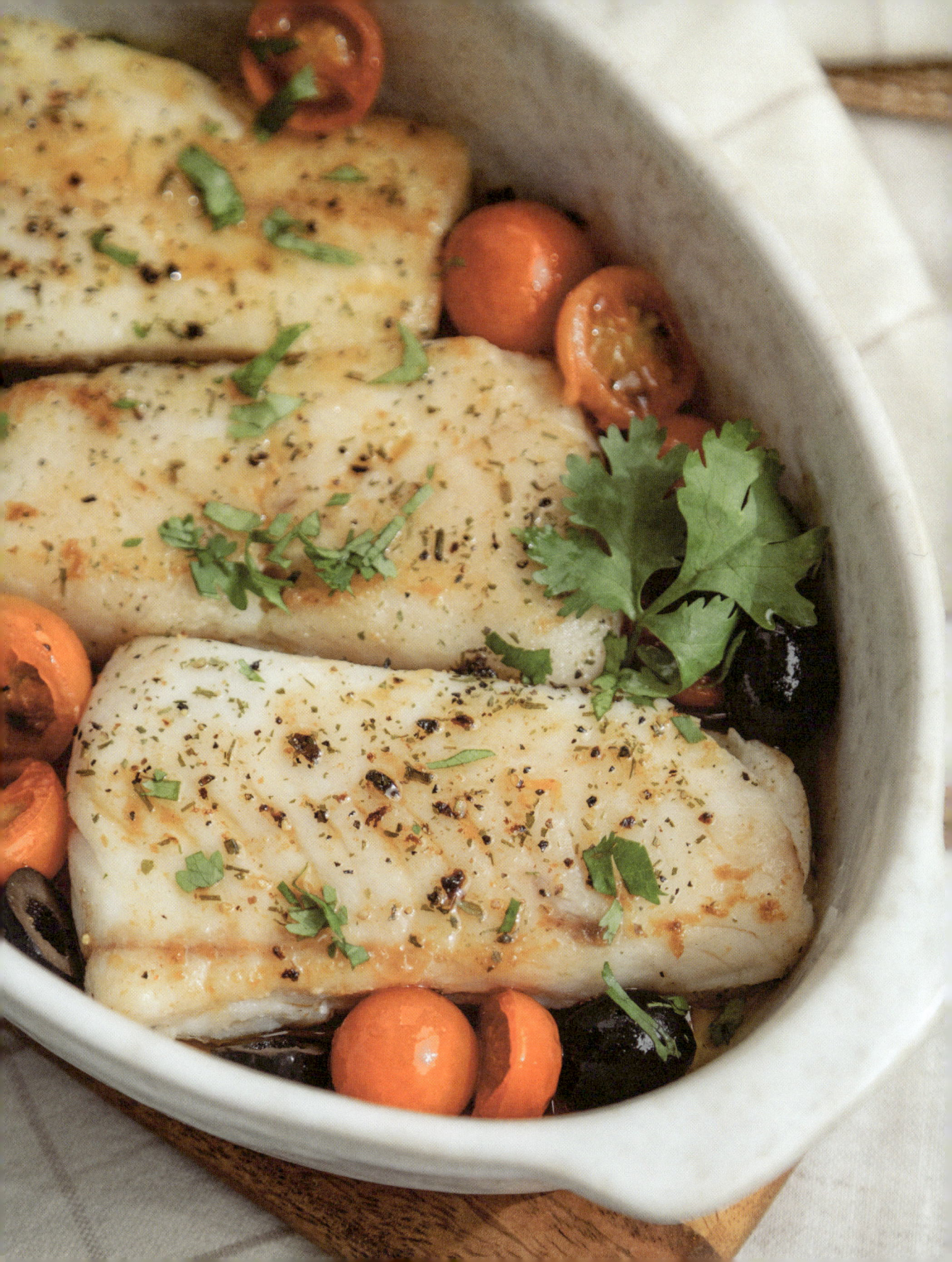

Ensalada deviled eggs

10 min + 30 min de refrigeración
2 porciones

Ingredientes:

6 huevos
50 g de mayonesa
1 cucharadita de mostaza de Dijon
1 cucharadita de vinagre de sidra de manzana
½ cucharadita de eritritol
½ cucharadita de pimentón
una pizca de sal y pimienta
30 g de cebolla roja
70 g de apio
1 loncha de jamón serrano
cebollino para decorar

1. Coloca los huevos en una cacerola y cúbrelos con agua fría. Lleva el agua a ebullición y cocina durante 9 minutos. Introduce los huevos en agua fría y luego pélalos.
2. Corta los huevos duros por la mitad y retira las yemas. Reserva las claras cocidas y echa las yemas en un vaso alto de batidora.
3. Echa en el vaso con las yemas la mayonesa, la mostaza de Dijon, el vinagre, el eritritol, la sal, la pimienta y el pimentón. Tritúralo todo con una batidora de mano. Si te queda muy espeso, échale agua.
4. Corta la cebolla roja y el apio en trocitos pequeños.
5. Cocina al microondas la loncha de jamón serrano durante 2 minutos a máxima potencia hasta que quede crujiente.
6. Trocea las claras y mézclalas con las verduras y la salsa. A mí me gusta decorar con cebollino y pedacitos de jamón serrano crujiente. Enfría al menos 30 minutos antes de servir.

	PORCIONES	CALORÍAS	CARBS	GRASAS	PROTEÍNAS
Receta total:	2	832,6 kcal	9,6 g	66,4 g	46,7 g
Por porción:	1	416,3 kcal	4,8 g	33,2 g	23,4 g

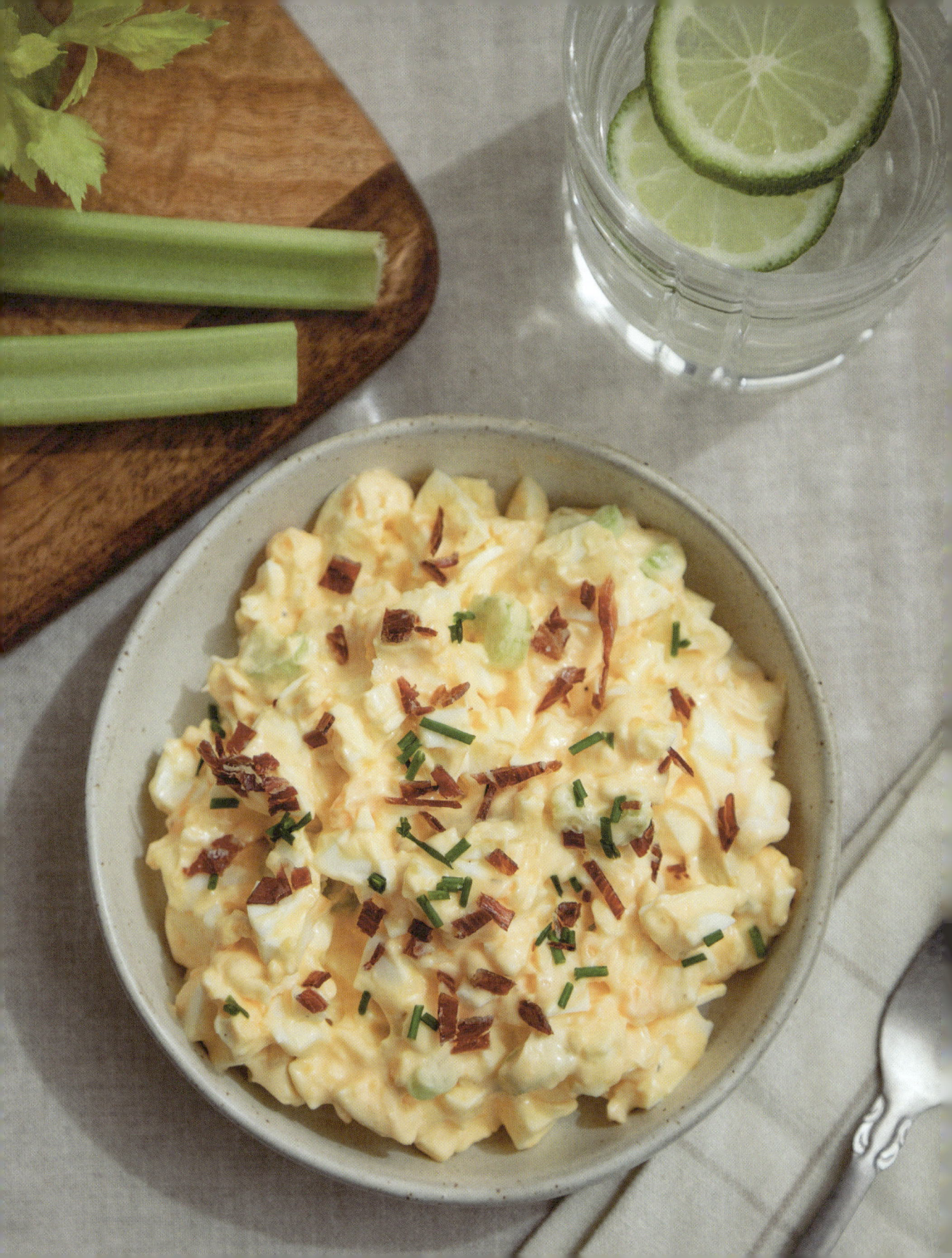

Risotto de coliflor y champiñones

30 min
4 porciones

Ingredientes:

1 coliflor grande
200 g de champiñones
45 ml de aceite de oliva
100 g de cebolla
2 dientes de ajo
60 ml de caldo de verduras
60 ml de nata líquida
50 g de queso parmesano rallado
sal y pimienta al gusto

1. Pica la coliflor en un procesador de alimentos hasta conseguir una textura similar a la del arroz. Esto se llama «arroz de coliflor».
2. Pon a calentar una sartén grande con el aceite de oliva a fuego medio.
3. Agrega la cebolla y el ajo picados, y sofríelos 3-4 minutos.
4. Añade los champiñones cortados y cocínalos otros 3 minutos hasta que estén dorados.
5. En la misma sartén, añade el «arroz de coliflor». Cocina durante 3 minutos, hasta que esté tierno pero no demasiado blando.
6. Añade el caldo de verduras y la nata. Cocina 10 minutos.
7. Incorpora el queso parmesano rallado. Mezcla bien hasta que todo esté combinado y el risotto tenga una textura cremosa.
8. Sazona con sal y pimienta al gusto.

	PORCIONES	CALORÍAS	CARBS	GRASAS	PROTEÍNAS
Receta total:	4	1165,0 kcal	27,5 g	99,1 g	37,5 g
Por porción:	1	291,2 kcal	6,9 g	24,8 g	9,4 g

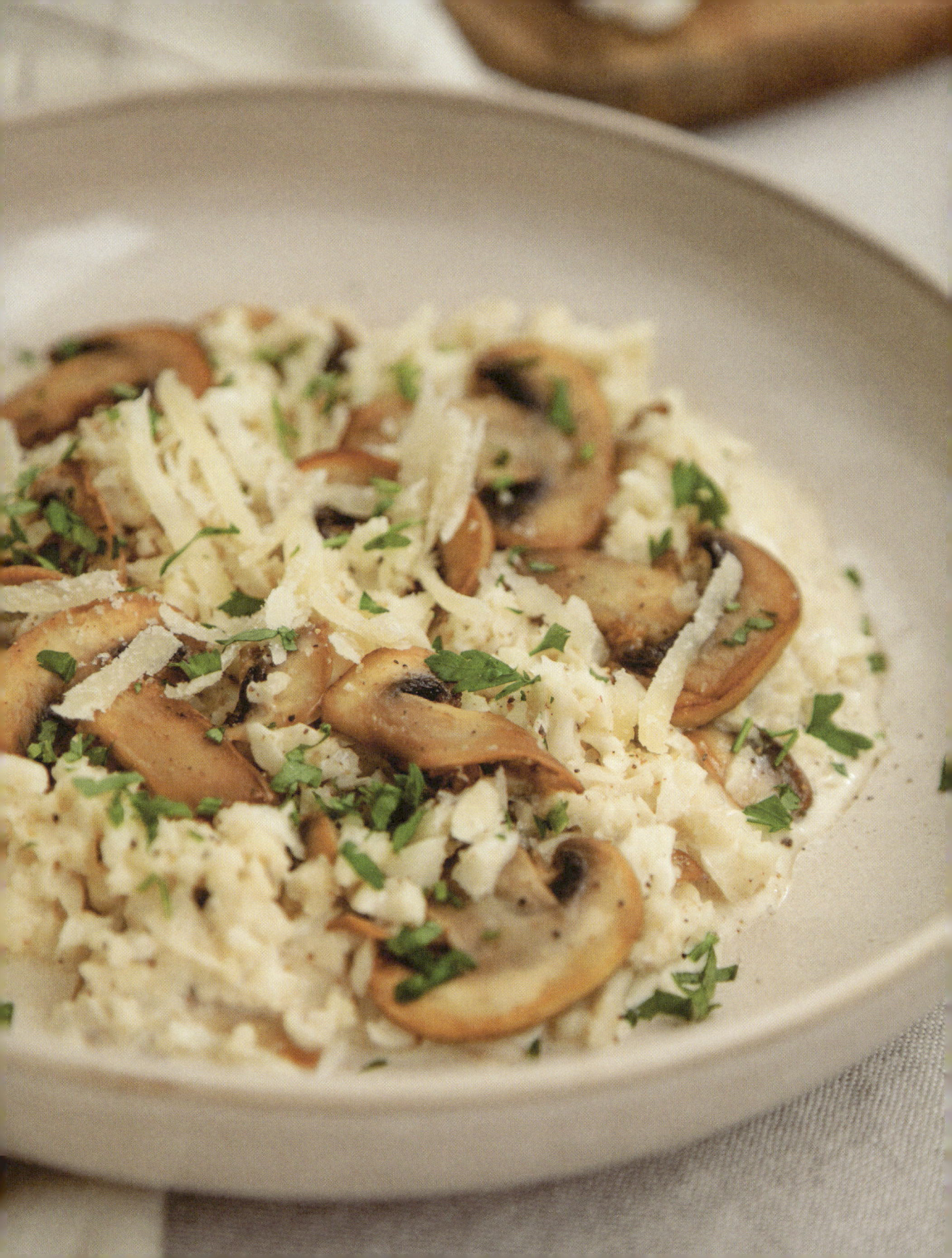

Calzone

20 min + 15 min de reposo
3 porciones

Ingredientes para la masa:
150 g de harina de almendras
10 g de harina de coco
sal al gusto
½ cucharadita de gelatina en polvo
1 huevo
1 clara de huevo
3 cucharadas de aceite de oliva
1 cucharadita de orégano

Ingredientes para el relleno:
jamón serrano
albahaca
queso rallado

1. Precalienta el horno a 190 °C.
2. Mezcla las harinas, la sal y la gelatina en un bol.
3. Incorpora el huevo, la clara de huevo, el aceite de oliva y el orégano. Mezcla muy bien y dale forma de bola. Deja reposar 15 minutos en la nevera.
4. Con un rodillo extiende la masa hasta que quede finita y dale forma de círculo. Rellena una mitad de la masa con los ingredientes que quieras y cúbrelos con el lado de la masa que no has rellenado. Asegúrate de cerrar bien los bordes para que no se salga el queso.
5. Hornea 15 minutos.

	PORCIONES	CALORÍAS	CARBS	GRASAS	PROTEÍNAS
Receta total:	3	1093,6 kcal	9,4 g	104,5 g	41,7 g
Por porción:	1	364,5 kcal	3,1 g	34,8 g	13,9 g

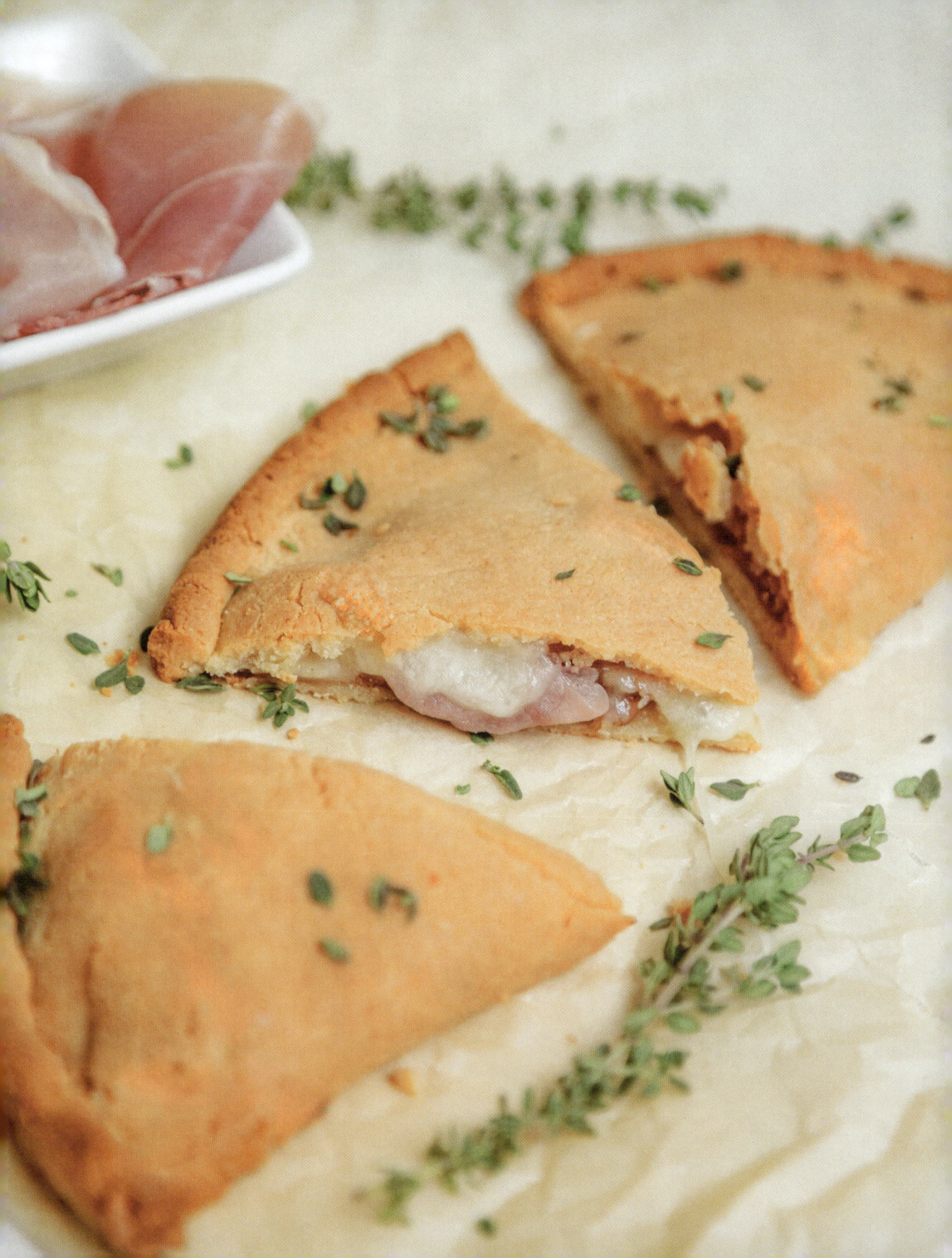

Curry de gambas

25 min
4 porciones

Ingredientes:
500 g de gambas peladas
30 ml de aceite
35 g de cebolla
2 dientes de ajo
50 g de pimiento
50 g de coliflor
1 lata de 400 ml de leche de coco
1 cucharada de pasta de tomate

Ingredientes para la mezcla de especias:
½ cucharadita de cada una de las siguientes especias: cúrcuma, comino, cilantro, jengibre, curry, sal y pimienta

1. Echa en una sartén el aceite y caliéntalo a fuego medio. Agrega la cebolla y el ajo picados, y saltéalos hasta que se doren.
2. Añade el pimiento y la coliflor troceados. Saltea unos minutos más.
3. Añade la mezcla de especias, la leche de coco y la pasta de tomate. Lleva la mezcla a ebullición, luego reduce el fuego y cocina a fuego lento durante unos minutos para que los sabores se mezclen.
4. Agrega las gambas a la sartén y cocina unos minutos hasta que se vuelvan rosadas y estén cocidas por completo.
5. Sirve con arroz de coliflor o brócoli.

	PORCIONES	CALORÍAS	CARBS	GRASAS	PROTEÍNAS
Receta total:	4	1682,5 kcal	18,1 g	137,3 g	94,0 g
Por porción:	1	420,6 kcal	4,5 g	34,3 g	23,5 g

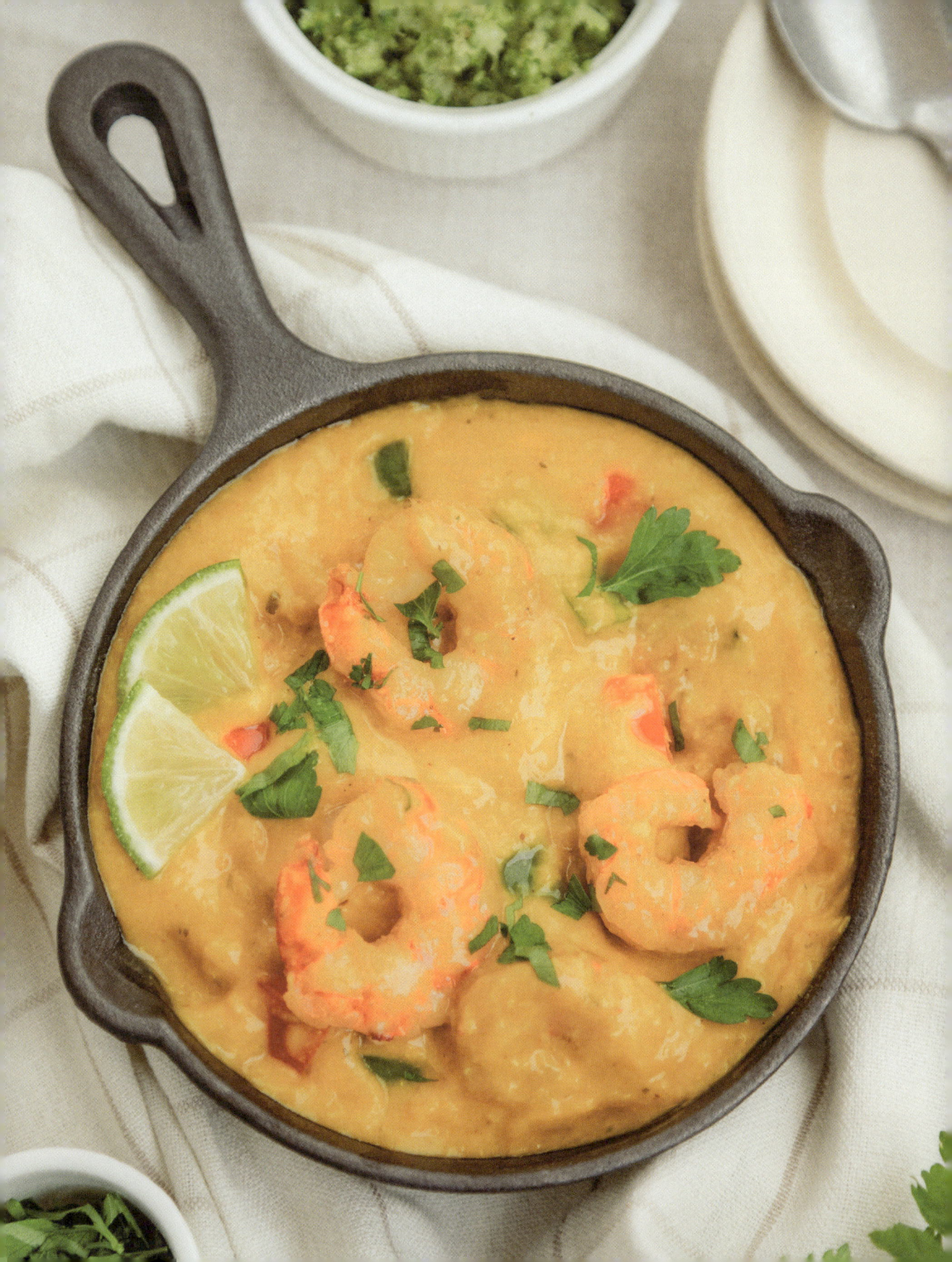

Ensalada de ternera asada

30 min
4 porciones

Ingredientes para la carne:
500 g de solomillo de ternera (1 bistec)
el zumo de 1 limón
una pizca de cayena en polvo, comino, pimentón, sal y pimienta

Ingredientes para la ensalada:
275 g de rúcula
250 g de tomates cherry
1 aguacate grande
85 g de cebolla roja
100 g de queso feta

Ingredientes para el aderezo:
75 g de perejil
30 g de yogur griego
1 diente de ajo
el zumo de 1 limón
sal
60 ml de aceite de oliva

1. Coloca la carne en un plato hondo, exprime el zumo de limón por encima y espolvorea las especias por ambos lados. Déjalo reposar 15 minutos.
2. Calienta una sartén a fuego medio-alto y cocina el bistec durante 4 minutos por cada lado.
3. Reserva y, una vez frío, corta el bistec en rodajas finas.
4. Tritura en un procesador de alimentos todos los ingredientes del aderezo.
5. Para ensamblar la ensalada, coloca la rúcula en una fuente grande. Añade los tomates cortados por la mitad, el aguacate en rodajas, la cebolla roja cortada, el queso feta desmenuzado y la carne cortada. Sirve junto al aderezo.

	PORCIONES	CALORÍAS	CARBS	GRASAS	PROTEÍNAS
Receta total:	4	2464,3 kcal	21,0 g	184,4 g	155,8 g
Por porción:	1	616,1 kcal	5,2 g	46,1 g	38,9 g

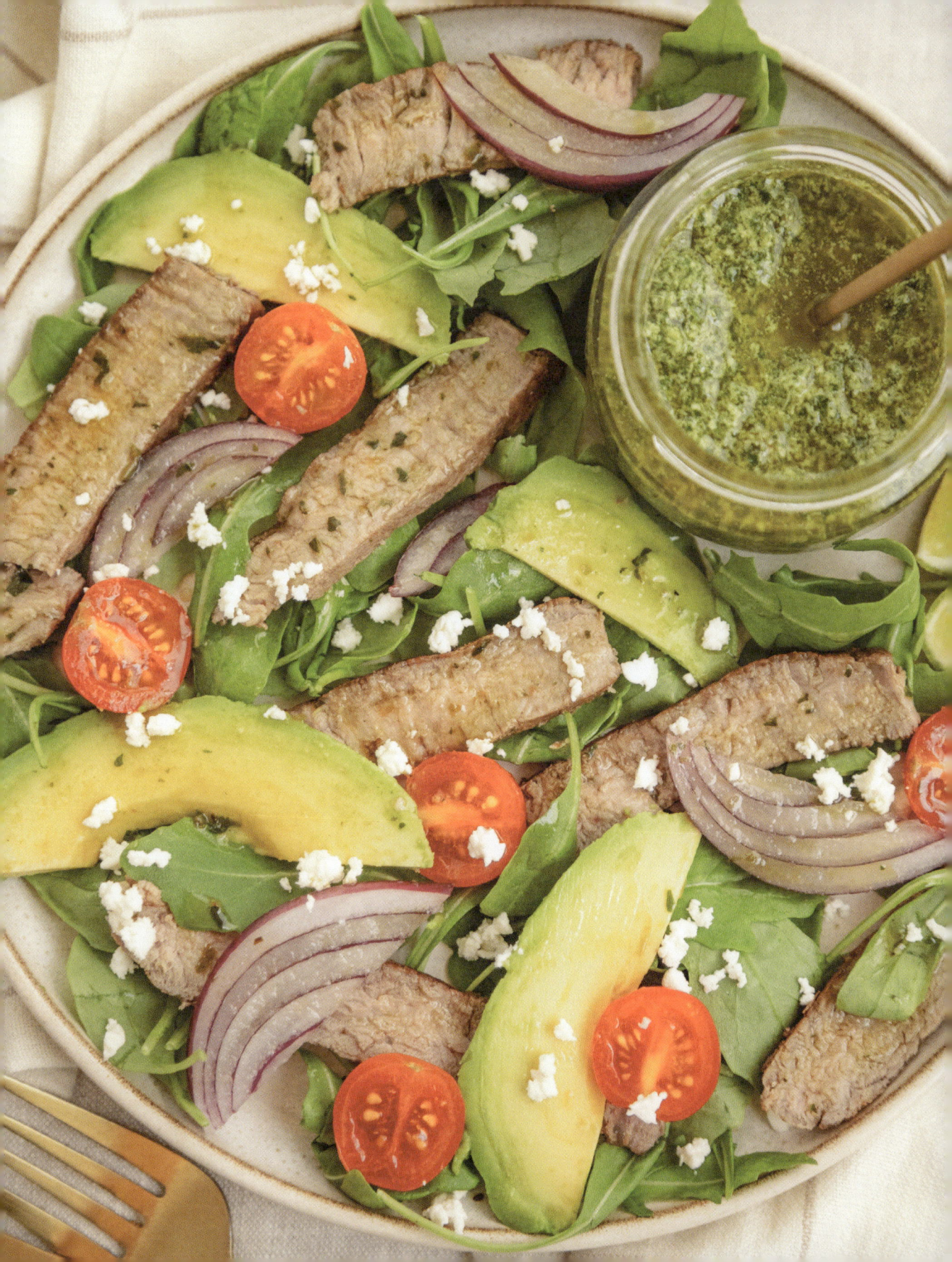

Pizza de coliflor, salmón y queso

40 min
2 porciones

Ingredientes:

1 coliflor

1 huevo

240 g de queso mozzarella rallado

1 cucharadita de orégano seco

½ cucharadita de ajo en polvo

sal y pimienta al gusto

50 g de queso crema

90 g de salmón

75 g de rúcula

alcaparras al gusto

1. Precalienta el horno a 200 °C.
2. Tritura la coliflor en un procesador de alimentos a máxima potencia hasta desmenuzarla casi por completo.
3. Echa la coliflor picada en un bol y caliéntalo en el microondas 5 minutos. Déjala enfriar para que empiece a echar agua.
4. Envuelve la coliflor en un paño de cocina limpio y aprieta bien para eliminar la mayor cantidad de líquido posible.
5. En un bol, derrite el queso en el microondas.
6. Agrega al bol la coliflor escurrida, el huevo, el orégano, el ajo en polvo, la sal y la pimienta. Mezcla hasta obtener una masa.
7. Extiende la masa en un papel de horno y dale forma de pizza.
8. Hornea 15-20 minutos o hasta que la base esté dorada.
9. Retira la base de pizza del horno, úntala de queso crema y cúbrela con salmón, rúcula y alcaparras.

	PORCIONES	CALORÍAS	CARBS	GRASAS	PROTEÍNAS
Receta total:	2	1322,2 kcal	21,9 g	98,9 g	98,9 g
Por porción:	1	661,1 kcal	11,0 g	49,4 g	49,5 g

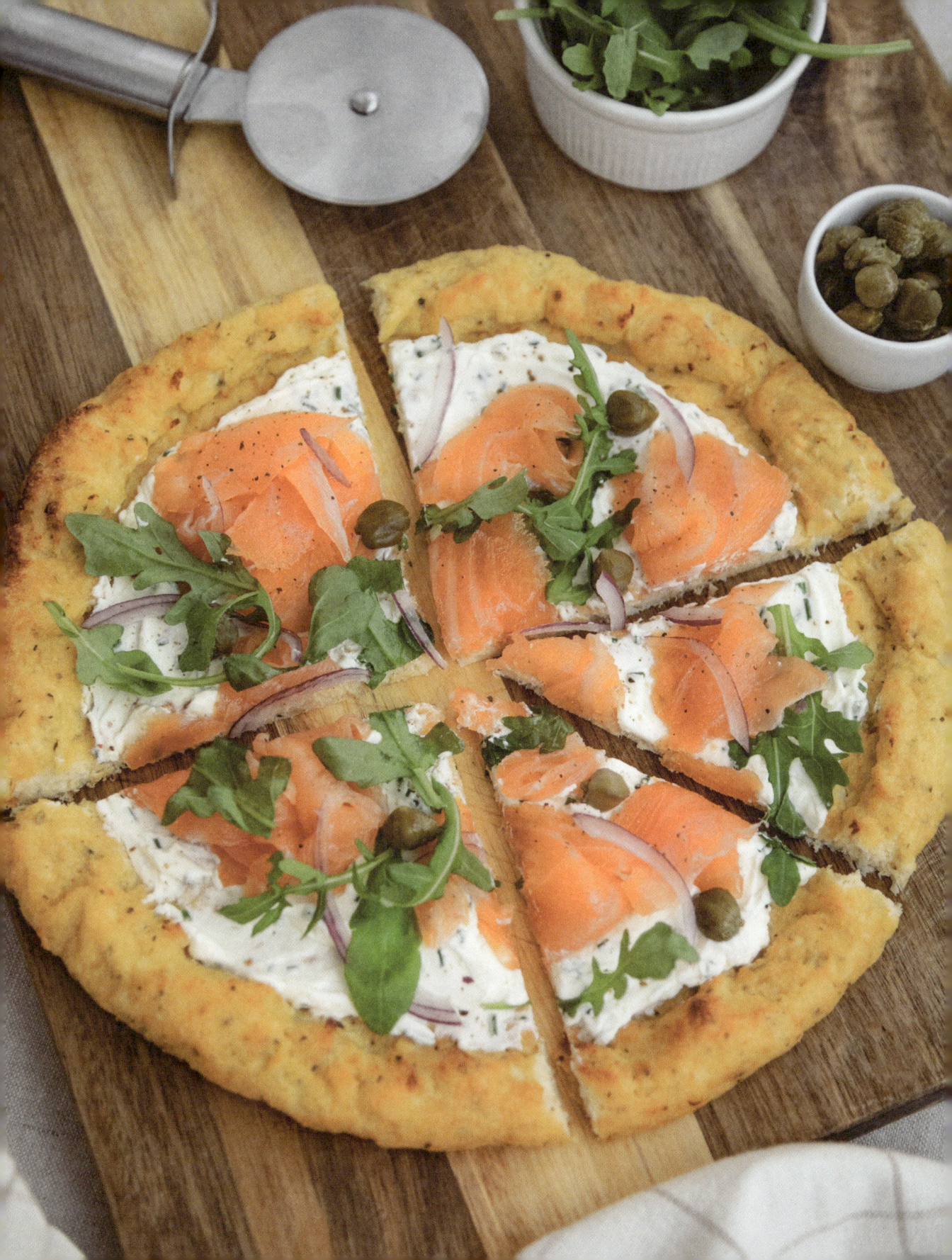

Hamburguesitas de pescado

10 min + 15 min de reposo
6 porciones

Ingredientes:

350 g de filete de pescado (por ejemplo, merluza)
100 g de gambas
10 g de harina de coco
1 huevo
25 g de cebolla (¼ de taza aprox.)
1 diente de ajo
15 g de perejil fresco
15 ml de zumo de limón
sal y pimienta al gusto
45 ml de aceite de oliva (para cocinar)

1. Tritura en un procesador de alimentos los filetes de pescado, las gambas, la harina de coco, el huevo, la cebolla, el ajo, el perejil, el limón, la sal y la pimienta.
2. Reserva la mezcla 15 minutos en la nevera.
3. Divide la mezcla en porciones y forma hamburguesas con las manos.
4. En una sartén grande, calienta el aceite de oliva a fuego medio-alto. Cocina las hamburguesas de pescado unos 3-4 minutos por cada lado, o hasta que estén doradas por fuera y cocidas por dentro.

	PORCIONES	CALORÍAS	CARBS	GRASAS	PROTEÍNAS
Receta total:	6	1054,5 kcal	5,3 g	79,4 g	79,9 g
Por porción:	1	175,7 kcal	0,9 g	13,2 g	13,3 g

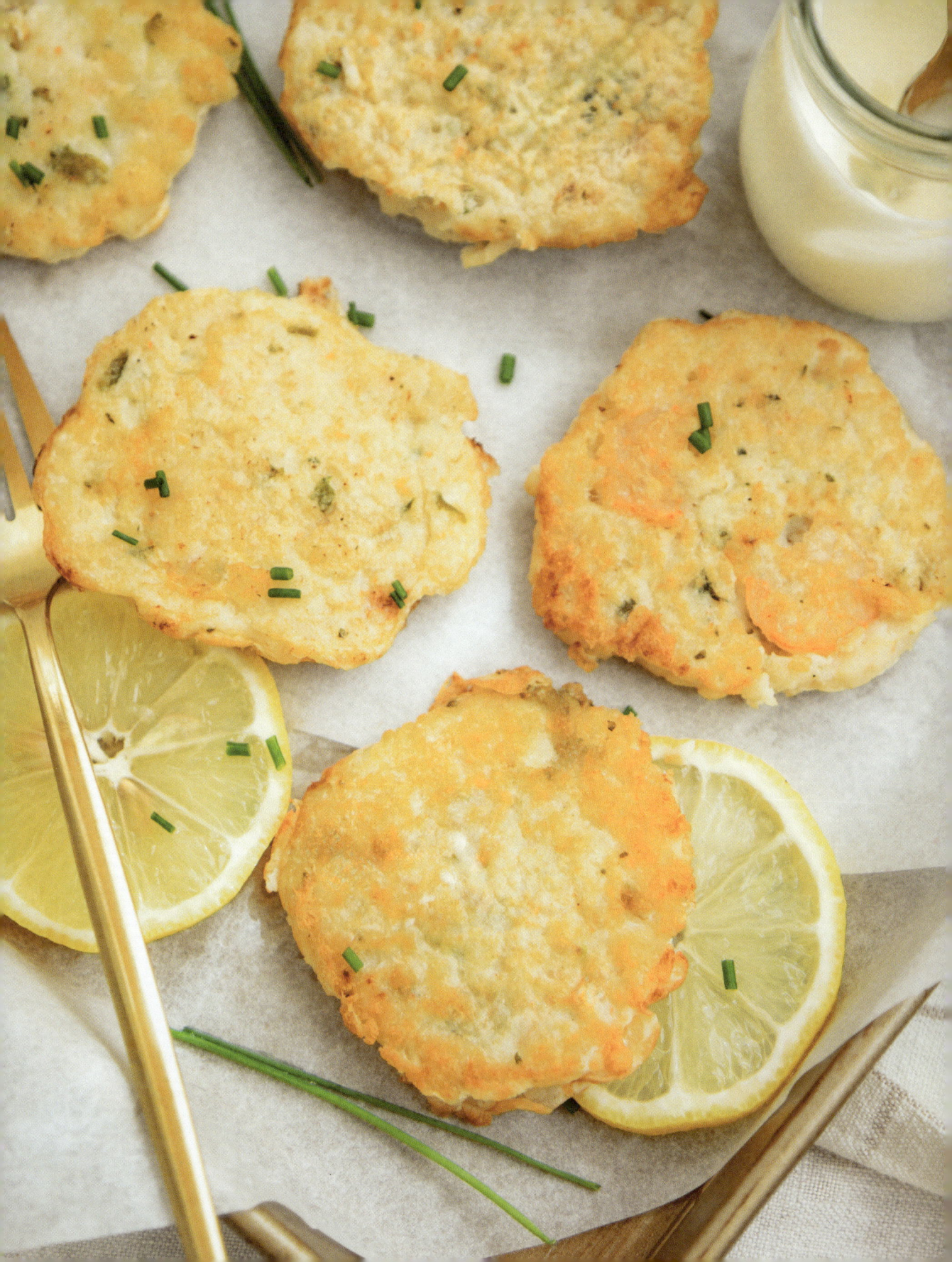

Pasta de col con pesto cremoso

10 min
2 porciones

Ingredientes:

300 g de col
40 ml de agua
60 ml de aceite de oliva virgen extra (y un poco más para saltear)
1 diente de ajo
40 g de almendras tostadas
60 g de queso parmesano rallado
60 ml de nata líquida
sal y pimienta al gusto

1. Corta las hojas de col en tiras finas.
2. Calienta una sartén a fuego medio con un poco de aceite y saltea la col durante 3-4 minutos.
3. Agrega el agua y tapa la sartén. Deja que la col se cocine con el vapor.
4. En un procesador de alimentos tritura el ajo, las almendras, el queso, la nata, la sal, la pimienta y el aceite de oliva. Mezcla hasta obtener una pasta suave.
5. Una vez que la col esté tierna, agrega la mezcla de pesto a la sartén e incorpórala hasta que las hojas de col queden bien cubiertas. Cocina unos minutos más.

	PORCIONES	CALORÍAS	CARBS	GRASAS	PROTEÍNAS
Receta total:	2	1270,3 kcal	8,2 g	119,8 g	35,1 g
Por porción:	1	635,1 kcal	4,1 g	59,9 g	17,5 g

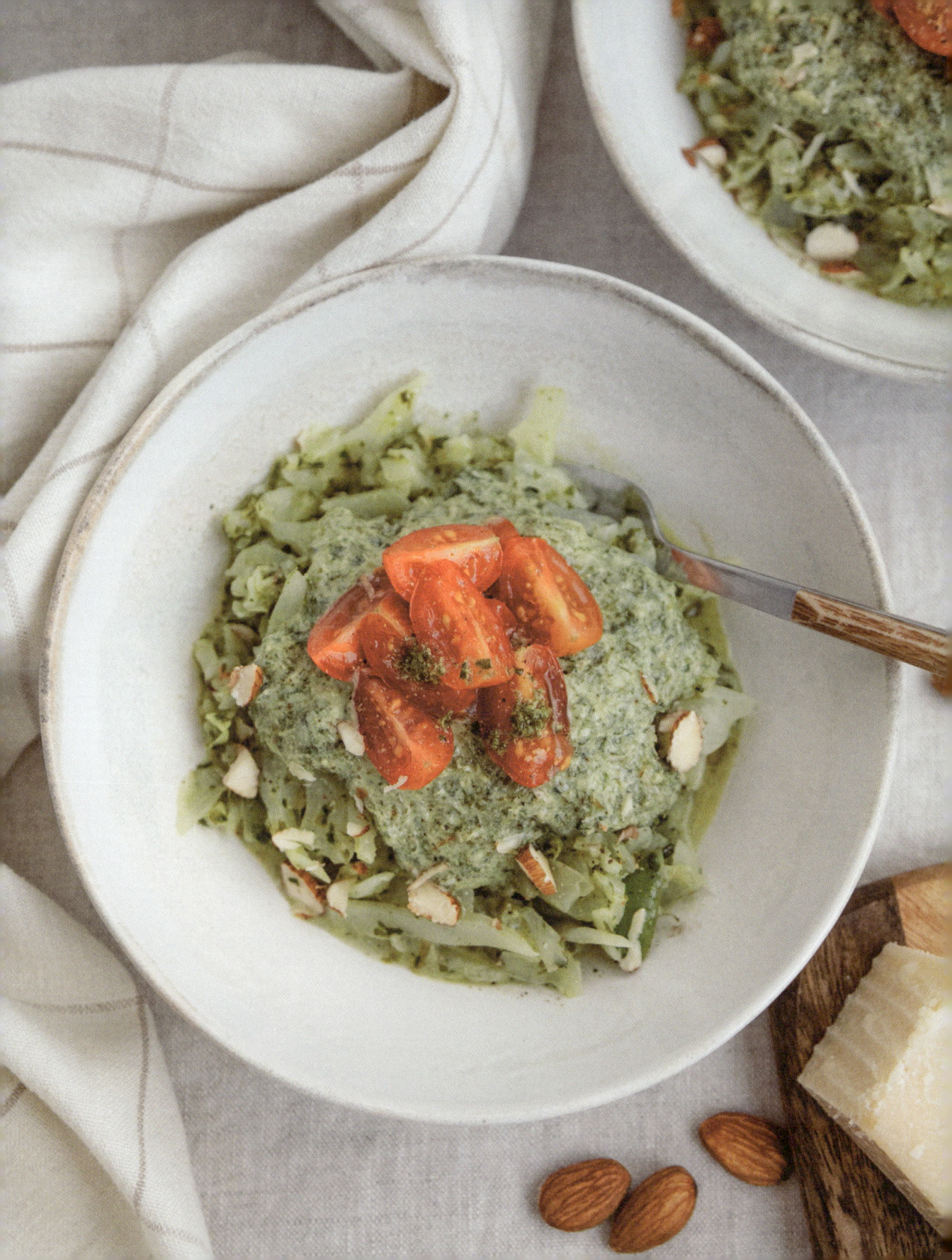

Calamares con tomate

25 min
4 porciones

Ingredientes:

45 ml de aceite de oliva
75 g de cebolla
2 dientes de ajo
120 g de pimiento verde
100 g de pimiento rojo
1 lata de 400 g de tomates triturados
30 ml de vino blanco
5 g de pimentón
1 hoja de laurel
450 g de calamares
sal al gusto

1. Calienta el aceite de oliva en una sartén a fuego medio-alto. Agrega la cebolla y el ajo picados, y saltea hasta que estén dorados.
2. Trocea los pimientos verdes y rojos y añádelos a la sartén. Saltea durante unos minutos hasta que estén tiernos.
3. Agrega la lata de tomate, el vino blanco, el pimentón y la hoja de laurel. Cocina durante unos minutos.
4. Por último, incorpora los calamares, échale sal y sigue cocinando durante unos 15 minutos.

	PORCIONES	CALORÍAS	CARBS	GRASAS	PROTEÍNAS
Receta total:	4	1533,5 kcal	29,9 g	105,9 g	85,6 g
Por porción:	1	383,4 kcal	7,5 g	26,5 g	21,4 g

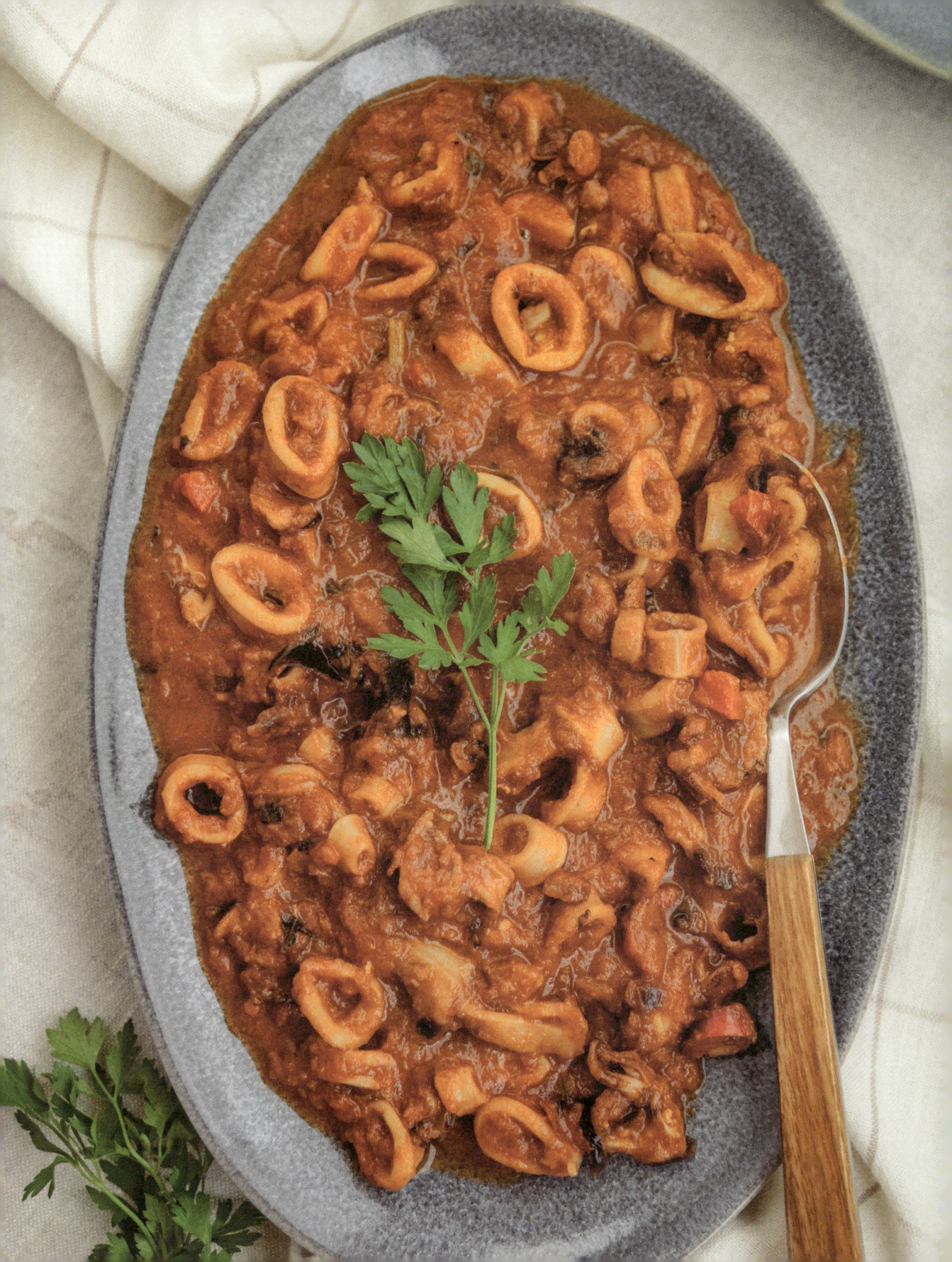

Contramuslos de pollo asados con pimientos y chorizo

50 min
4 porciones

Ingredientes:

4 contramuslos de pollo
250 g de chorizo
75 g de cebolla
2 dientes de ajo
200 g de pimiento rojo
150 g de pimiento verde
40 ml de aceite de oliva
sal y pimienta al gusto
60 ml de vino blanco (opcional)

Ingredientes para la mezcla de sazonador:
una cucharadita de cada uno de los siguientes ingredientes: orégano, pimentón, tomillo, romero, ajo en polvo, sal y pimienta

1. Precalienta el horno a 180 °C.
2. Pon en un bol los contramuslos de pollo y toda la mezcla de sazonador. Esparce bien la mezcla por ambos lados y deja reposar 15 minutos.
3. Corta el chorizo en rodajas, corta la cebolla y los pimientos en tiras y pica el ajo.
4. Pon todas las verduras y el chorizo en un recipiente apto para horno. Coloca los contramuslos de pollo encima y echa el aceite, la sal, la pimienta y el vino.
5. Hornea durante 30 minutos.

	PORCIONES	CALORÍAS	CARBS	GRASAS	PROTEÍNAS
Receta total:	4	1713,3 kcal	21,9 g	136,1 g	64,5 g
Por porción:	1	428,3 kcal	5,5 g	34,0 g	16,1 g

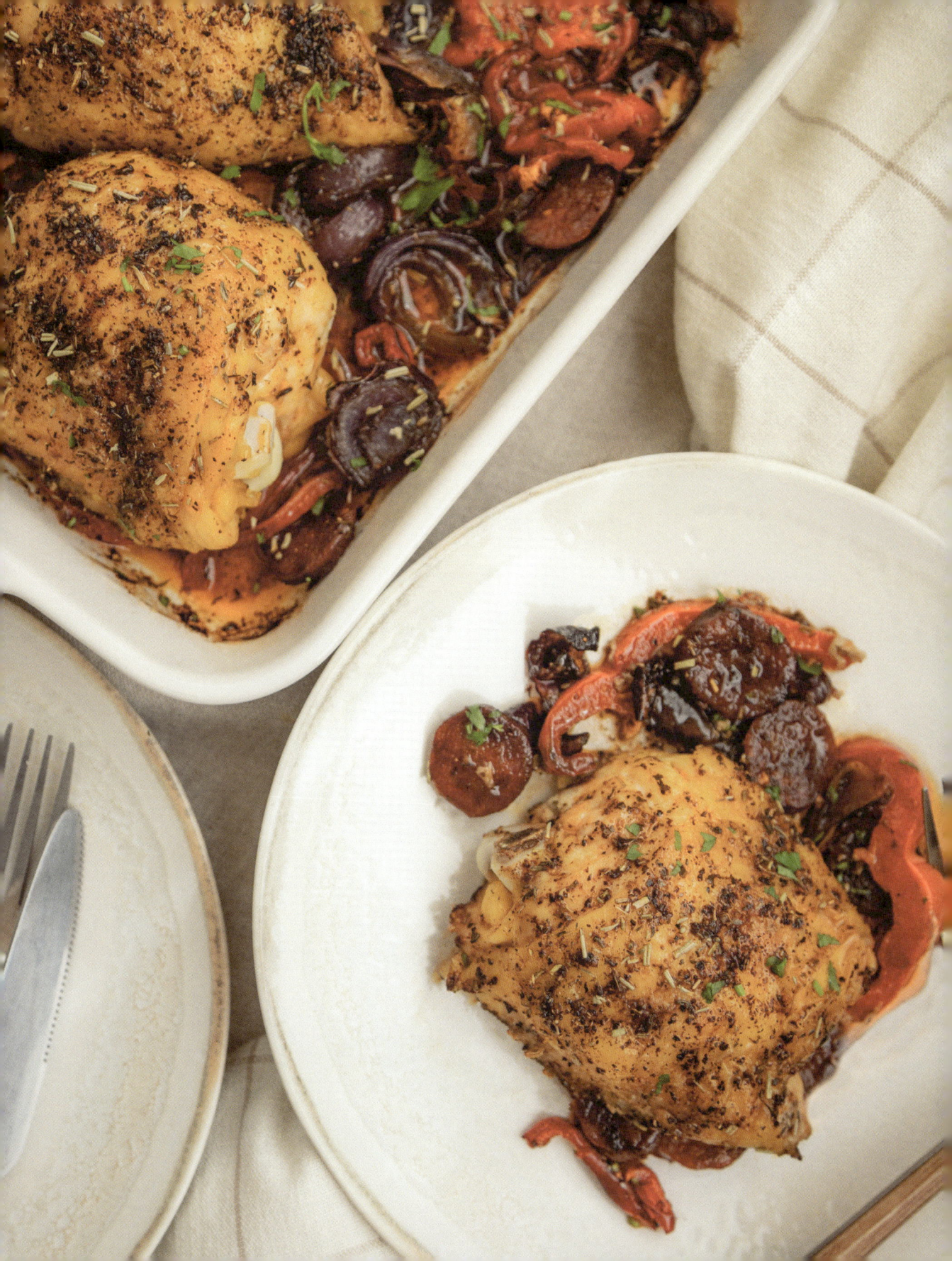

Lasaña de carne

40 min
6 porciones

Ingredientes:

1 col
500 g de carne picada
75 g de cebolla
1 diente de ajo
200 ml de tomate frito
200 g de queso ricotta
    o queso crema
110 g de queso mozzarella rallado
35 g de queso parmesano
    rallado
una pizca de orégano, albahaca,
    sal y pimienta
30 ml de aceite de oliva

1. Precalienta el horno a 190 °C.
2. Pon agua a hervir en una olla grande. Con cuidado, retira unas 10 hojas exteriores de la col y blanquéalas en el agua hirviendo durante aproximadamente 2-3 minutos, hasta que estén flexibles. Saca las hojas de la olla y déjalas enfriar.
3. En una sartén grande con un chorrito aceite, rehoga la carne a fuego medio hasta que esté dorada. Agrega la cebolla y el ajo picados, y sigue dorando hasta que la cebolla esté transparente. Drena cualquier exceso de líquido.
4. Agrega el tomate frito, orégano, albahaca, sal y pimienta. Cocina a fuego lento durante unos minutos para que los sabores se mezclen.
5. En un bol aparte, mezcla el queso ricotta, el mozzarella y el parmesano.
6. En un recipiente apto para horno, extiende una capa delgada de la salsa de carne. Coloca una capa de hojas de col encima, seguida de una capa de la mezcla de queso. Repite las capas hasta que se utilicen todos los ingredientes, terminando con una capa de queso.
7. Cubre el recipiente con papel de aluminio y mételo 15 minutos en el horno precalentado. Retira el papel de aluminio y hornea otros 10 minutos, hasta que el queso esté derretido y burbujeante.

	PORCIONES	CALORÍAS	CARBS	GRASAS	PROTEÍNAS
Receta total:	6	2022,3 kcal	34,7 g	171,6 g	149,9 g
Por porción:	1	337,0 kcal	5,8 g	28,6 g	25,0 g

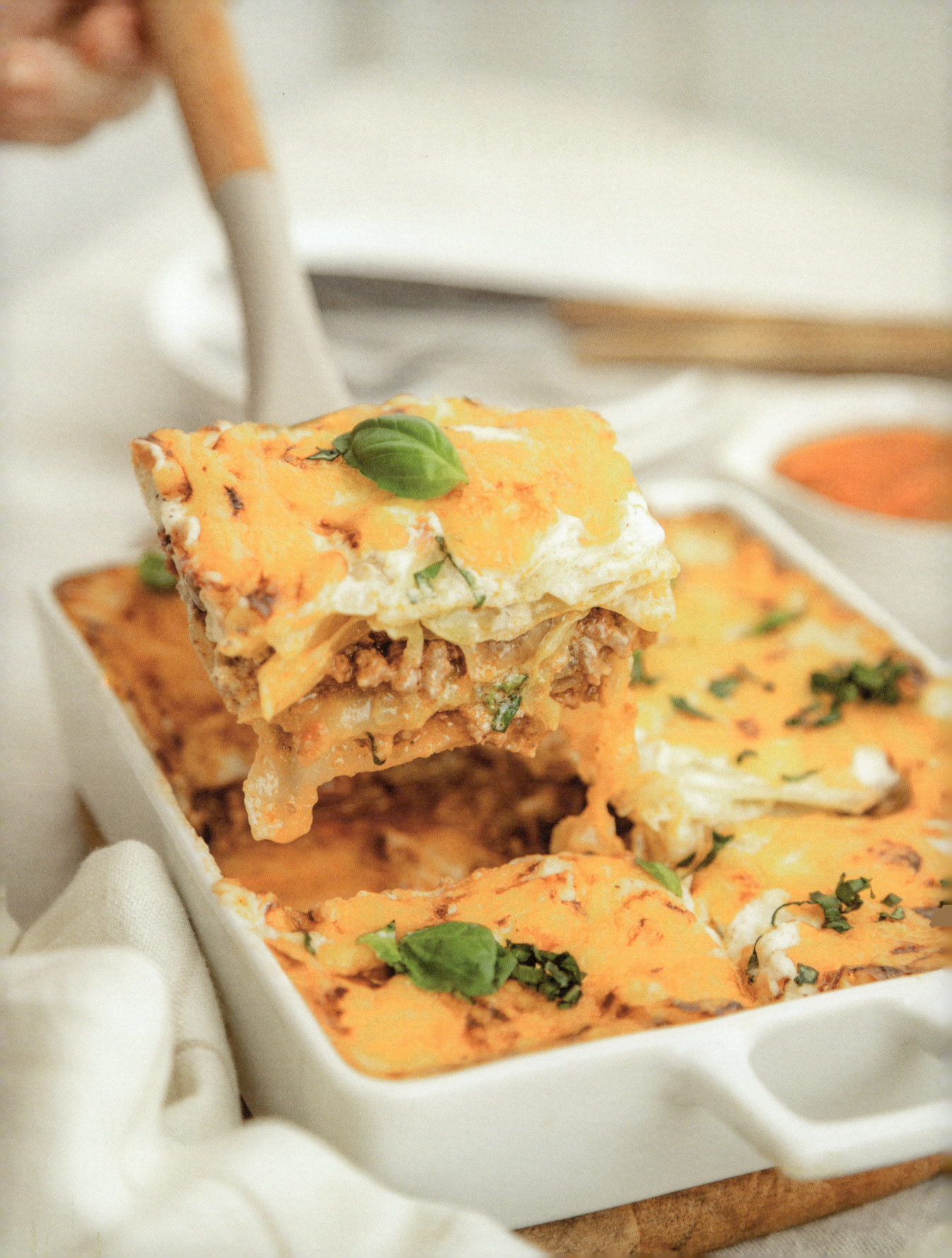

Smash búrguer

10 min
2 porciones

Ingredientes para la hamburguesa:

400 g de carne picada
30 g de queso parmesano
aceite para la sartén
sal, pimienta y orégano al gusto
4 lonchas de queso cheddar

Ingredientes para la salsa Big Mac®:

100 g de mayonesa
25 g de salsa de tomate
15 g de mostaza
15 g de cebolla
20 g de pepinillos encurtidos cortados
5 g de vinagre blanco
5 g de eritritol
sal y pimienta al gusto

1. Mezcla en un bol la carne picada con el queso parmesano y el orégano. Divídela en 4 y forma 4 bolas con ellas (por cada porción obtenemos 2 búrguers).
2. Calienta una sartén grande o plancha a fuego medio-alto con un poco de aceite.
3. Coloca una bola de carne en la sartén caliente y presiónala con una espátula o prensa de hamburguesas para aplastarla hasta obtener un grosor de aproximadamente 1 cm.
4. Sazona la carne con sal y pimienta al gusto.
5. Cocina la hamburguesa durante aproximadamente 2-3 minutos por cada lado, o hasta que esté bien dorada y crujiente. Pasado ese tiempo, pon una loncha de queso cheddar sobre la hamburguesa y deja que se derrita.
6. Retira la hamburguesa de la sartén y colócala sobre un pan keto (ver recetas en pp. 48 y 72) o un chaffle (gofre de queso, que se hace con 25 g de queso rallado en la gofrera cocinándolo durante un minuto) y échale la salsa Big Mac.
7. Para elaborar la salsa Big Mac, mezcla en un bol pequeño todos los ingredientes y remueve bien.

	PORCIONES	CALORÍAS	CARBS	GRASAS	PROTEÍNAS
Receta total:	2	1427,8 kcal	5,5 g	113,8 g	97,6 g
Por porción:	1	713,9 kcal	2,8 g	56,9 g	48,8 g

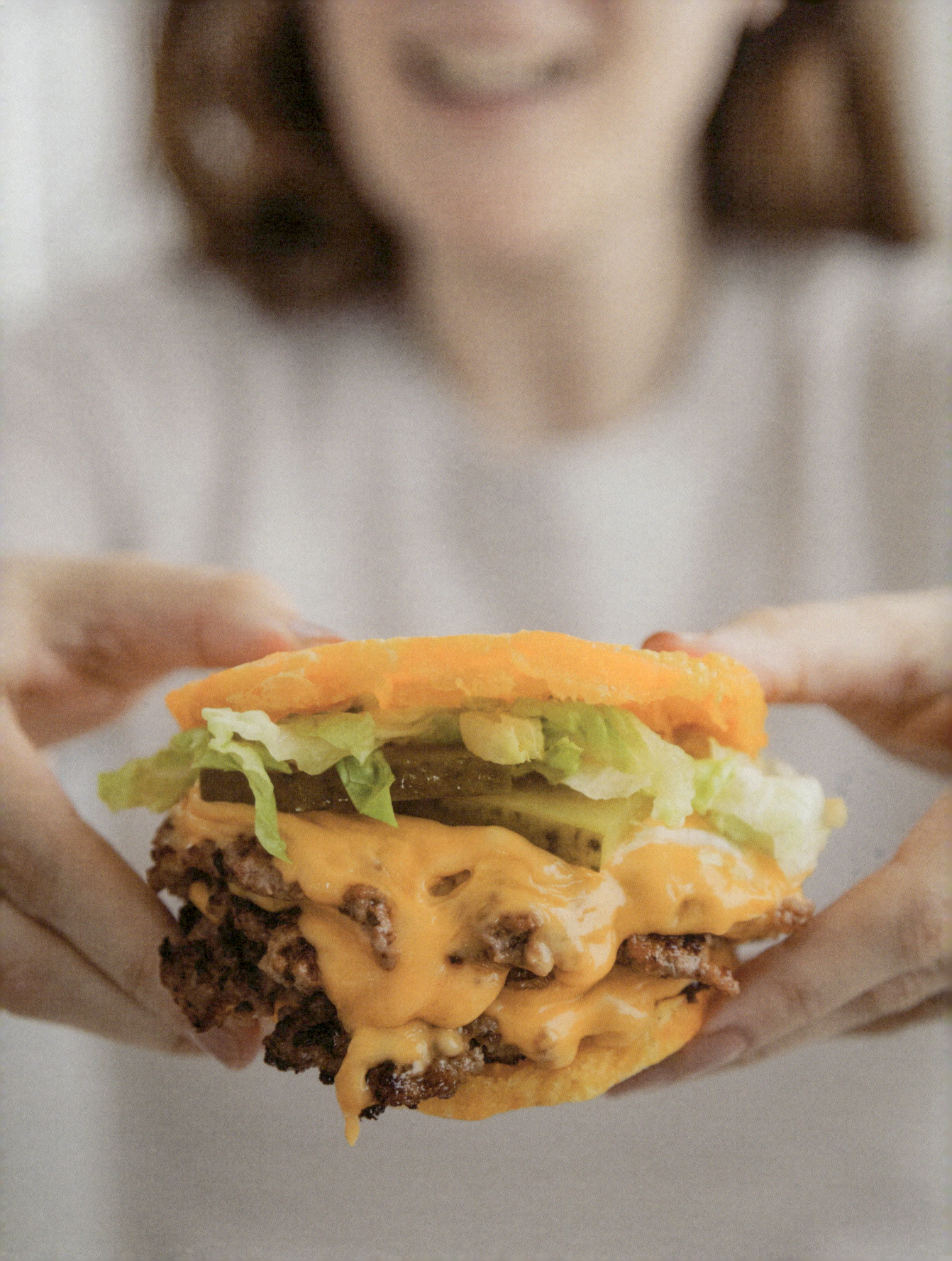

Wok de langostinos

15 min
4 porciones

Ingredientes:

50 ml de aceite de oliva
50 g de cebolla
1 diente de ajo
10 g de jengibre
220 g de calabacín
150 g de pimiento verde
100 g de pimiento amarillo
120 g de zanahoria
400 g de langostinos crudos
1 cucharada de salsa de soja
sal, pimienta al gusto
semillas de sésamo al gusto

1. Lava y corta todas las verduras en trozos.
2. Calienta el aceite en un wok o sartén grande a fuego medio-alto.
3. Añade la cebolla, el jengibre y el ajo picados, y saltea durante unos minutos hasta que estén dorados.
4. Agrega los langostinos y cocina 2 minutos por cada lado. Resérvalos.
5. En la misma sartén agrega el resto de las verduras y saltea durante unos 5 minutos, removiendo constantemente.
6. Vierte la salsa de soja y sazona con sal y pimienta al gusto. Remueve para que todas las verduras se impregnen bien.
7. Saltea durante otros 2-3 minutos.
8. Retira del fuego y sirve caliente con los langostinos y semillas de sésamo por encima.

	PORCIONES	CALORÍAS	CARBS	GRASAS	PROTEÍNAS
Receta total:	4	758,1 kcal	29,7 g	73,6 g	78,9 g
Por porción:	1	189,5 kcal	7,4 g	18,4 g	19,7 g

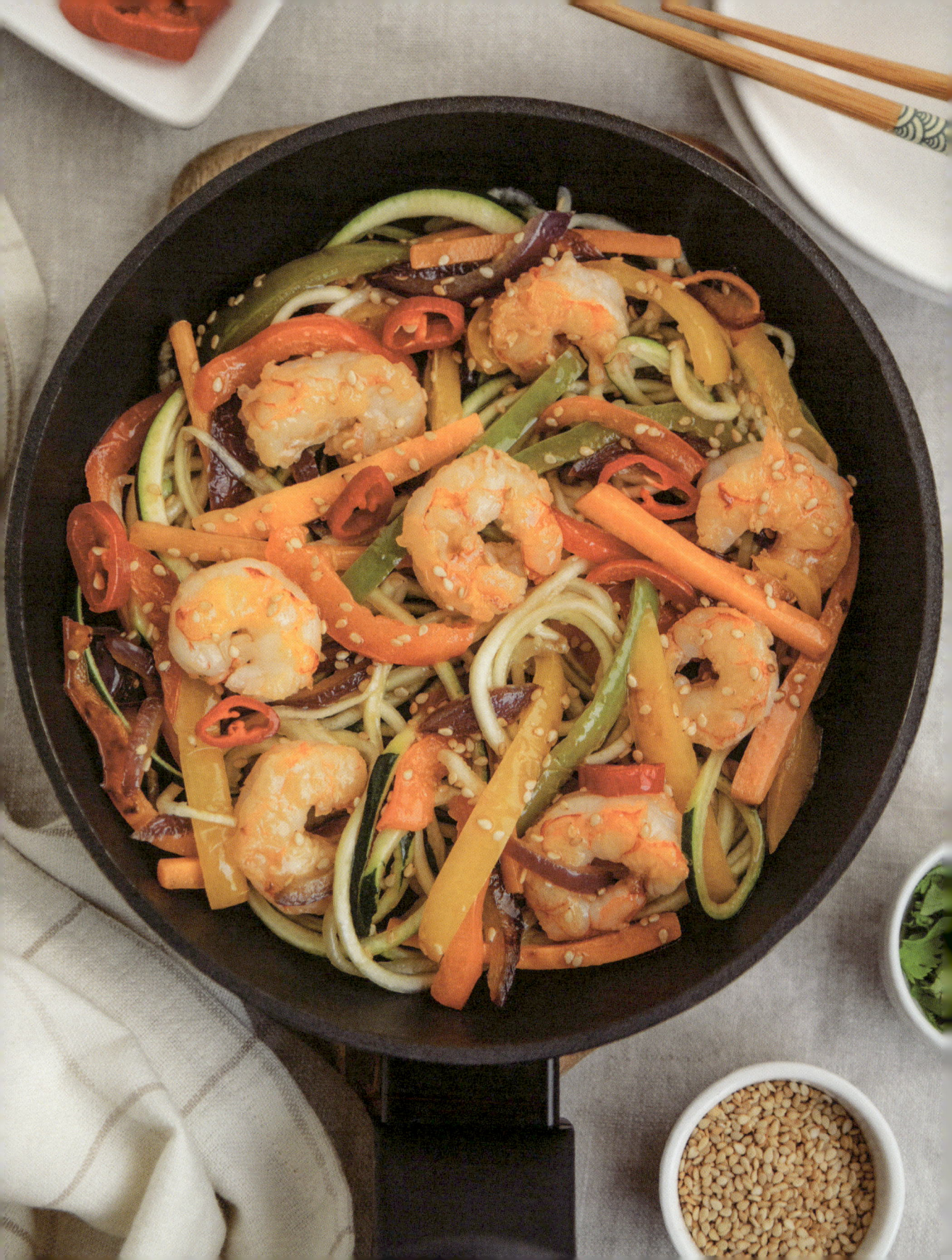

Ensalada de queso azul y jamón

5 min
2 porciones

Ingredientes:

200 g de espinacas frescas
1 pimiento amarillo
100 g de queso azul
100 g de jamón serrano
50 g de nueces
40 ml de aceite de oliva
 (y un poco más para saltear)
1 cucharada de vinagre
½ cucharadita de mostaza
½ cucharadita de eritritol
sal y pimienta al gusto

1. Lava y seca las espinacas y colócalas en un bol grande.
2. Corta el pimiento en rodajas. Calienta una sartén a fuego medio con un poco de aceite y saltea pimiento durante unos minutos. Sírvelo encima de las espinacas junto con el queso cortado en cuadraditos.
3. Enrolla las lonchas de jamón serrano y añádelas al bol.
4. En un recipiente aparte, mezcla el aceite de oliva, el vinagre, la mostaza, el eritritol, sal y pimienta. Bate bien hasta que estén combinados.
5. Vierte el aderezo sobre la ensalada y mezcla suavemente para asegurarte de que todos los ingredientes estén cubiertos.

	PORCIONES	CALORÍAS	CARBS	GRASAS	PROTEÍNAS
Receta total:	2	1324,0 kcal	19,4 g	113,2 g	63,1 g
Por porción:	1	662,0 kcal	9,7 g	56,6 g	31,5 g

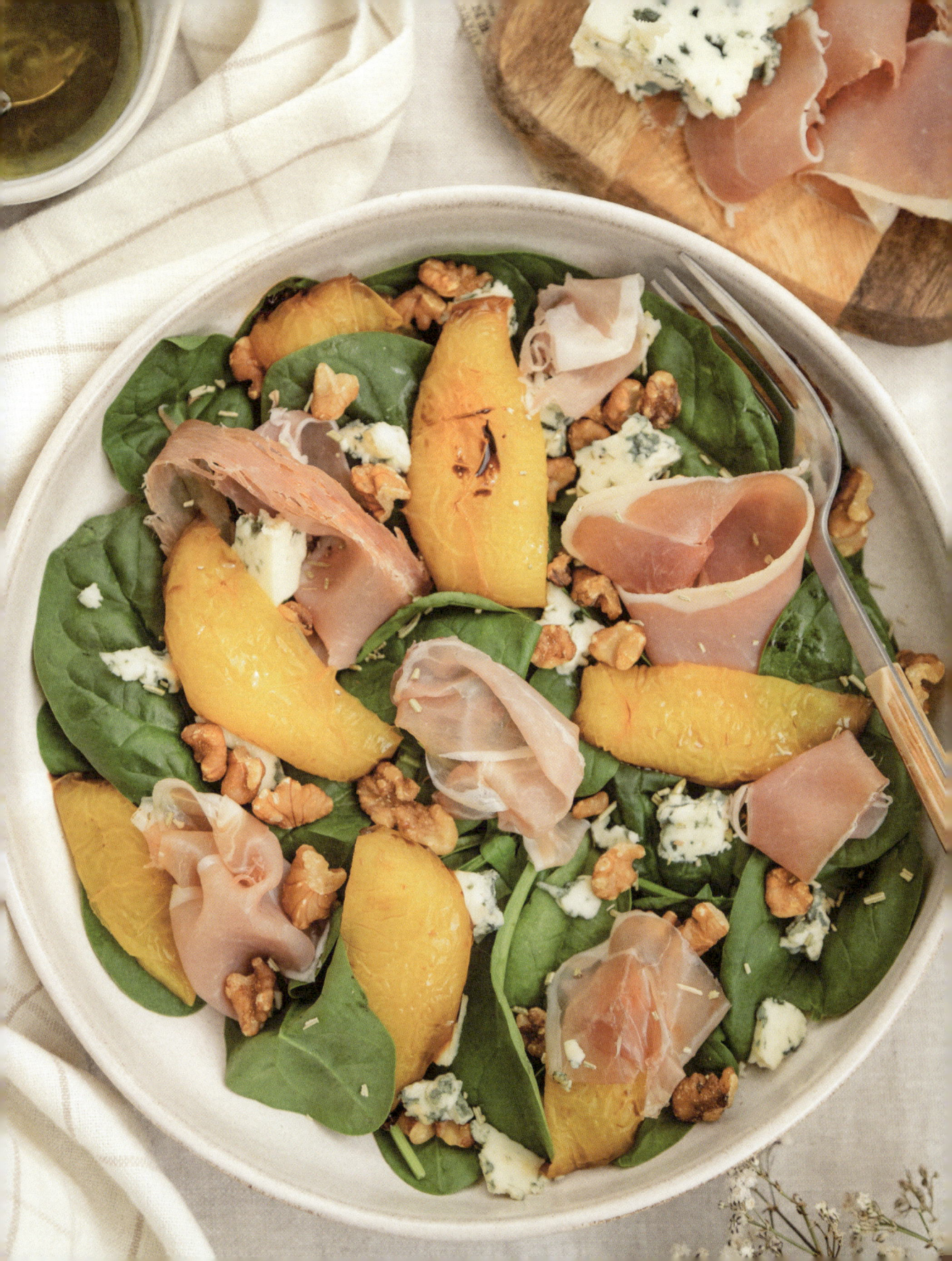

Pizza bowl

10 min
2 porciones

Ingredientes:
240 ml de salsa de tomate
150 g de queso mozzarella rallado
sal, ajo, albahaca, romero
 y tomillo al gusto

Para los toppings:
pepperoni, salchicha, pimientos,
 champiñones...

1. Precalienta el horno a 200 °C.
2. Escoge 2 boles aptos para horno. En cada uno de ellos echa una capa de salsa, el queso rallado, sazona con la sal, el ajo, la albahaca, el romero y el tomillo al gusto, y al final añade los toppings elegidos.
3. Hornea durante 10 minutos hasta que el queso burbujee y se dore.
4. Sirve mientras esté caliente.

	PORCIONES	CALORÍAS	CARBS	GRASAS	PROTEÍNAS
Receta total:	2	593,6 kcal	12,8 g	44,2 g	35,2 g
Por porción:	1	296,8 kcal	6,4 g	22,1 g	17,6 g

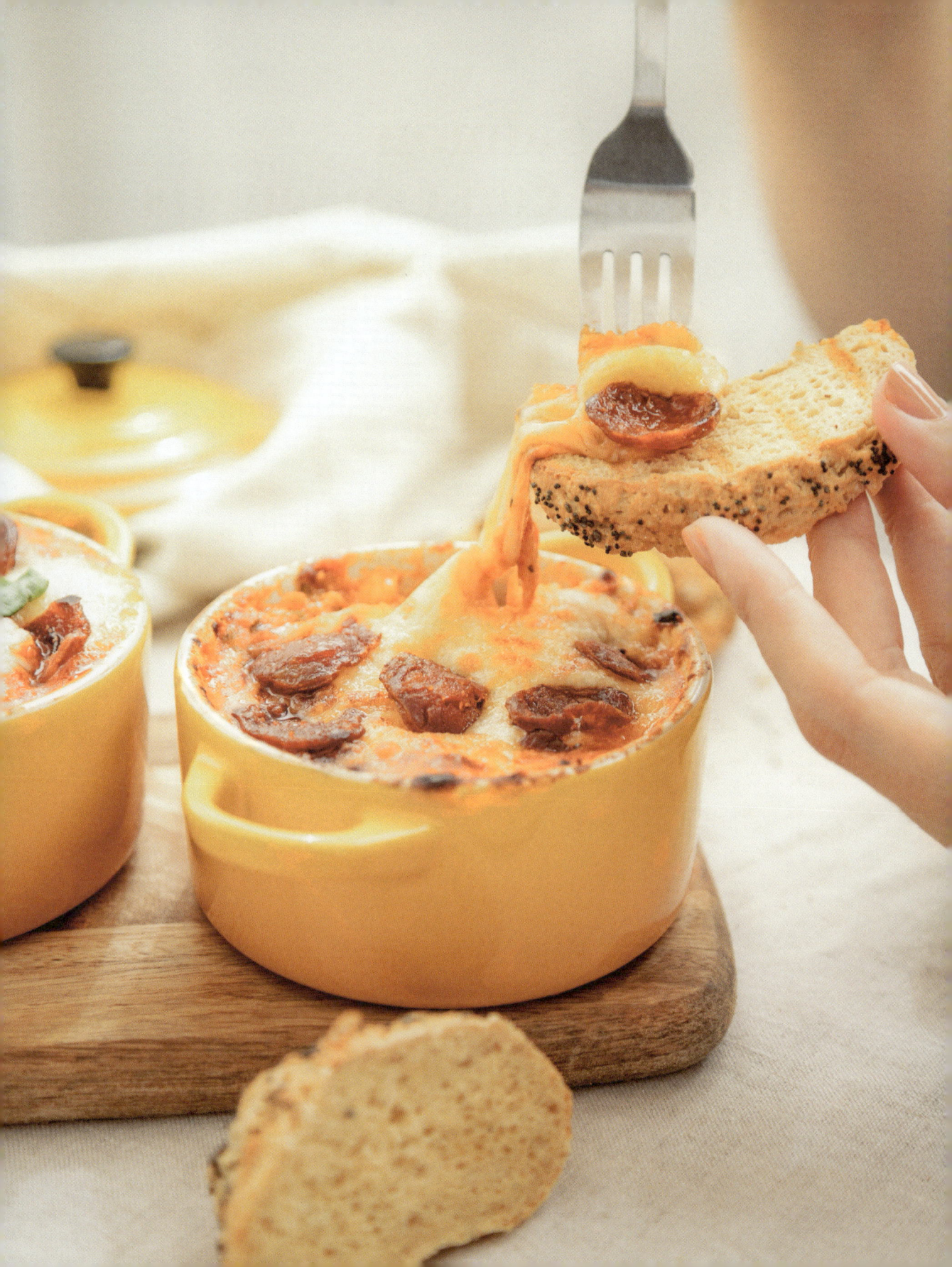

Salmón al horno con espaguetis de verduras

15 min
2 porciones

Ingredientes:

2 filetes de salmón de 150 g cada uno
4 rodajas de limón o lima
250 g de calabacín
100 g de pimiento rojo
50 g de pimiento amarillo
40 ml de aceite de oliva
ajo en polvo, sal y pimienta al gusto

1. Precalienta el horno a 220 °C.
2. Corta el calabacín, el pimiento rojo y el pimiento amarillo en tiras finas con la ayuda de un pelador de patatas o un espiralizador.
3. En una bandeja de horno grande, echa el calabacín y los pimientos, rocíalos con el aceite de oliva y sazónalos con ajo en polvo, sal y pimienta. Pon encima el salmón, coloca 2 rodajas de limón en cada trozo y sazona.
4. Hornea durante 7 minutos.

	PORCIONES	CALORÍAS	CARBS	GRASAS	PROTEÍNAS
Receta total:	2	802,0 kcal	12,3 g	80,2 g	64,5 g
Por porción:	1	401,0 kcal	6,2 g	40,1 g	32,2 g

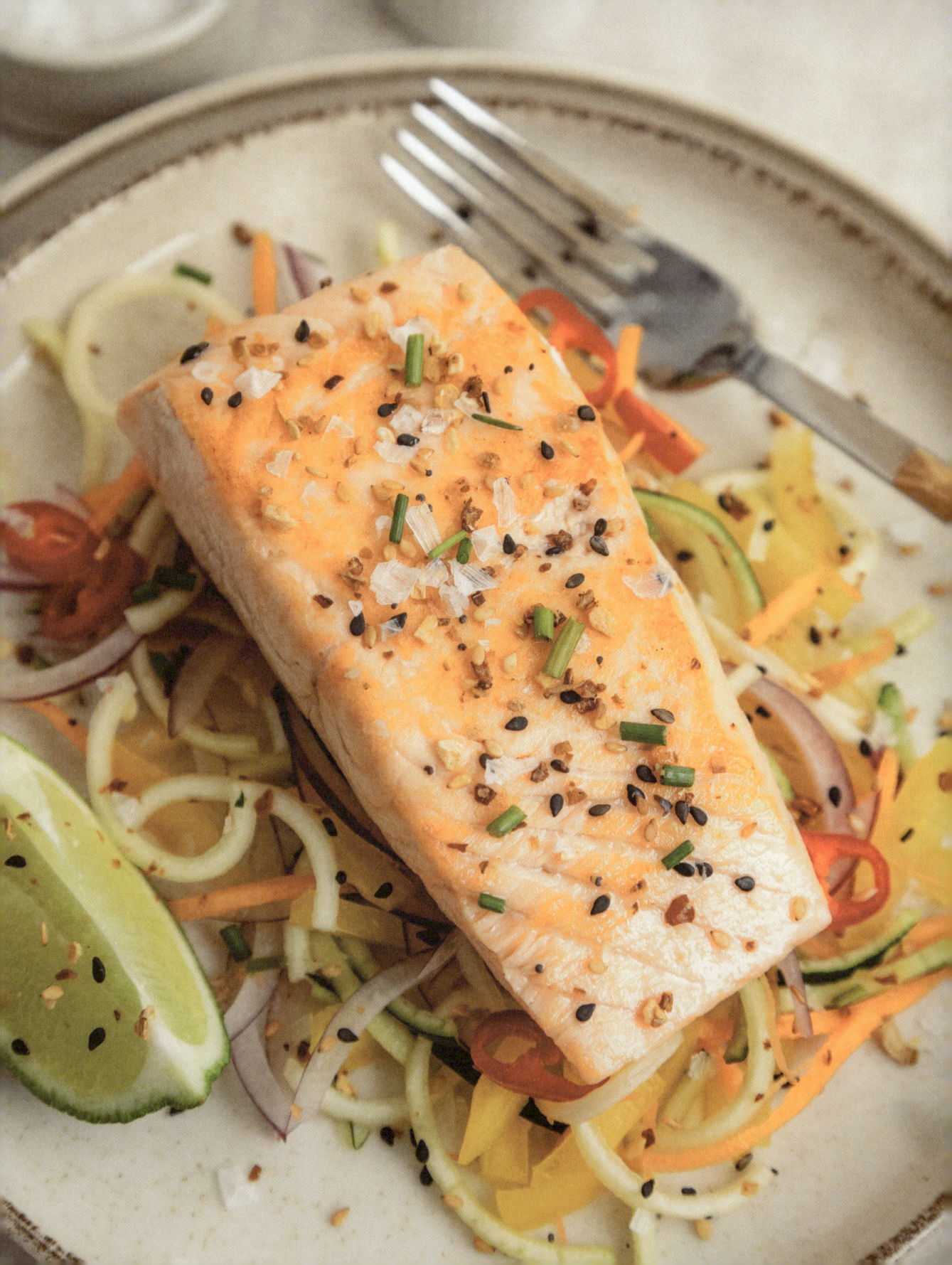

Wraps de lechuga con gambas

10 min
4 porciones

Ingredientes:

1 diente de ajo
40 g de pimiento rojo
40 g de pimiento amarillo
30 ml de aceite de oliva
250 g de gambas crudas
8 hojas de cogollos de lechuga
1 cucharada de pimentón dulce
sal y pimienta al gusto
3 cucharadas de mayonesa
salsa picante al gusto
1 aguacate

1. En una sartén grande, calienta el aceite de oliva a fuego medio. Agrega el ajo picado y saltea durante unos 30 segundos hasta que esté fragante.
2. Añade a la sartén los pimientos cortados en tiras. Rehógalos durante unos 5 minutos o hasta que estén tiernos pero aún crujientes. Condimenta con sal y pimienta al gusto.
3. Agrega las gambas a la sartén y cocina durante 2-3 minutos.
4. Espolvorea con pimentón dulce, sal y pimienta.
5. Mezcla en un bol la mayonesa y la salsa picante.
6. Para armar los wraps, coloca cada hoja de lechuga en un plato y agrega una porción de la mezcla de gambas y pimientos, con un poco de mayonesa y aguacate en dados.

	PORCIONES	CALORÍAS	CARBS	GRASAS	PROTEÍNAS
Receta total:	4	934,0 kcal	8,8 g	74,7 g	50,3 g
Por porción:	1	233,5 kcal	2,2 g	18,7 g	12,6 g

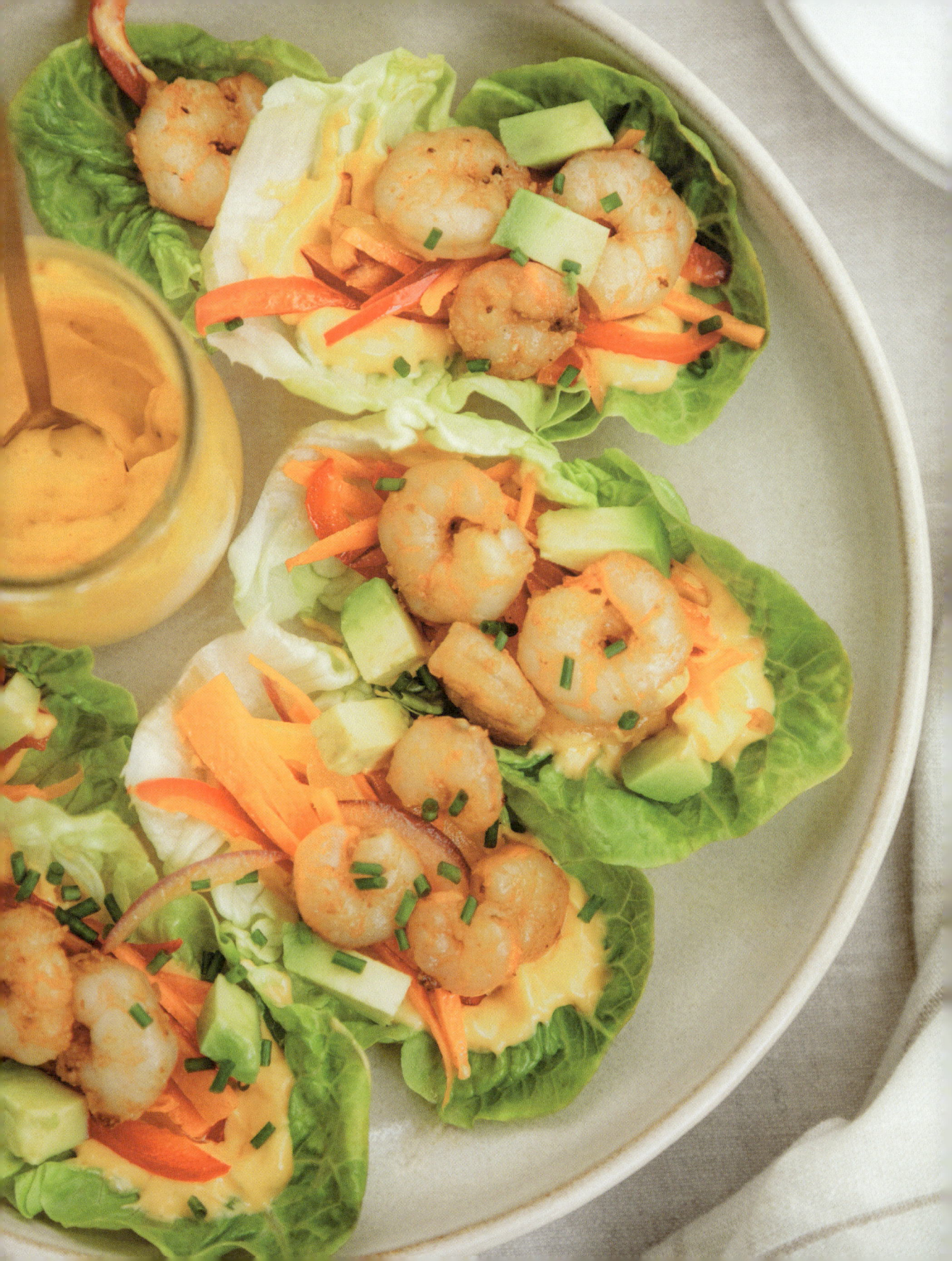

Tartar de salmón

10 min + 30 min de refrigeración
2 porciones

Ingredientes:

200 g de salmón fresco, sin piel
10 g de cebolla roja picada fina
5 g de eneldo fresco picado
1 cucharada de alcaparras picadas
2 cucharadas de zumo de limón
50 g de queso crema
1 aguacate maduro
sal y pimienta al gusto

1. Corta el salmón en dados.
2. En un bol, combina el salmón, la cebolla, el eneldo, las alcaparras y el zumo de limón, y sazona con la sal y la pimienta. Mezcla suavemente para integrar los ingredientes.
3. Utilizando un molde cilíndrico, haz una capa del aguacate cortado en dados, seguida de una capa de queso crema y una última de salmón.
4. Mete en la nevera el tartar de salmón al menos 30 minutos antes de servirlo para que los sabores se mezclen.

	PORCIONES	CALORÍAS	CARBS	GRASAS	PROTEÍNAS
Receta total:	2	728,0 kcal	6,4 g	71,3 g	46,5 g
Por porción:	1	364,0 kcal	3,2 g	35,7 g	23,3 g

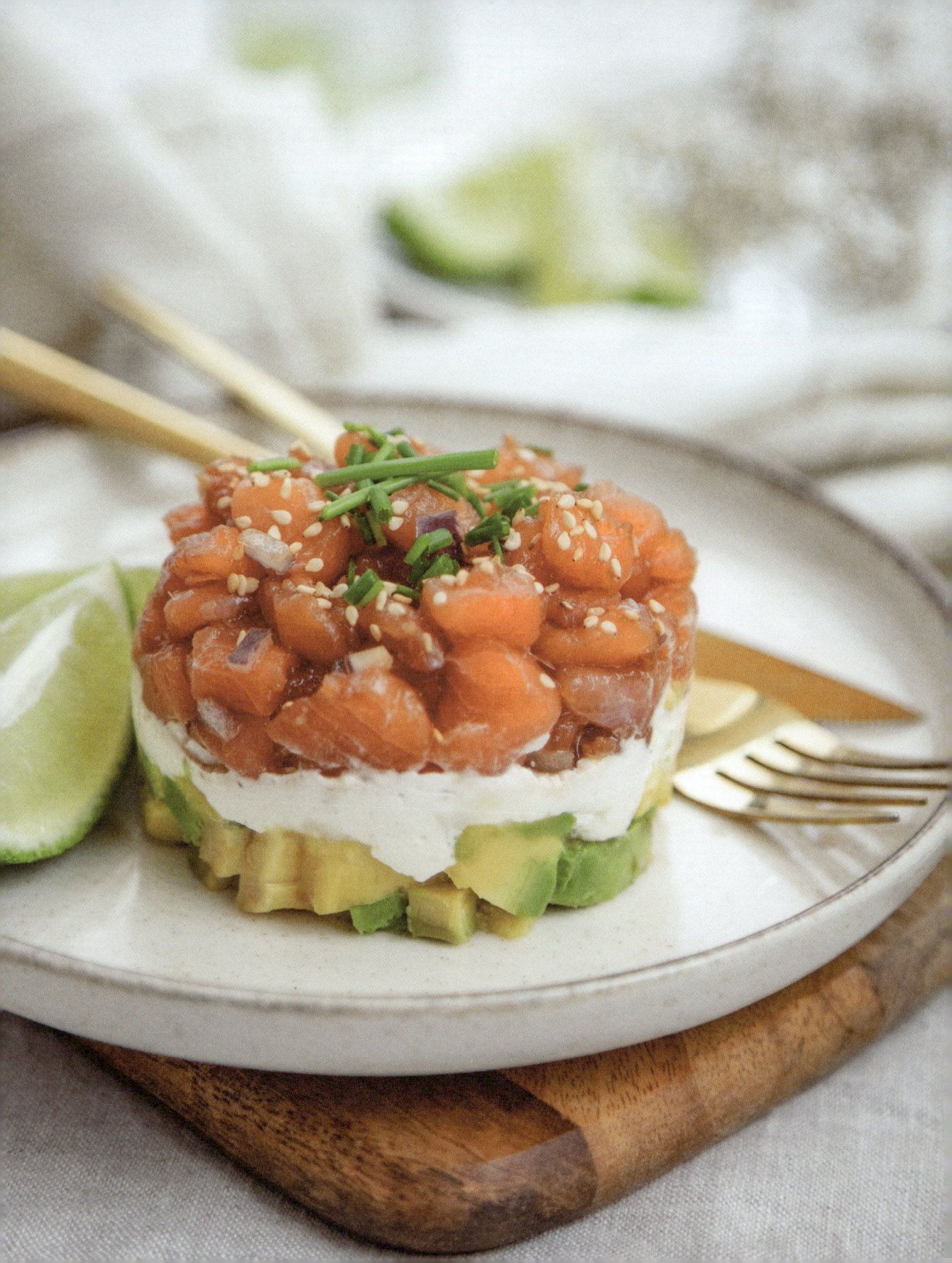

Frittata de requesón y calabacín

25 min
2 porciones

Ingredientes:
100 g de queso requesón
4 huevos
10 g de perejil
½ diente de ajo
sal y pimienta al gusto
1 calabacín pequeño
aceite de oliva para pintar el molde

1. Precalienta el horno a 200 °C.
2. En un procesador de alimentos tritura el requesón, los huevos, el perejil, el ajo, sal y pimienta.
3. Pinta dos moldes individuales con aceite y reparte la mezcla entre ambos.
4. Corta 4 tiras de calabacín usando un pelador de patatas. Coloca las tiras dentro de la mezcla de huevo y queso.
5. Hornea 20 minutos.

	PORCIONES	CALORÍAS	CARBS	GRASAS	PROTEÍNAS
Receta total:	2	693,0 kcal	8,8 g	58,0 g	30,2 g
Por porción:	1	346,5 kcal	4,4 g	29,0 g	15,1 g

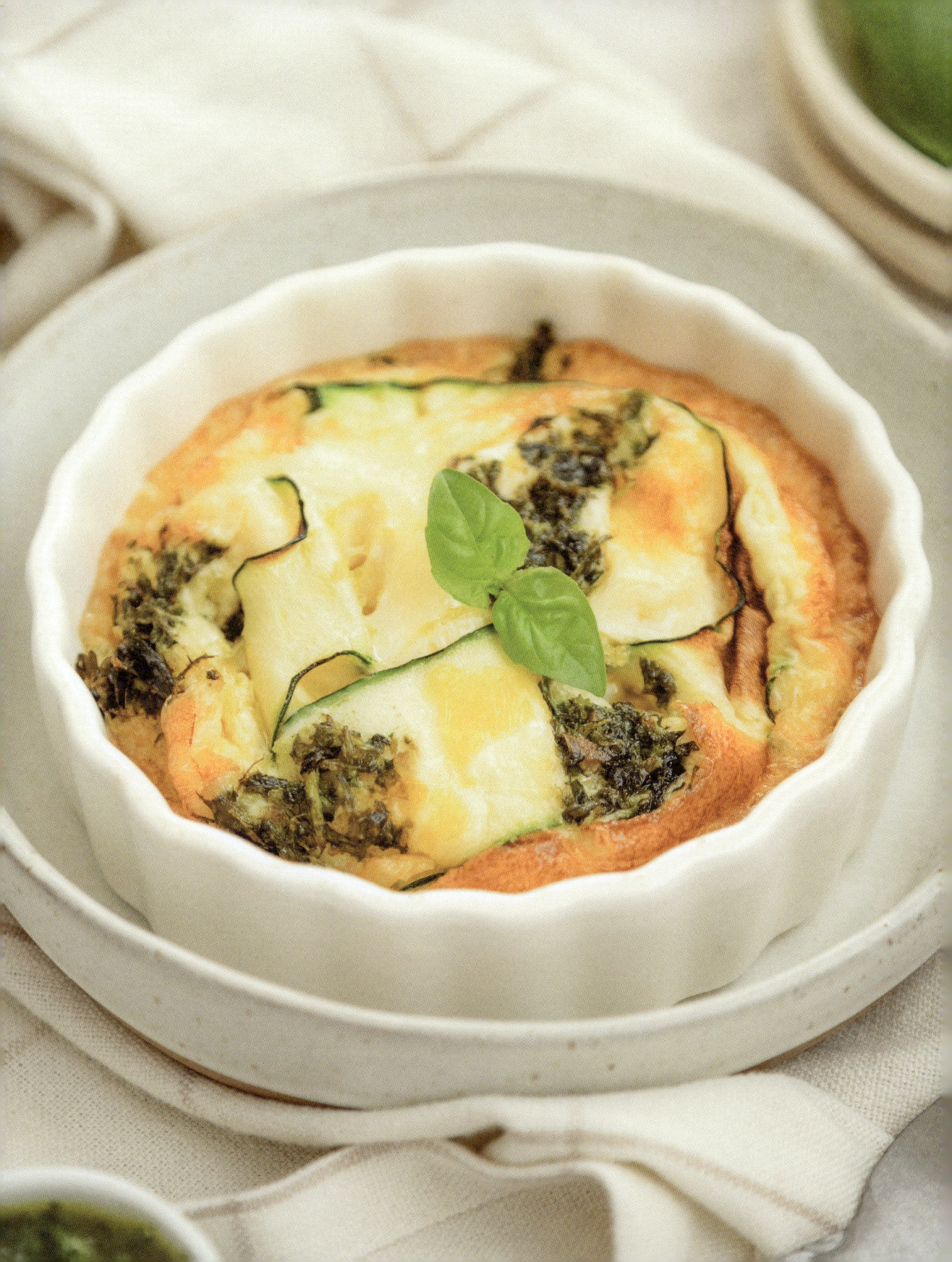

Solomillo de cerdo asado

30 min
3 porciones

Ingredientes:

500 g de solomillo de cerdo
300 g de brócoli
200 g de zanahoria
55 ml de aceite de oliva
   (y un poco más para dorar)
4 dientes de ajo
1 cucharada de romero seco
1 cucharada de tomillo seco
sal y pimienta al gusto
50 ml de caldo de verduras

1. Precalienta el horno a 180 °C.
2. Calienta una sartén a fuego medio-alto con un poco de aceite de oliva. Sazona el solomillo de cerdo con sal y pimienta.
3. Sella el solomillo en la sartén caliente, dorándolo por todos los lados. Retira el solomillo de la sartén y colócalo en una bandeja para horno.
4. Echa las verduras cortadas en la misma bandeja.
5. Pica 2 dientes de ajo y, en un tazón pequeño, mézclalos con el aceite, el romero, el tomillo y un poco más de sal y pimienta.
6. Unta esta mezcla de hierbas y ajo sobre el solomillo y sobre las verduras. Echa a la bandeja los otros 2 dientes de ajo enteros.
7. Agrega el caldo a la misma bandeja para mantener la carne jugosa durante la cocción.
8. Hornea el solomillo en el horno unos 20-25 minutos.
9. Retira el solomillo y déjalo reposar durante unos minutos antes de cortarlo en rodajas.

	PORCIONES	CALORÍAS	CARBS	GRASAS	PROTEÍNAS
Receta total:	3	1125,0 kcal	28,6 g	81,6 g	65,4 g
Por porción:	1	375,0 kcal	9,5 g	27,2 g	21,8 g

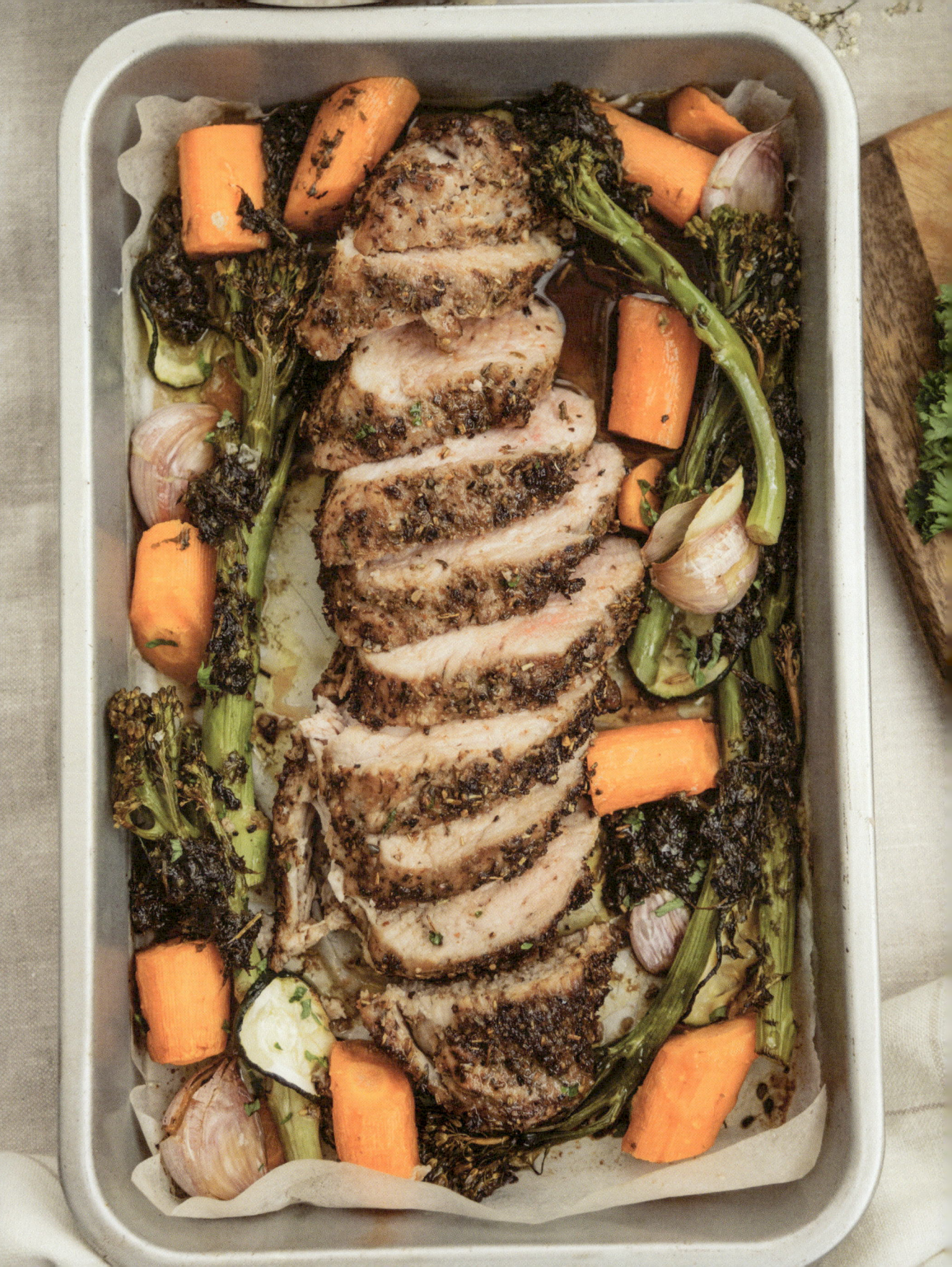

Espárragos con beicon

30 min
3 porciones

Ingredientes:
12 espárragos
6 lonchas de beicon
20 g de mantequilla
sal y pimienta al gusto
mayonesa para servir

1. Precalienta el horno a 200 °C.
2. Divide los espárragos en grupos de 2. Envuelve una loncha de beicon alrededor de cada grupo y colócalos todos en una bandeja de horno. Pincela con la mantequilla derretida y espolvorea con sal y pimienta.
3. Hornéalos durante 20-25 minutos.
4. Saca los espárragos del horno y sirve con mayonesa.

	PORCIONES	CALORÍAS	CARBS	GRASAS	PROTEÍNAS
Receta total:	3	333,6 kcal	7,4 g	26,4 g	13,0 g
Por porción:	1	111,2 kcal	2,5 g	8,8 g	4,3 g

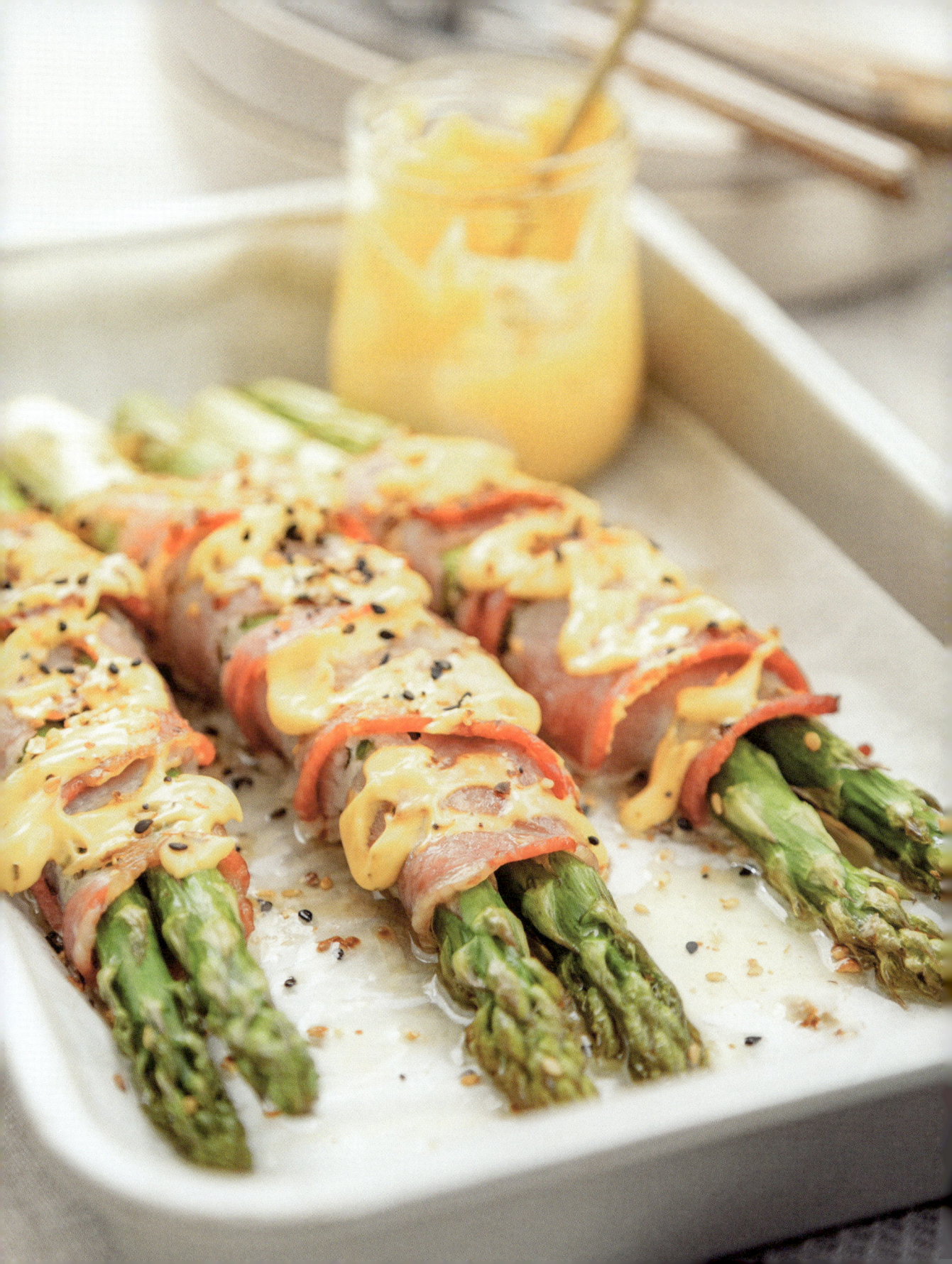

Alitas de pollo picantes con salsa de queso azul

35 min
4 porciones

Ingredientes:

1 kg de alitas de pollo
25 ml de aceite de oliva
sal y pimienta al gusto
60 ml de salsa de tomate
30 ml de salsa de soja
30 ml de salsa picante
   (si usas tabasco, échalo
   al gusto)
30 g de eritritol
2 dientes de ajo
5 g de jengibre
el zumo de ½ limón
100 g de queso azul
120 ml de mayonesa

1. Precalienta el horno a 200 ºC.
2. En un bol grande, mezcla las alitas de pollo con el aceite de oliva, sal y pimienta. Asegúrate de que estén bien cubiertas.
3. Coloca las alitas en una bandeja forrada con papel de horno y ásalas durante 20 minutos.
4. Mientras tanto, prepara la salsa picante. En una cacerola pequeña, mezcla la salsa de tomate, la salsa de soja, la salsa picante, el eritritol, el ajo picado, el jengibre rallado y el zumo de limón. Cocina a fuego medio durante 5 minutos hasta que la salsa esté caliente y bien mezclada.
5. Cuando las alitas estén listas, retíralas del horno y colócalas en un bol grande. Vierte la salsa picante por encima y mezcla bien para cubrirlas por completo. Pásalas de nuevo a la bandeja de horno.
6. Enciende el grill del horno y vuelve a colocar las alitas 5 minutos para que se adhiera la salsa.
7. Tritura el queso azul con la mayonesa para obtener una salsa rápida de queso azul.

	PORCIONES	CALORÍAS	CARBS	GRASAS	PROTEÍNAS
Receta total:	4	3711,6 kcal	9,5 g	273,6 g	293,1 g
Por porción:	1	927,9 kcal	2,4 g	68,4 g	73,3 g

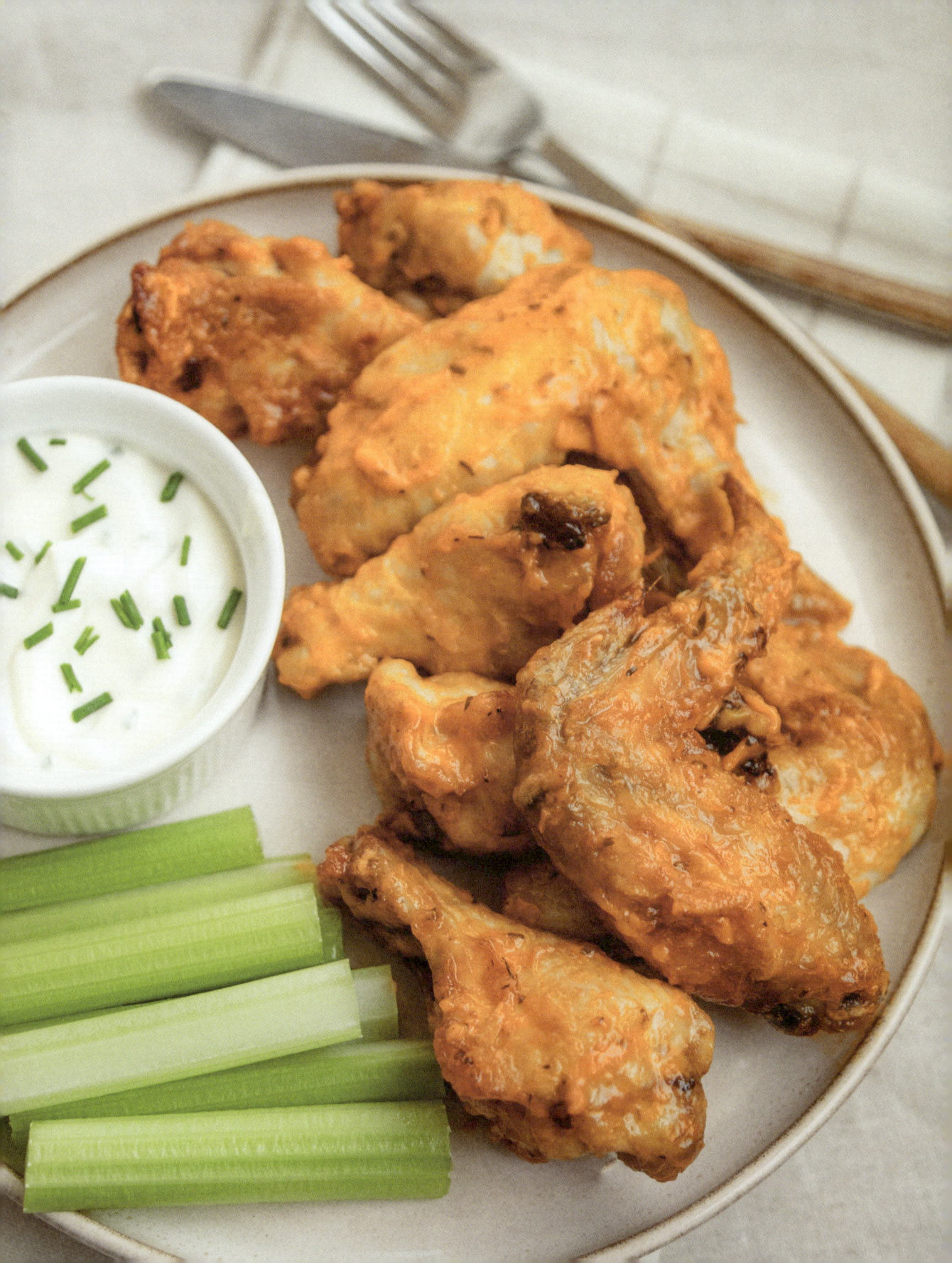

Pechugas de pollo con mozzarella, tomatitos y pesto

20 min
2 porciones

Ingredientes:

2 pechugas de pollo enteras sin hueso ni piel
sal y pimienta al gusto
80 g de albahaca
60 g de queso parmesano
1 ajo
100 ml de aceite de oliva (y un poco más para dorar)
250 g de tomates cherry
200 g de mozzarella en bola

1. Precalienta el horno a 200 °C.
2. Corta las pechugas por la mitad, sacando al menos 2 filetes de cada una de ellas. Salpimienta al gusto.
3. Pon a calentar una sartén a fuego alto con un poco de aceite. Dora las pechugas por ambos lados.
4. Coloca las pechugas en una bandeja de horno.
5. Para elaborar el pesto, tritura en un procesador de alimentos la albahaca, el queso parmesano, el ajo y el aceite de oliva.
6. Corta el queso mozzarella en rodajas.
7. Coloca el queso mozzarella en loncha, reparte la mezcla del pesto encima de los filetes y cubre de tomatitos.
8. Hornea 10 minutos.

	PORCIONES	CALORÍAS	CARBS	GRASAS	PROTEÍNAS
Receta total:	2	3065,2 kcal	8,6 g	236,5 g	215,7 g
Por porción:	1	1532,6 kcal	4,3 g	118,3 g	107,8 g

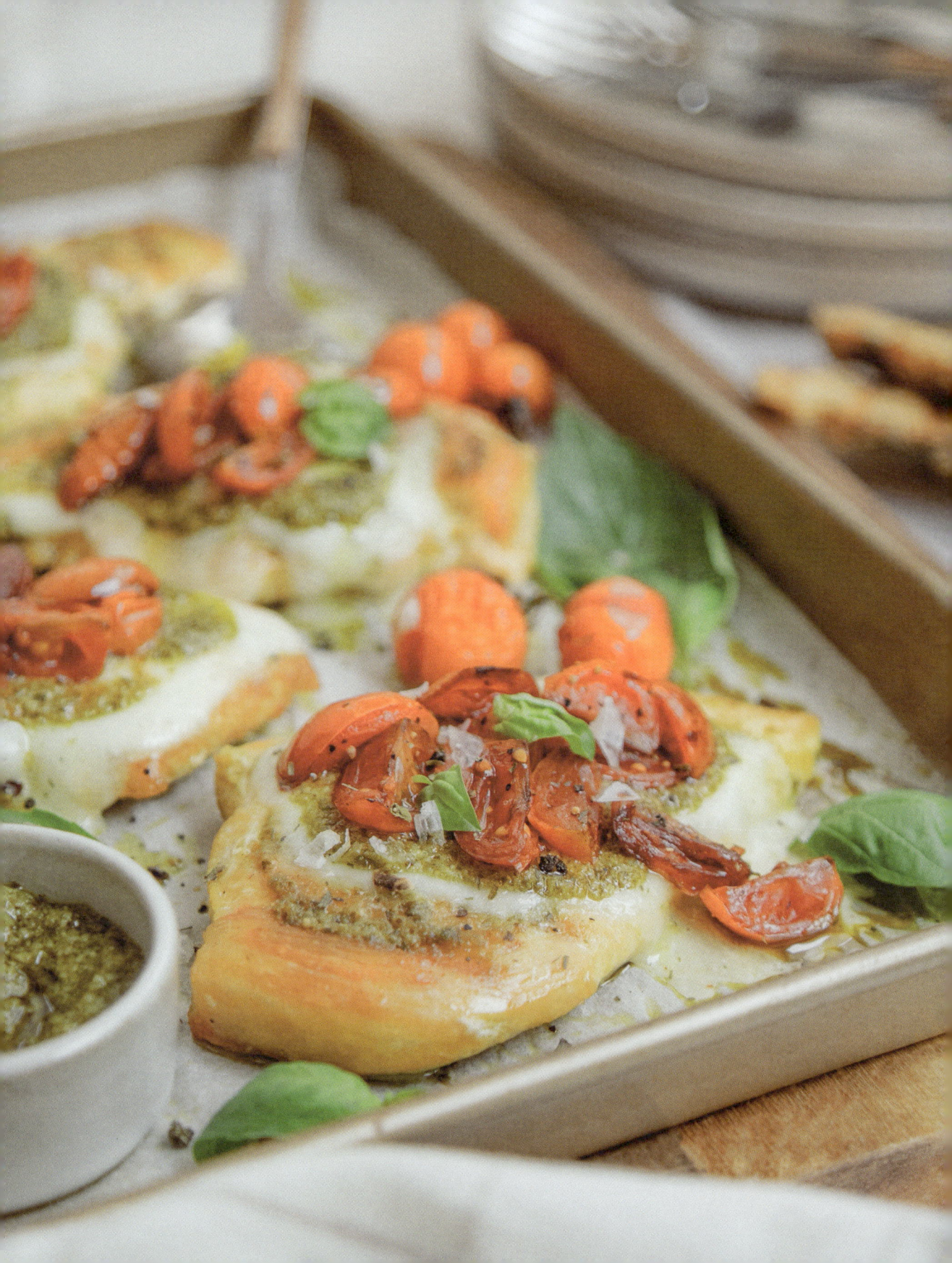

Albóndigas con queso y tomate

45 min
4 porciones

Ingredientes:

1 kg de carne picada
100 g de queso parmesano rallado
1 huevo
40 g de cebolla picada
1 diente de ajo picado
25 g de perejil fresco picado
cebolla en polvo, ajo en polvo, sal y pimienta al gusto
400 ml de salsa de tomate
100 g de queso mascarpone
160 g de queso mozzarella rallado

1. Precalienta el horno a 200 °C.
2. En un bol combina la carne, el queso parmesano, el huevo, la cebolla, el ajo, el perejil y las especias, mezclando bien.
3. Divide la masa en 16 partes iguales y dales forma de bola con las manos. Ponlas en un recipiente hondo para horno.
4. Hornea las albóndigas durante 20 minutos.
5. Saca el recipiente del horno, vierte la salsa de tomate de manera uniforme sobre las albóndigas y coloca cucharadas de queso mascarpone por encima. Reparte el queso mozzarella también por encima y hornea durante unos 15 minutos hasta que el queso se derrita.

	PORCIONES	CALORÍAS	CARBS	GRASAS	PROTEÍNAS
Receta total:	4	2430,4 kcal	30,1 g	189,5 g	259,0 g
Por porción:	1	607,6 kcal	7,5 g	47,4 g	64,8 g

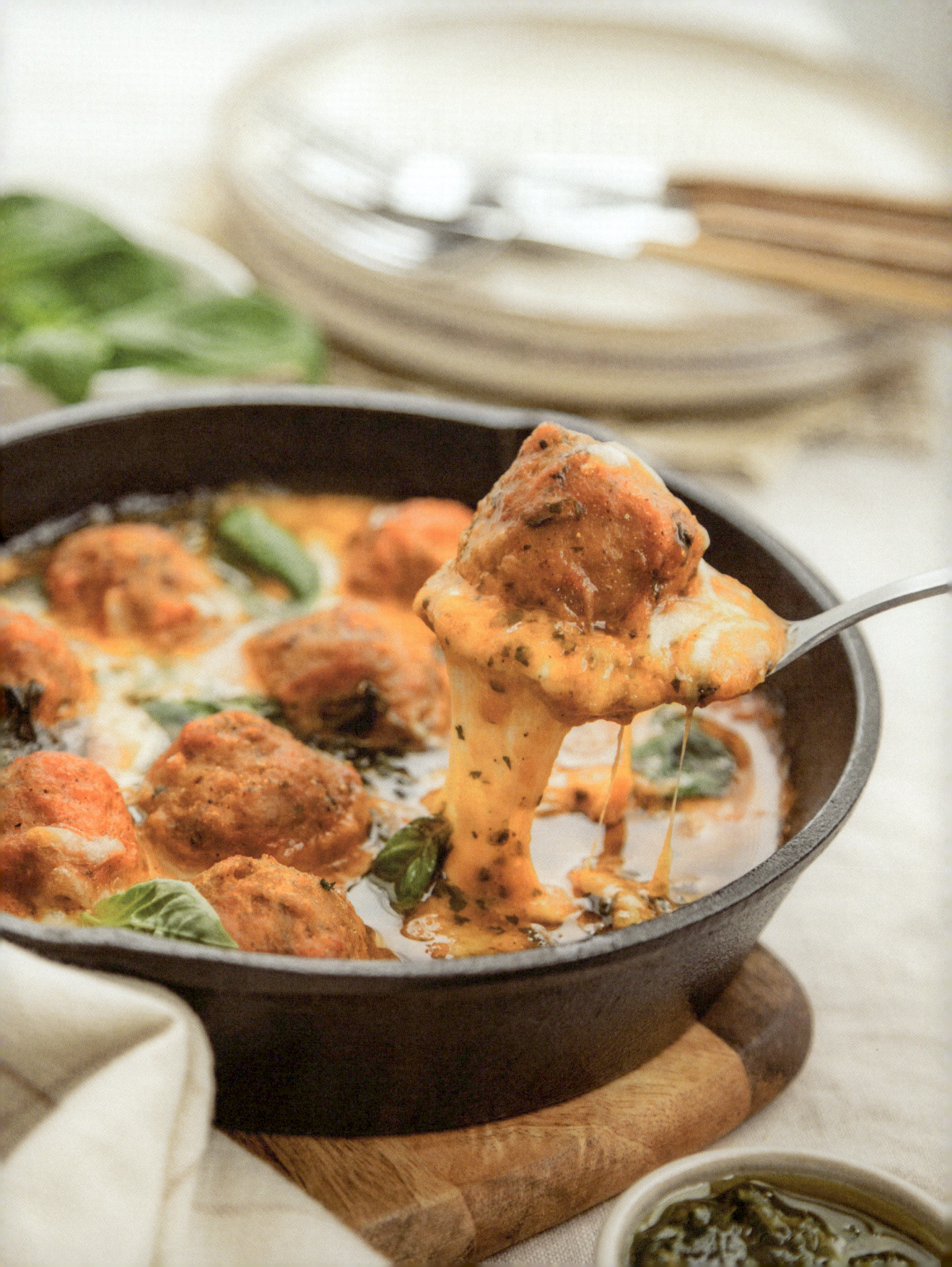

Muslitos de pollo con pimientos

40 min
2 porciones

Ingredientes:

4 muslitos de pollo
40 ml de aceite de oliva
1 diente de ajo
tomillo, romero, pimentón, sal y pimienta al gusto
100 g de pimiento verde
100 g de pimiento rojo
130 g de tomatitos cherry

1. Precalienta el horno a 200 °C.
2. En un bol mezcla el aceite de oliva, el ajo picado, tomillo, romero, pimentón, sal y pimienta. Introduce los muslitos de pollo en esta mezcla y revuelve para asegurarte de que estén bien cubiertos.
3. Coloca en una bandeja apta para horno los pimientos y tomatitos troceados. Pon los muslitos de pollo encima y vierte el aceite que haya quedado en el bol por encima de las verduras.
4. Hornea durante 30-35 minutos.

	PORCIONES	CALORÍAS	CARBS	GRASAS	PROTEÍNAS
Receta total:	2	435,7 kcal	10,0 g	40,8 g	3,0 g
Por porción:	1	217,8 kcal	5,0 g	20,4 g	1,5 g

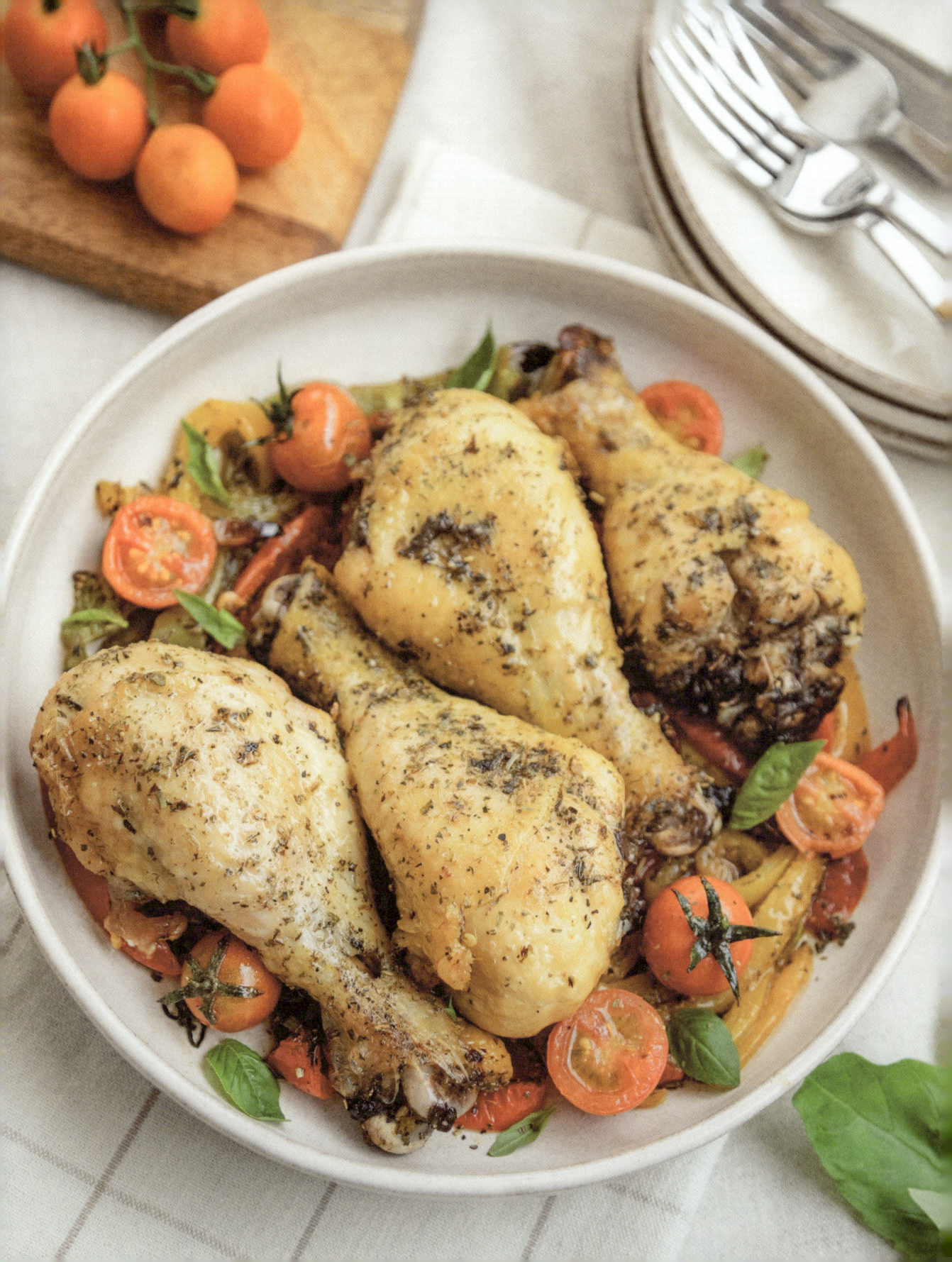

Pescado rebozado con palitos de calabacín

20 min de horneado
2 porciones

Ingredientes:

4 lomos de merluza
50 ml de aceite de oliva
90 g de harina de almendras
120 g de queso parmesano
sal, pimienta y pimentón al gusto
200 g de calabacín

1. Para preparar el rebozado de la merluza, tritura en un procesador de alimentos la harina de almendras, 70 g de queso parmesano, sal y pimienta. Echa la mezcla en un bol.
2. Pinta los lomos de merluza con abundante aceite de oliva y luego pásalos por la mezcla del rebozado.
3. Corta los calabacines en forma de palitos, píntalos con abundante aceite de oliva y luego rebózalos con el queso parmesano restante. Alíñalos con sal, pimienta y pimentón al gusto.
4. Mete el pescado y el calabacín en la freidora de aire 10-12 minutos o en el horno a 200 °C durante 20 minutos.

	PORCIONES	CALORÍAS	CARBS	GRASAS	PROTEÍNAS
Receta total:	2	1769,6 kcal	7,8 g	143,7 g	120,0 g
Por porción:	1	884,8 kcal	3,9 g	71,9 g	60,0 g

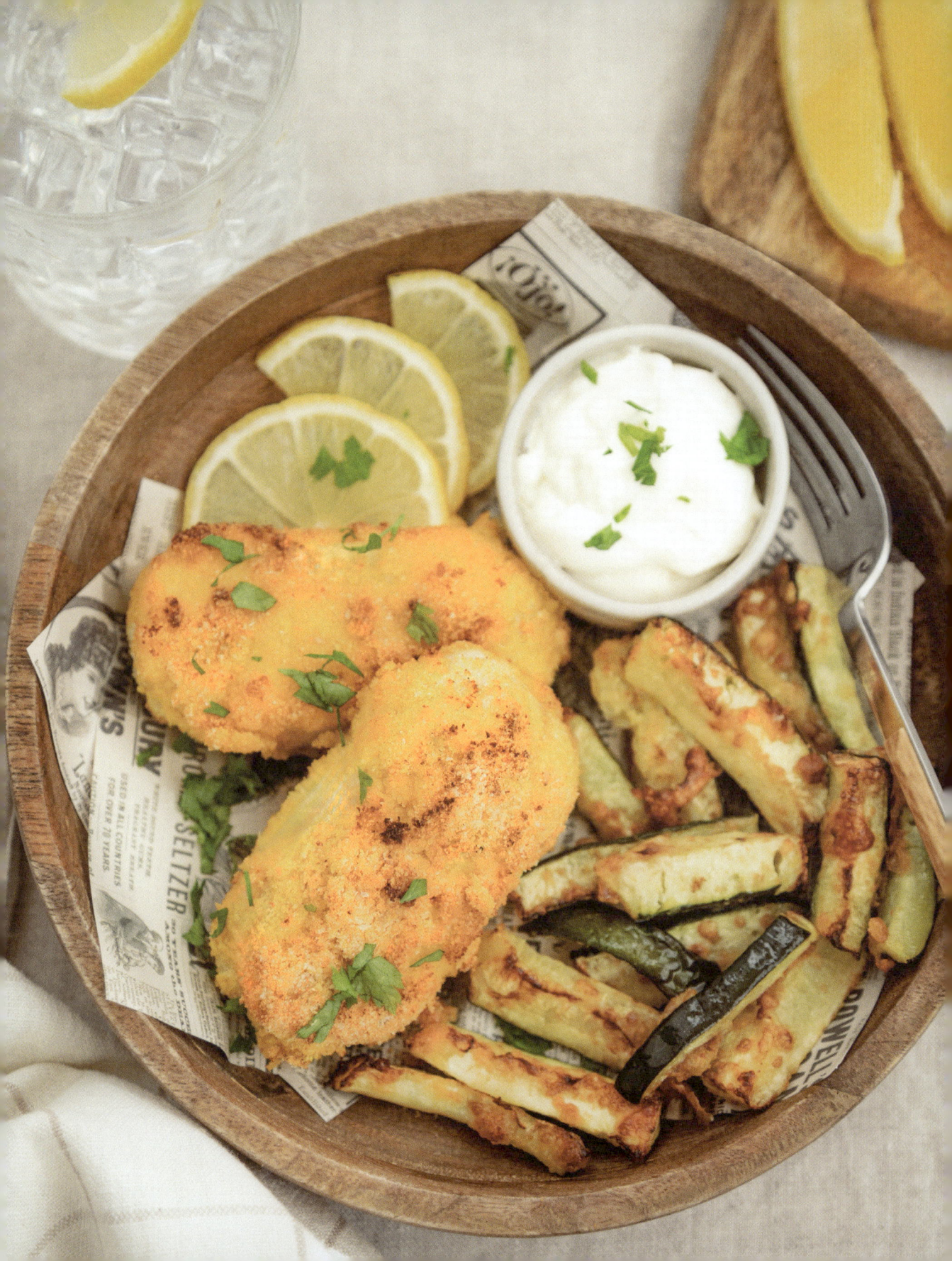

Aguacates rellenos

10 min
4 porciones

Ingredientes:
2 aguacates
360 g de atún
20 g de cebolla morada
70 g de apio
10 g de perejil
50 g de lechuga
70 g de mayonesa
15 g de mostaza
sal y pimienta al gusto

1. Corta los aguacates por la mitad y vacía su interior en un bol.
2. Pica la cebolla, corta el apio en cubos pequeños, trocea fino el perejil y corta la lechuga en tiras delgadas.
3. En el bol del aguacate echa el atún, la cebolla, el apio, el perejil, la lechuga, la mayonesa y la mostaza. Sazona con sal y pimienta.
4. Rellena las mitades de aguacate vacías con la ensalada de atún.

	PORCIONES	CALORÍAS	CARBS	GRASAS	PROTEÍNAS
Receta total:	4	1727,5 kcal	14,7 g	123,8 g	116,9 g
Por porción:	1	431,9 kcal	3,7 g	30,9 g	29,2 g

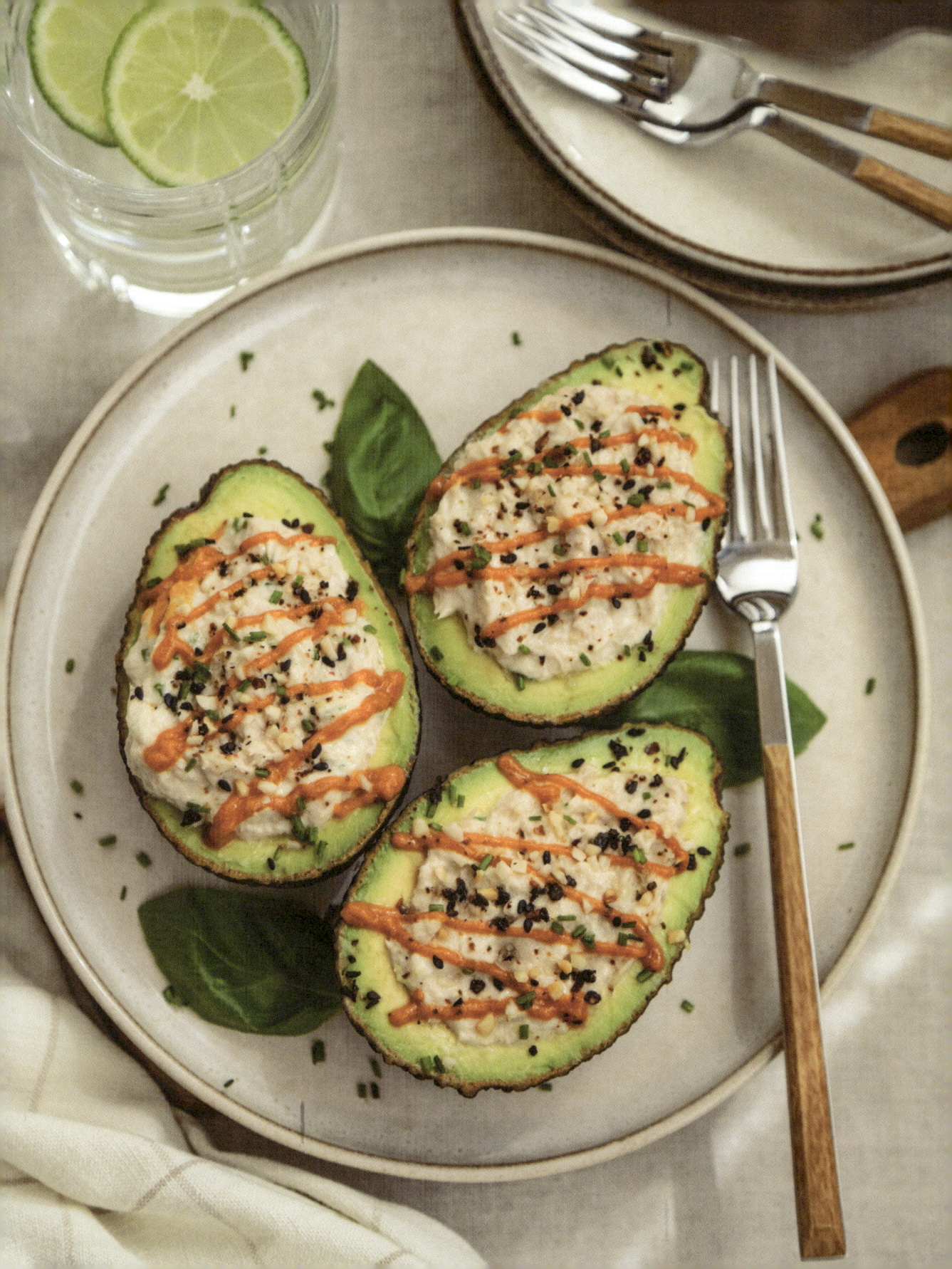

Hamburguesas de pollo

15 min
5 porciones

Ingredientes:

300 g de carne picada de pollo
3 huevos
70 g de queso parmesano rallado
30 g de apio picado
sal, ajo en polvo, cebolla en polvo, pimienta y pimentón al gusto
45 ml de aceite de oliva
hojas de lechuga

1. Mezcla el pollo, los huevos, el parmesano, el apio, sal, ajo en polvo, cebolla en polvo, pimienta y pimentón en un bol grande.
2. Separa en 10 montones y dales forma de hamburguesa con la mano, de manera que obtengas 10 hamburguesas para las 5 raciones (cada ración incluye 2 hamburguesas)..
3. Calienta el aceite en una sartén y fríe las hamburguesas hasta que estén doradas por ambos lados. Sirve en hojas de lechuga. A mí me gusta acompañarlas de palitos de verdura cortados y mayonesa.

	PORCIONES	CALORÍAS	CARBS	GRASAS	PROTEÍNAS
Receta total:	5	1645,3 kcal	3,7 g	123,1 g	124,5 g
Por porción:	1	329,1 kcal	0,7 g	24,6 g	24,9 g

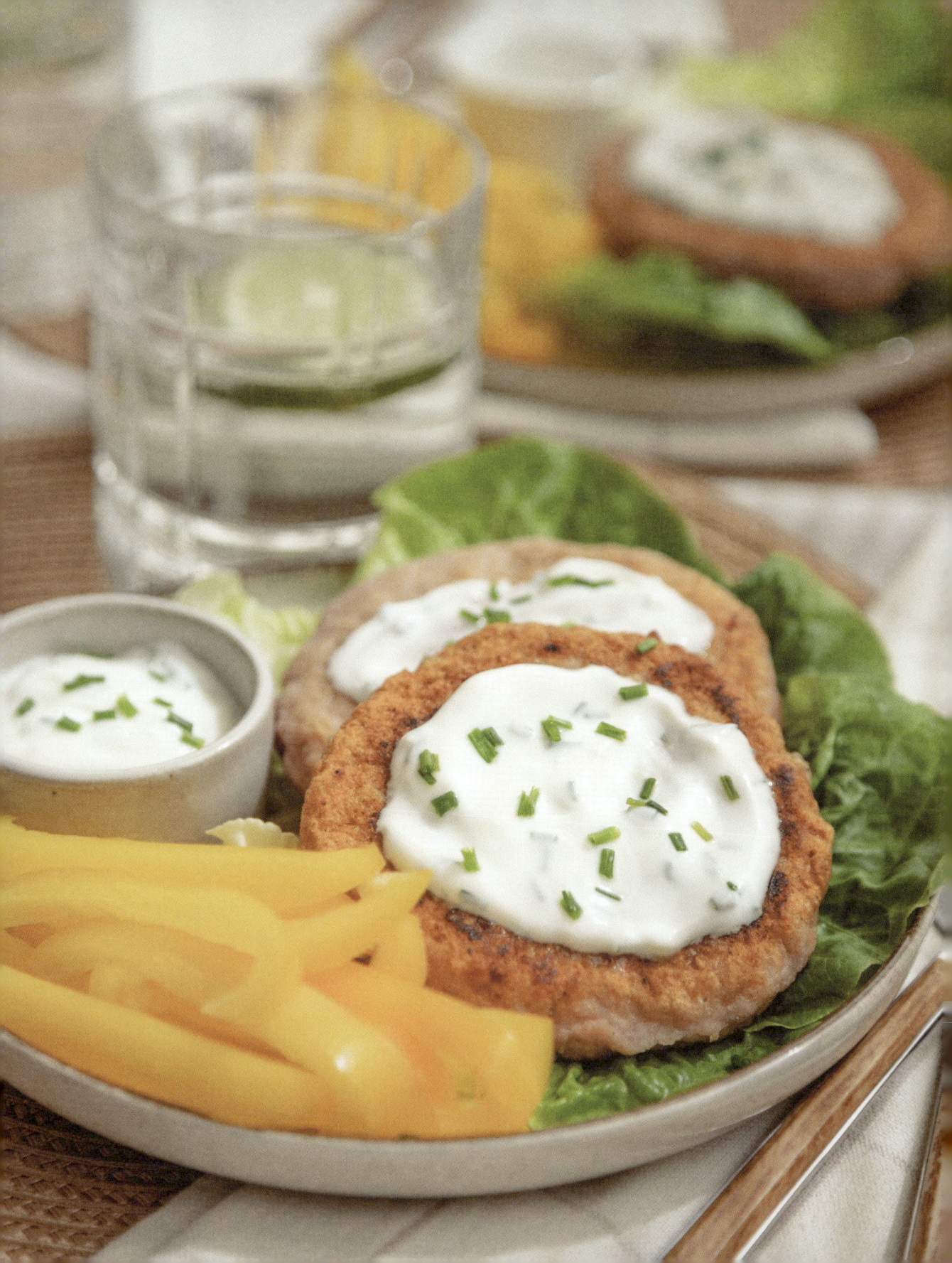

Crema de tomate y pollo

45 min
4 porciones

Ingredientes:
250 g de pechuga de pollo
500 ml de caldo de pollo
300 ml de tomate triturado
140 g de queso crema
sal, pimienta, cúrcuma, comino y pimentón al gusto

1. Mezcla el caldo de pollo, la salsa de tomate triturado y las especias en la olla a presión.
2. Incorpora las pechugas de pollo a la mezcla.
3. Cierra la olla. Cocina a alta presión durante 25 minutos, seguido de una liberación rápida de presión.
4. Destapa y saca en un plato solo las pechugas de pollo.
5. Echa el queso crema en la olla y mezcla bien. Cocina a fuego medio-alto durante 15 minutos.
6. Desmenuza finamente el pollo usando dos tenedores y vuelve a poner el pollo cocinado en la olla. O si prefieres puedes triturarlo con la crema.

Opcional: a mí me gusta servir con un poco de nata líquida, almendras laminadas y pimienta.

	PORCIONES	CALORÍAS	CARBS	GRASAS	PROTEÍNAS
Receta total:	4	1096,5 kcal	12,9 g	77,4 g	77,7 g
Por porción:	1	274,1 kcal	3,2 g	19,3 g	19,4 g

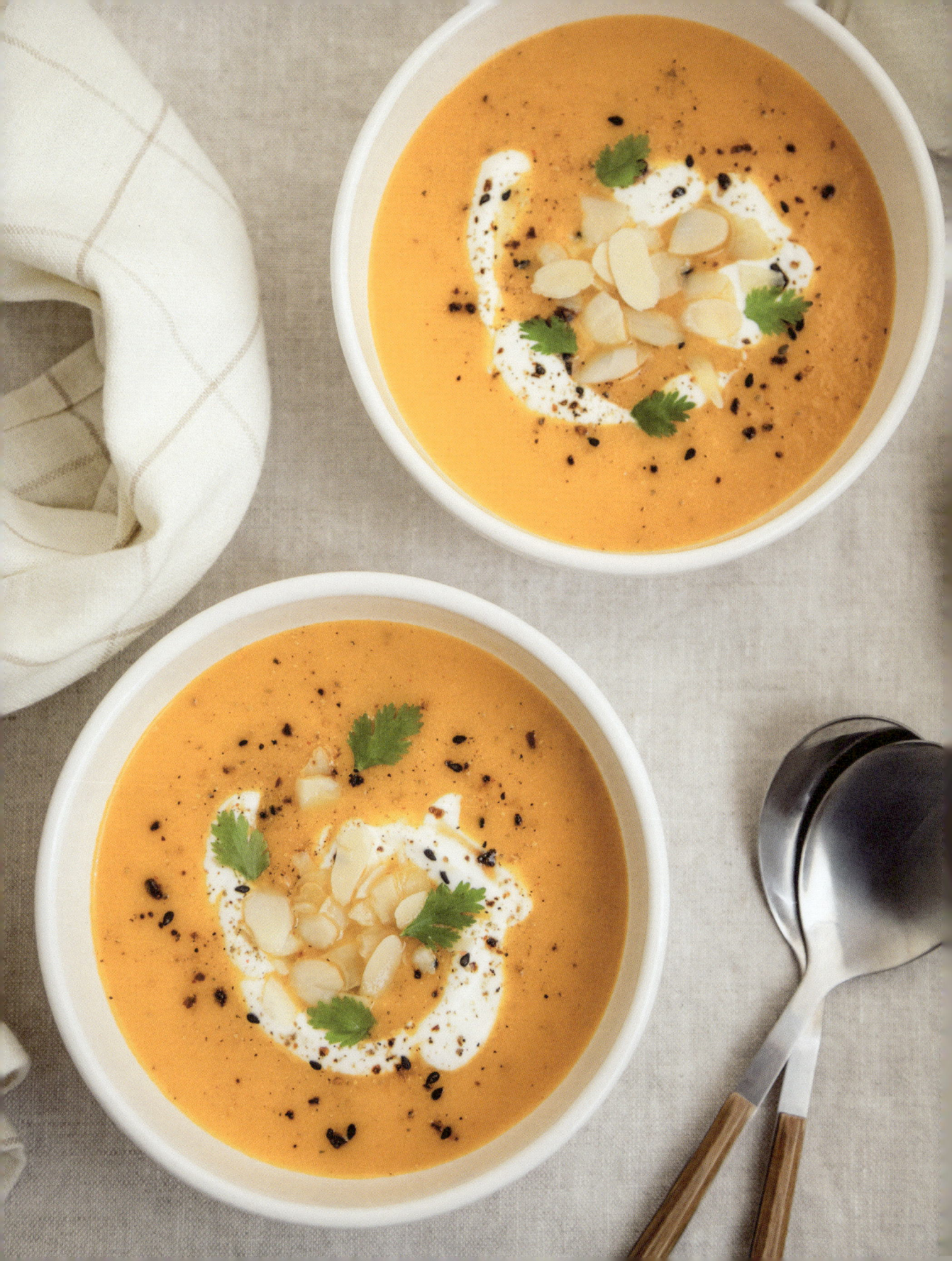

Sopa de verduras

45 min
8 porciones

Ingredientes:

60 ml de aceite de oliva

120 g de cebolla

250 g de apio

200 g de zanahoria

2 dientes de ajo

400 g de calabacines

300 g de coliflor

150 g de brócoli

150 g de champiñones

2 l de caldo

sal y pimienta al gusto

100 g de espinacas

30 g de perejil

1. Limpia y trocea todas las verduras.
2. Calienta el aceite de oliva en una olla a fuego medio-bajo. Una vez que esté caliente, agrega la cebolla, la zanahoria y el apio. Sofríe hasta que comiencen a ablandarse, aproximadamente 10 minutos.
3. Agrega el ajo y el calabacín, y prosigue la cocción 5 minutos más.
4. Añade la coliflor, el brócoli y los champiñones. Agrega el caldo, aumenta el fuego a alto y llévalo a ebullición. Prueba y sazona con sal y pimienta.
5. Reduce el fuego a bajo, tapa la olla y cocina hasta que las verduras estén tiernas, unos 20 minutos. Añade las hojas de espinaca y prosigue la cocción hasta que se ablanden.
6. Retira la sopa del fuego y échale el perejil picado.

	PORCIONES	CALORÍAS	CARBS	GRASAS	PROTEÍNAS
Receta total:	8	1049,5 kcal	55,8 g	80,8 g	27,5 g
Por porción:	1	131,2 kcal	7,0 g	10,1 g	3,4 g

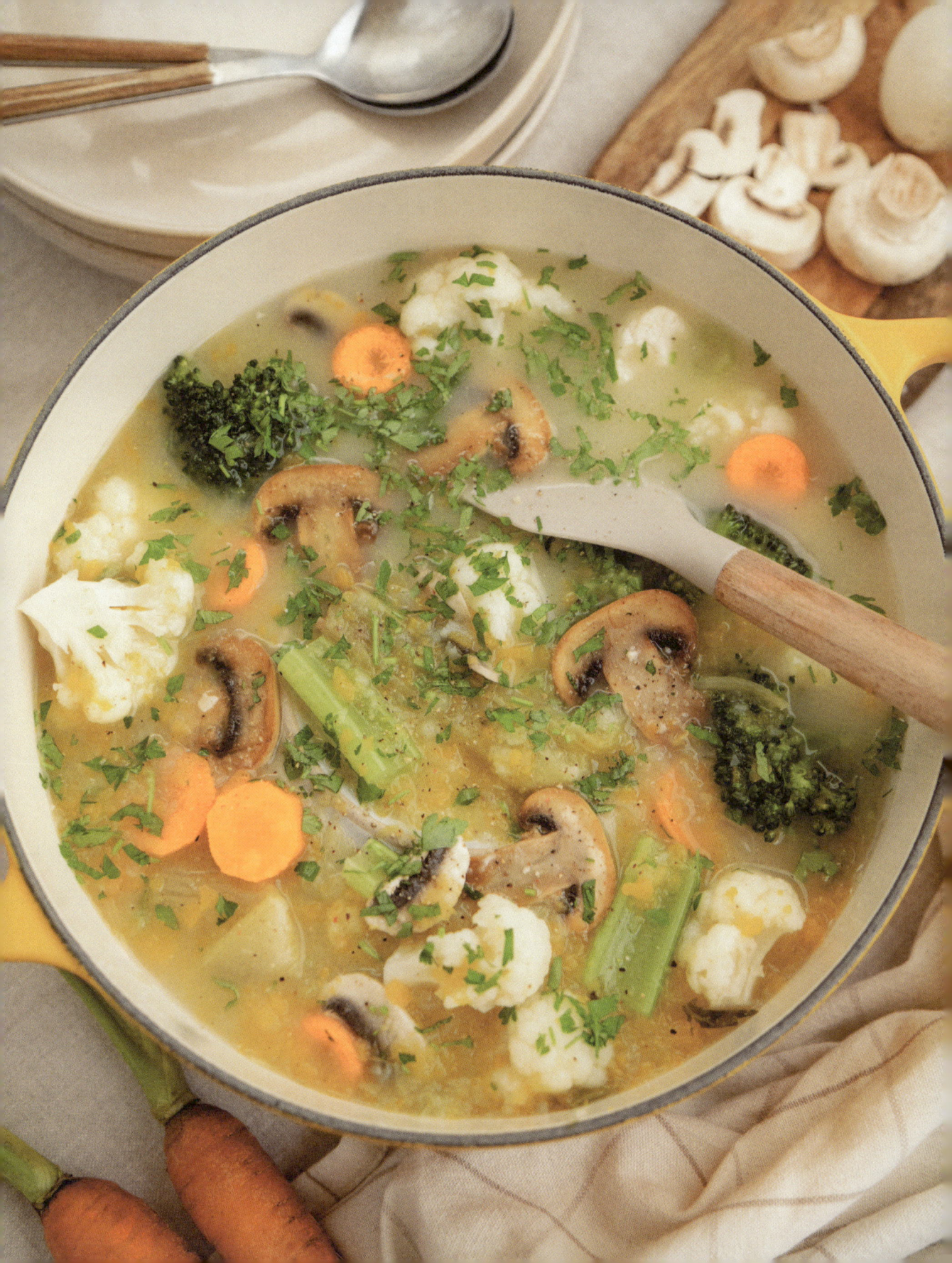

Salteado asiático de verduras

10 min + 20 min de marinado
4 porciones

Ingredientes:
500 g de ternera
250 g de brócoli
5 ml de aceite de sésamo
semillas de sésamo tostado para decorar (opcional)

Ingredientes para el marinado:
70 ml de salsa de soja
5 g de jengibre fresco, pelado y rallado
2 dientes de ajo majados

1. Corta los filetes de ternera en tiras finas.
2. Ponlas en un bol con la salsa de soja, el jengibre y el ajo. Deja marinar durante al menos 20 minutos.
3. Mientras tanto, hierve agua en una cacerola grande y blanquea los floretes de brócoli durante 2-3 minutos, hasta que estén tiernos pero aún crujientes. Luego, escúrrelos y enjuágalos con agua fría para detener la cocción.
4. Calienta una sartén grande o un wok a fuego medio-alto y agrega el aceite de sésamo. Cuando esté caliente, incorpora la carne marinada y saltea durante 2-3 minutos. Retira la carne de la sartén y resérvala.
5. En la misma sartén, agrega los floretes de brócoli y saltea durante unos minutos hasta que estén calientes y bien cubiertos con los sabores de la carne y la marinada.
6. Vuelve a incorporar la carne de res a la sartén y mézclalo todo junto con las semillas de sésamo tostado.

	PORCIONES	CALORÍAS	CARBS	GRASAS	PROTEÍNAS
Receta total:	4	1585,6 kcal	15,8 g	111,0 g	132,8 g
Por porción:	1	396,4 kcal	3,9 g	27,7 g	33,2 g

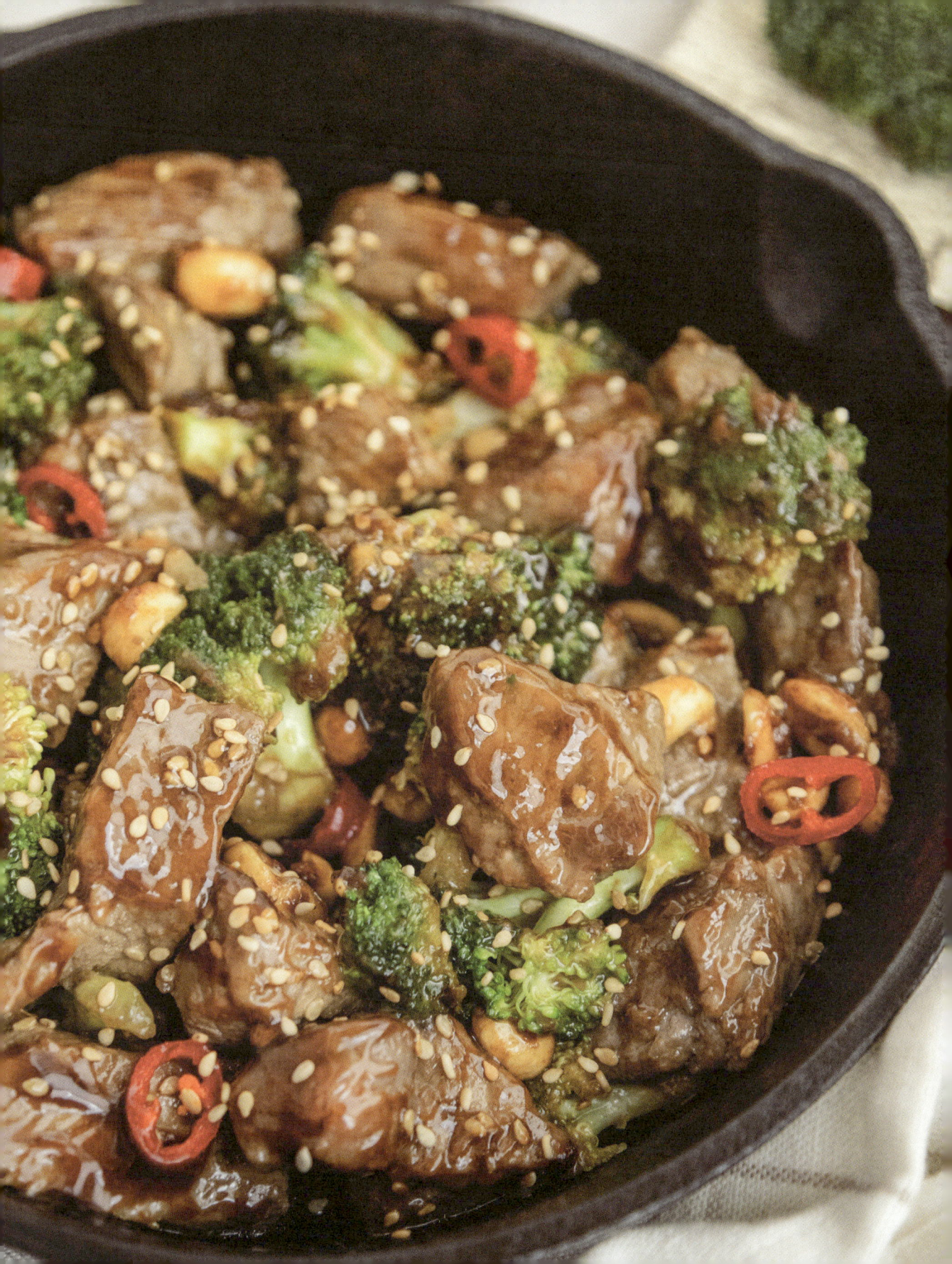

Fuente de huevos con salchichas y brócoli

15 min + 25 de horneado
4 porciones

Ingredientes:

250 g de salchichas o longanizas
100 g de puerro
150 g de brócoli
80 g de queso cheddar rallado
6 huevos
40 ml de nata líquida
perejil, albahaca, ajo, sal
  y pimienta negra al gusto
aceite para saltear

1. Precalienta el horno a 175 °C.
2. Corta las salchichas en rodajas y separa los floretes del brócoli.
3. En una sartén, saltea las salchichas con un poco de aceite durante unos 5 minutos, hasta que estén doradas.
4. Añade el puerro cortado y saltea otros 5 minutos.
5. Pon las salchichas y las verduras en una fuente apta para horno.
6. En un bol bate los huevos y la nata con perejil, albahaca, ajo en polvo, pimienta y sal al gusto.
7. Vierte la mezcla de huevo en el molde sobre las salchichas y las verduras.
8. Reparte el queso por encima.
9. Hornea durante 25 minutos.

	PORCIONES	CALORÍAS	CARBS	GRASAS	PROTEÍNAS
Receta total:	4	1256,0 kcal	20,7 g	80,7 g	80,7 g
Por porción:	1	314,0 kcal	5,2 g	20,2 g	20,2 g

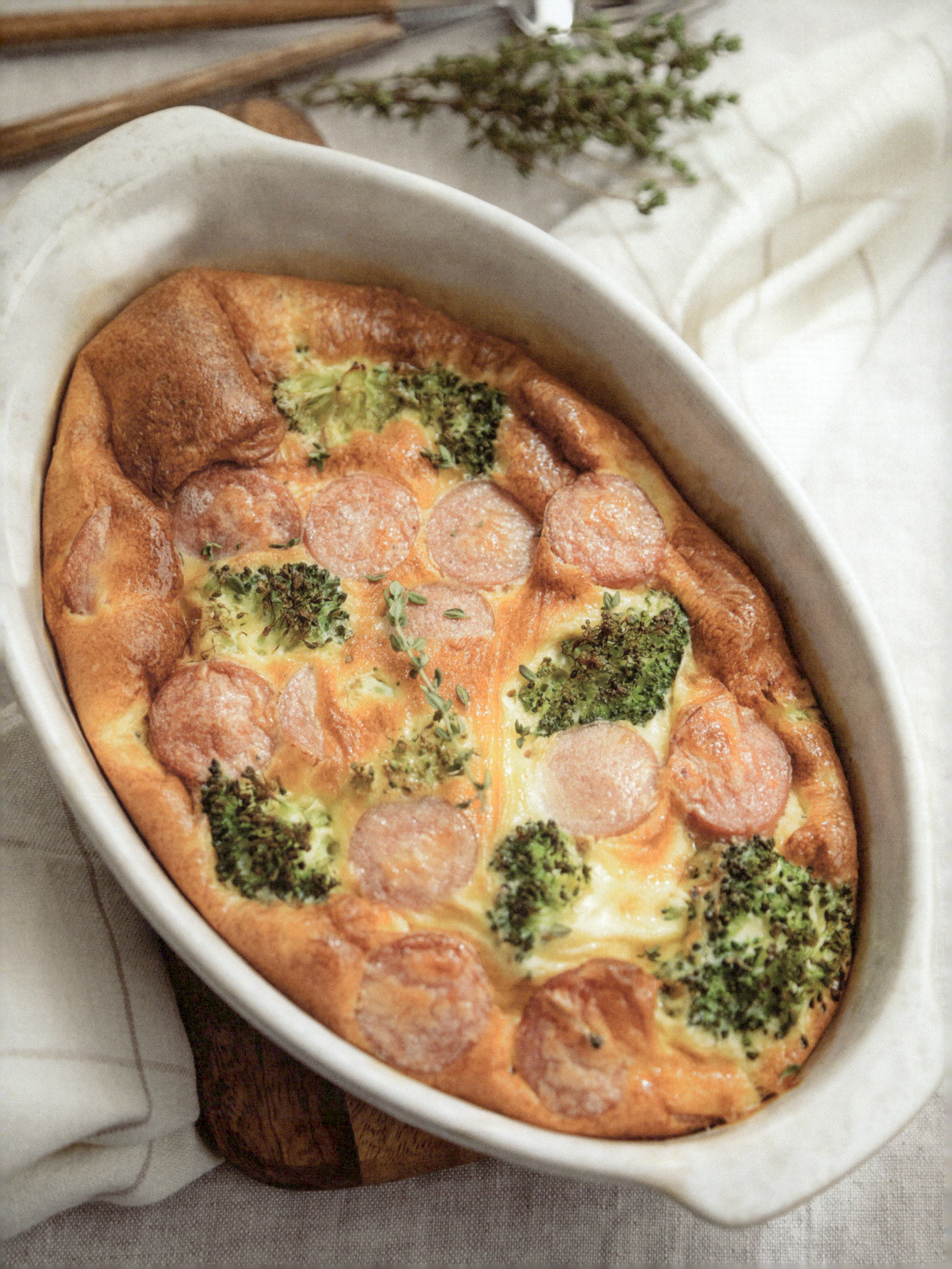

Brochetas de pollo con ensalada y aderezo italiano

10 min + 20 min de maceración
4 porciones

Ingredientes:

500 g de pechugas de pollo
romero, albahaca, perejil, tomillo, pimentón, sal y pimienta al gusto
20 g de parmesano
200 g de hojas de lechuga
70 g de aceitunas negras
70 g de pimiento amarillo
un poco de aceite para freír

Ingredientes para el aderezo:

30 ml de vinagre blanco
1 cucharada de zumo de limón
40 ml de aceite de oliva
60 g de mayonesa
1 diente picado de ajo
albahaca, orégano, perejil, tomillo, sal y pimienta al gusto
15 g de eritritol
15 g de parmesano rallado

1. Corta las pechugas de pollo en tacos, intentando que todos los trozos sean del mismo tamaño.
2. En un bol mezcla el pollo con las especias y el parmesano rallado. Deja macerar 20 minutos.
3. Pincha los trozos de pollo en brochetas.
4. Calienta una sartén a fuego alto y fríe las brochetas por ambos lados en un poco de aceite.
5. Añade todos los ingredientes del aderezo a un frasco grande y agita hasta que estén bien mezclados.
6. Corta las hojas de lechuga, las aceitunas y el pimiento amarillo. Échalos en un bol y vierte el aderezo encima.
7. Sirve todo junto.

	PORCIONES	CALORÍAS	CARBS	GRASAS	PROTEÍNAS
Receta total:	4	2190,7 kcal	9,4 g	169,5 g	151,4 g
Por porción:	1	547,7 kcal	2,4 g	42,4 g	37,9 g

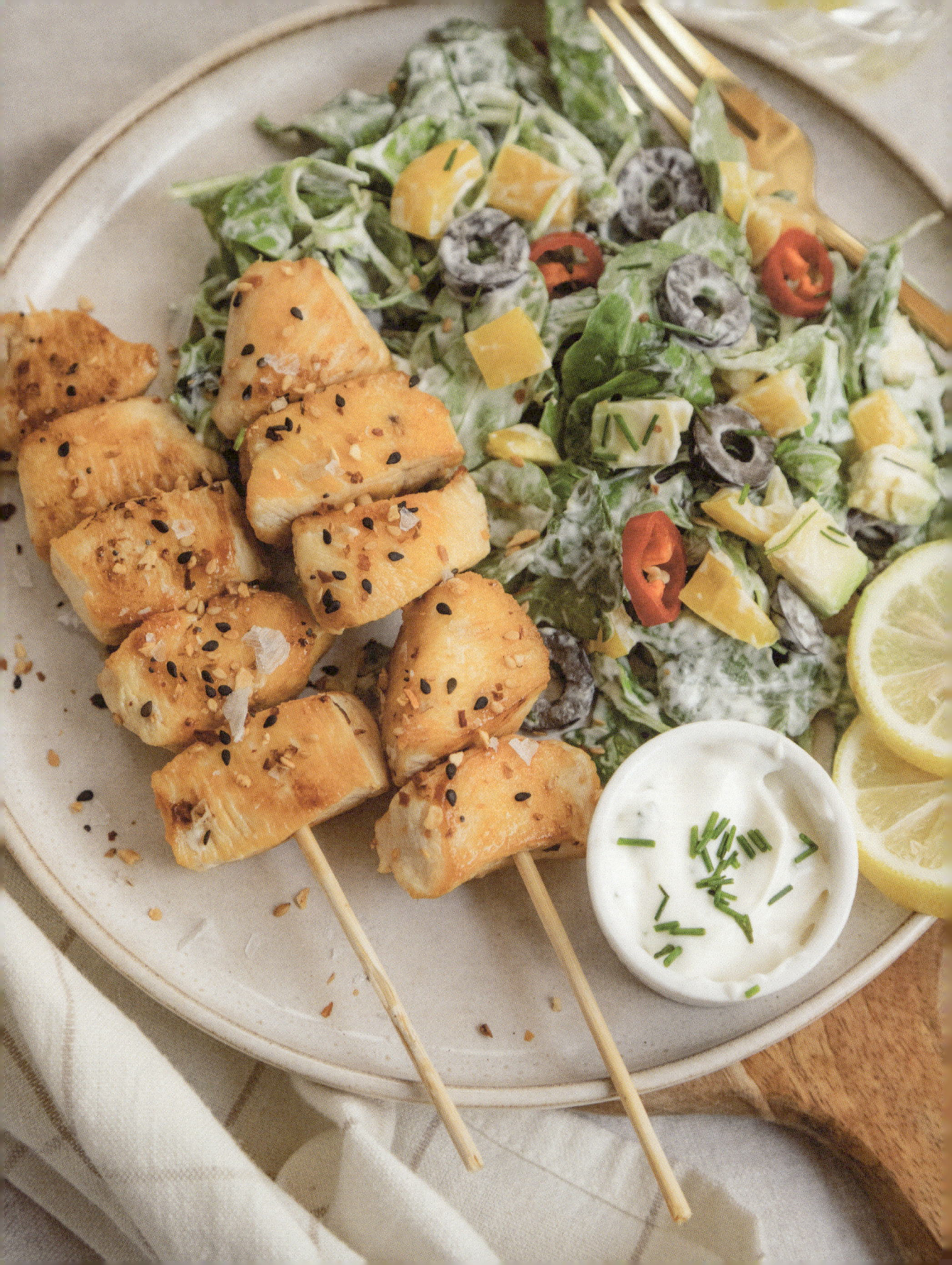

Tacos duros de carne

20 min
4 tacos

Ingredientes:
220 g de queso rallado
230 g de carne picada
30 ml de aceite
sal y pimienta al gusto
crema agria, lima y cilantro
   para decorar
guacamole (ver receta en p. 218)

1. Calienta una sartén a fuego medio-alto con aceite y cocina la carne sazonada con sal y pimienta. Una vez cocida, resérvala en un bol; será el relleno de los tacos.
2. Calienta otra sartén más pequeña y echa una capa fina de queso rallado cubriendo la superficie por completo. Cocina la capa de queso por ambos lados y dóblala para formar el taco mientras esté caliente.
3. Para preparar tus tacos, utiliza el queso a modo de tortilla y rellénalo con la carne picada. Termina con un poco de crema agria, lima y cilantro por encima, y acompáñalo de guacamole.

	PORCIONES	CALORÍAS	CARBS	GRASAS	PROTEÍNAS
Receta total:	4	1863,5 kcal	12,5 g	151,7 g	97,0 g
Por porción:	1	465,9 kcal	3,1 g	37,9 g	24,2 g

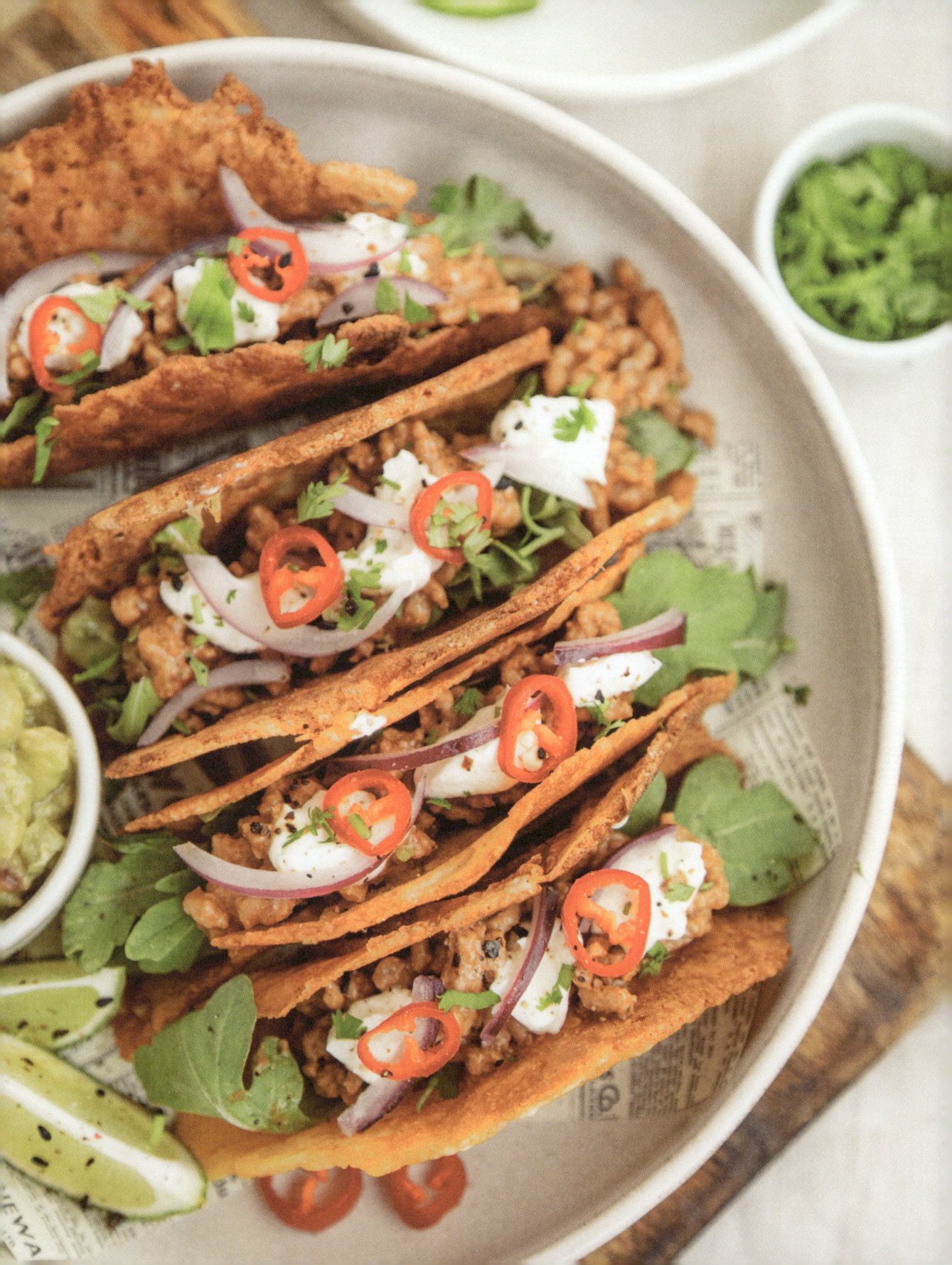

Tacos de pescado

15 min
6 porciones

Ingredientes:

210 g de semillas de lino dorado
300 ml de agua
sal, pimienta, ajo en polvo
 y pimentón dulce al gusto
350 g de merluza cortada
 en tacos
30 ml de aceite de oliva
 (y un poco más para dorar
 los wraps)
1 diente de ajo
30 g de cebolla morada
lima y cilantro al gusto

1. En un procesador de alimentos, agrega las semillas de lino y tritura a máxima velocidad hasta que se forme una harina.
2. Hierve el agua en un cazo pequeño.
3. Retira del fuego y agrega el lino y las especias.
4. Mezcla hasta que la harina absorba toda el agua, se seque y forme una bola de masa. Si te queda pegajosa, echa más harina.
5. Divide la masa en 6 bolas del mismo tamaño. Estira cada una de las porciones hasta que estén finas (alrededor de 2-3 mm). Dales forma redonda usando un bol o una tapa de sartén como referencia y cortando con un cuchillo el borde sobrante.
6. Echa un poco de aceite en una sartén y calienta a fuego medio-alto. Pon cada wrap en la sartén y cocina 1-2 minutos por cada lado.
7. Calienta otra sartén a fuego medio-alto. Echa el aceite, un poco de pimentón y el diente de ajo picado, y deja cocinar 1 minuto. Incorpora los tacos de merluza y cocina 5 minutos, hasta que se doren.
8. Sirve cada taco con el pescado, cebolla morada, lima y cilantro.

	PORCIONES	CALORÍAS	CARBS	GRASAS	PROTEÍNAS
Receta total:	6	1632,4 kcal	6,7 g	125,2 g	80,2 g
Por porción:	1	272,1 kcal	1,1 g	20,9 g	13,4 g

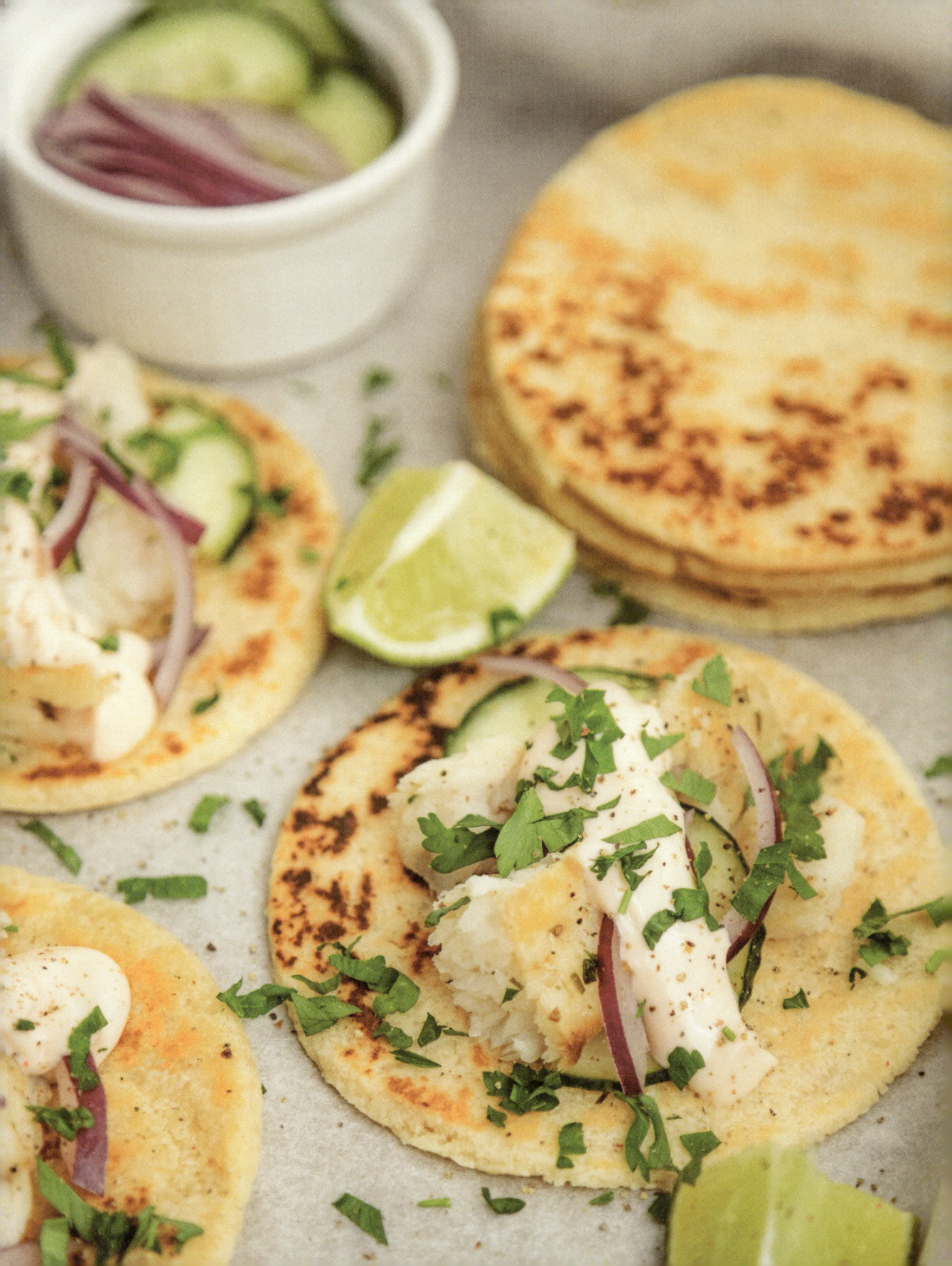

Minipizzas a la sartén

15 min + 20 min de reposo
6 porciones

Ingredientes para la masa:
100 g de queso rallado
30 g de queso parmesano
40 g de harina de almendras
1 huevo
40 g de semillas de sésamo
30 ml de aceite de oliva

Ideas de toppings:
burrata, pesto y mortadela
tomate, queso y albahaca
jamón, tomatitos y requesón

1. Echa el queso rallado en un bol y derrítelo al microondas.
2. Incorpora el queso parmesano rallado y la harina de almendras, y mezcla hasta formar una masa. Echa el huevo y amasa de nuevo.
3. Dale forma de bola y deja reposar 20 minutos en la nevera.
4. Estira la masa con la ayuda de un rodillo hasta que quede fina. Corta 6-8 minipizzas individuales. Espolvorea las semillas de sésamo por encima.
5. Calienta una sartén a fuego medio-alto con el aceite y, por tandas, fríe las minipizzas por ambos lados.
6. Sirve con los toppings. Si quieres, una vez terminadas las minipizzas puedes ponerlas unos minutos bajo el gratinador del horno.

	PORCIONES	CALORÍAS	CARBS	GRASAS	PROTEÍNAS
Receta total:	6	1219,8 kcal	3,5 g	111,3 g	54,6 g
Por porción:	1	203,3 kcal	0,6 g	18,6 g	9,1 g

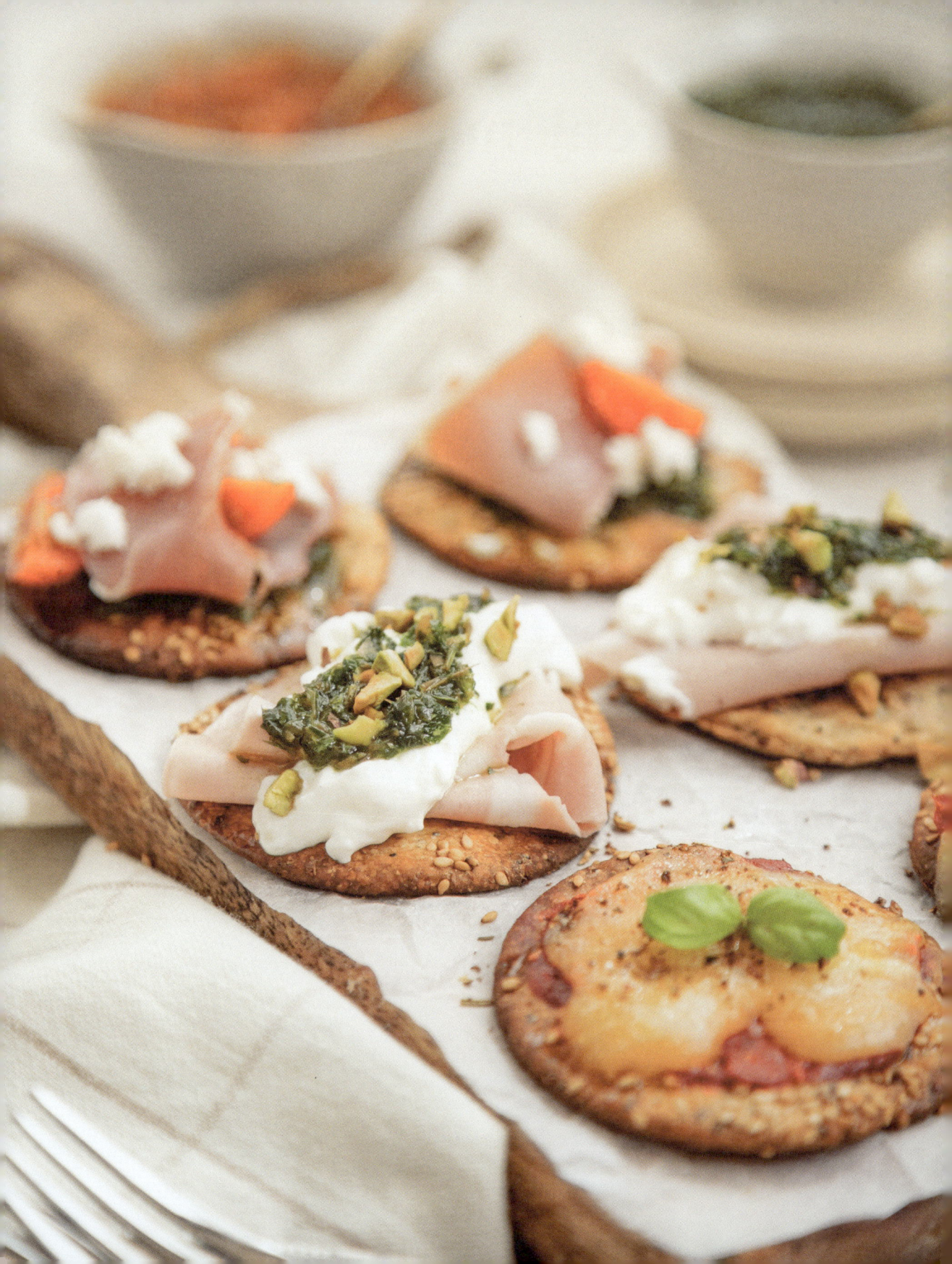

Berenjena rellena

45 min
4 porciones

Ingredientes:

2 berenjenas
75 g de zanahoria
150 g de apio
50 g de cebolla
2 dientes de ajo
25 ml de aceite de oliva
 (y un poco más para pintar)
30 g de mantequilla
200 g de beicon
400 g de carne picada
sal y pimienta al gusto
100 ml de vino tinto
20 g de concentrado de tomate
400 g de tomate triturado
2 hojas de laurel
un par de cucharadas de yogur griego

1. Precalienta el horno a 180 °C.
2. Corta las berenjenas por la mitad, píntalas con aceite y hornea durante 20 minutos.
3. Retira la carne del interior de la berenjena asada y reserva en un bol.
4. Corta la zanahoria, el apio y la cebolla en dados finos. Pica los dientes de ajo.
5. Calienta el aceite y la mantequilla a fuego medio en una cazuela. Agrega la cebolla, el ajo, la zanahoria y el apio. Rehógalos durante 5 minutos hasta que estén tiernos. Agrega el beicon troceado y cocina otros 3 minutos.
6. Añade la carne picada y sazona con sal y pimienta.
7. Cuando la carne esté dorada, vierte el vino tinto y deja cocinar a fuego lento durante 3 minutos. Luego, agrega el concentrado de tomate, el tomate triturado y las hojas de laurel. Revuelve y cocina a fuego lento durante al menos 15 minutos.
8. Mezcla la boloñesa con la carne de berenjena que tenías reservada y rellena las mitades de berenjena con esa mezcla.
9. Decora con el yogur griego.

	PORCIONES	CALORÍAS	CARBS	GRASAS	PROTEÍNAS
Receta total:	4	1246,2 kcal	40,4 g	127,7 g	109,6 g
Por porción:	1	311,6 kcal	10,1 g	31,9 g	27,4 g

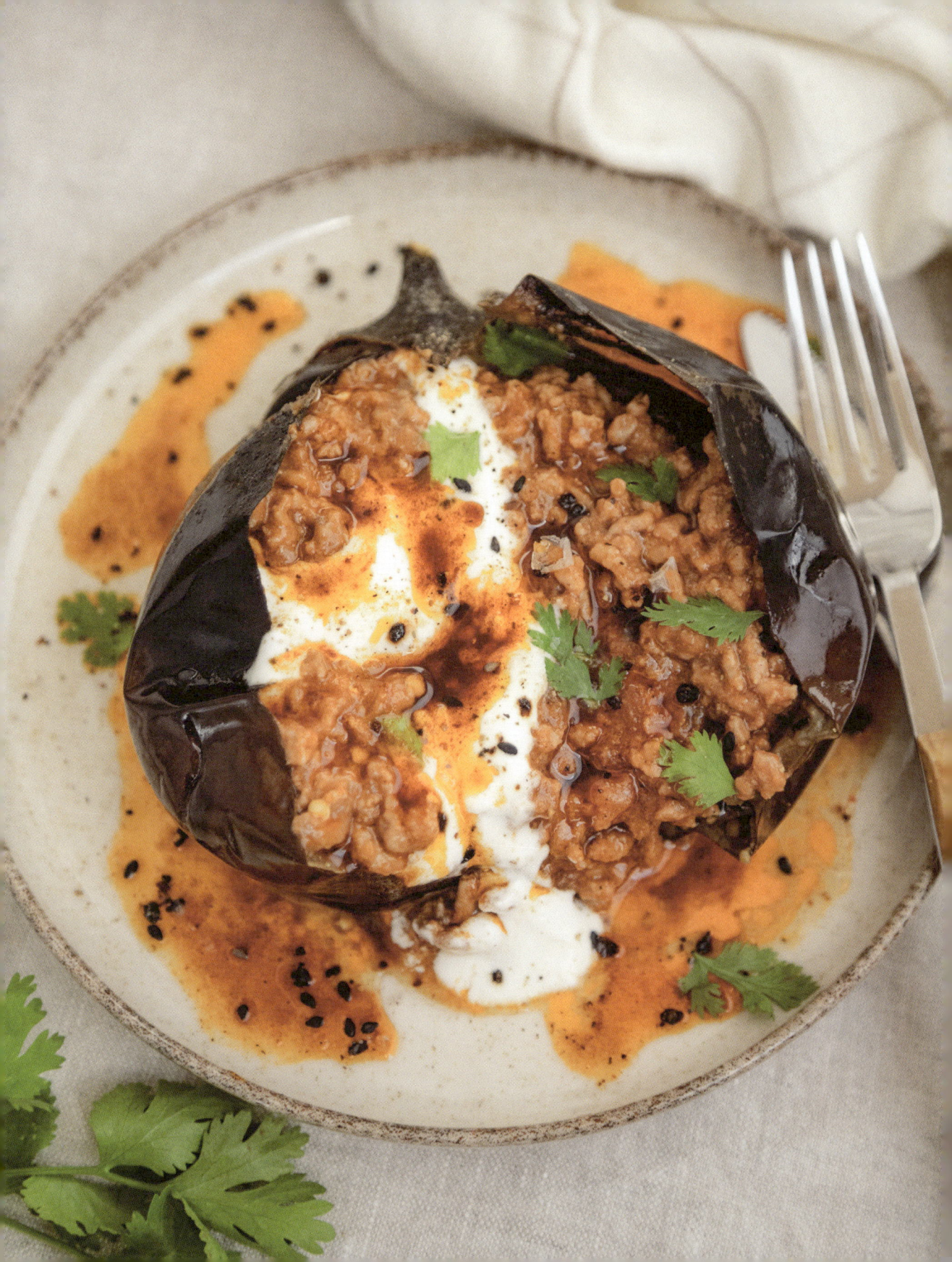

Salpicón con langostinos

15 min
2 porciones

Ingredientes:
2 tomates
30 g de pimiento rojo
30 g de pimiento verde
30 g de pimiento amarillo
50 g de pepino
15 g de cebolla
250 g de langostinos
100 g de queso fresco
30 ml de aceite de oliva
15 ml de vinagre
sal al gusto
10 g de perejil fresco

1. Pon un cazo a calentar a fuego medio-alto con abundante agua y sal. Cuece los langostinos unos 5 minutos. Escúrrelos y pásalos a un cuenco amplio con agua y hielo para que se enfríen y se corte rápidamente la cocción.
2. Corta los tomates, los pimientos, el pepino y la cebolla en trozos pequeños.
3. En un bol echa los langostinos, las verduras, el queso fresco, el aceite, el vinagre y sal al gusto. Mezcla todo muy bien y deja reposar 5 minutos.
4. Puedes servir cada porción dentro de un tomate vaciado y decorar con el perejil fresco.

	PORCIONES	CALORÍAS	CARBS	GRASAS	PROTEÍNAS
Receta total:	2	387,9 kcal	12,8 g	61,1 g	58,3 g
Por porción:	1	194,0 kcal	6,4 g	30,5 g	29,1 g

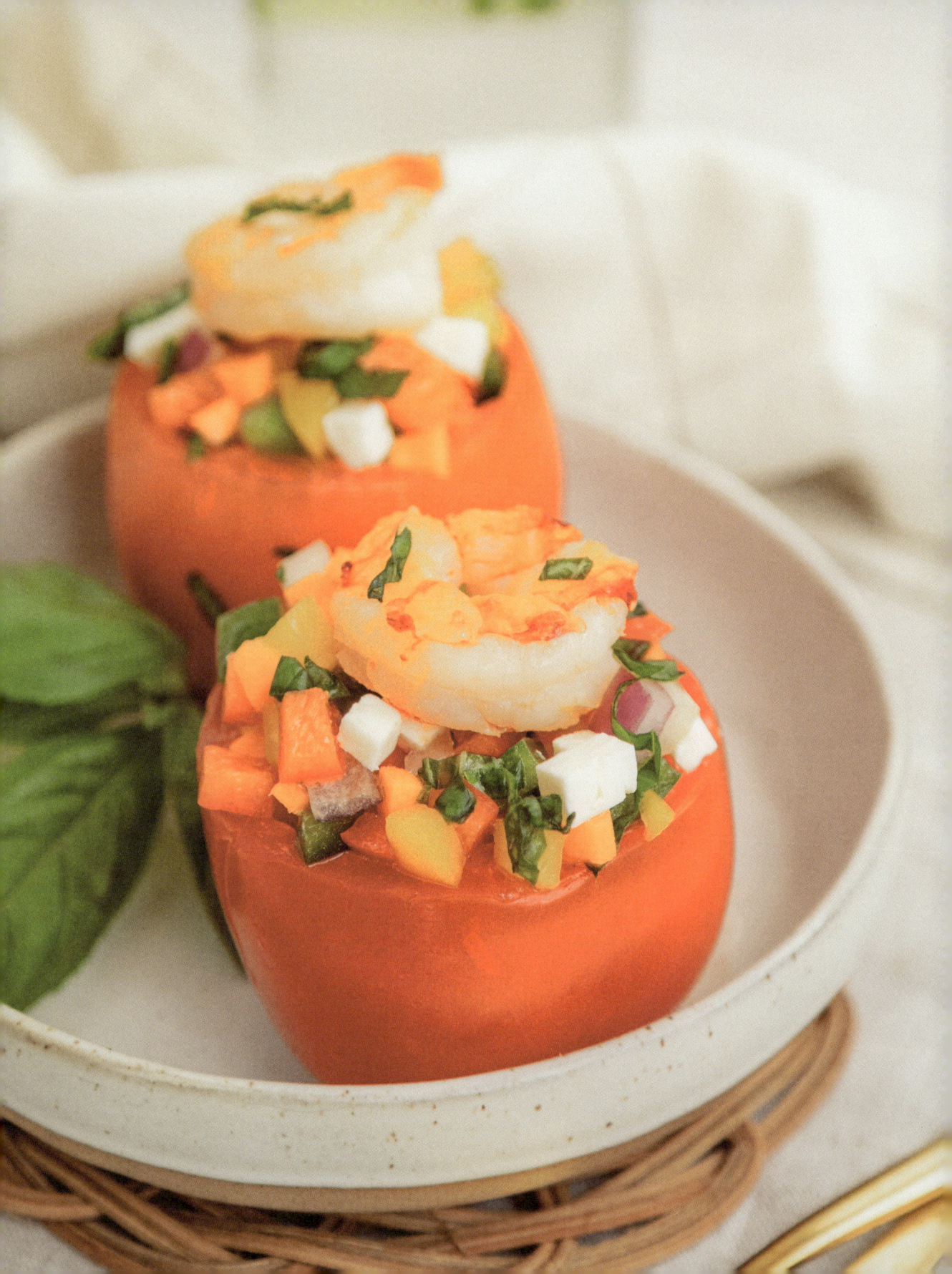

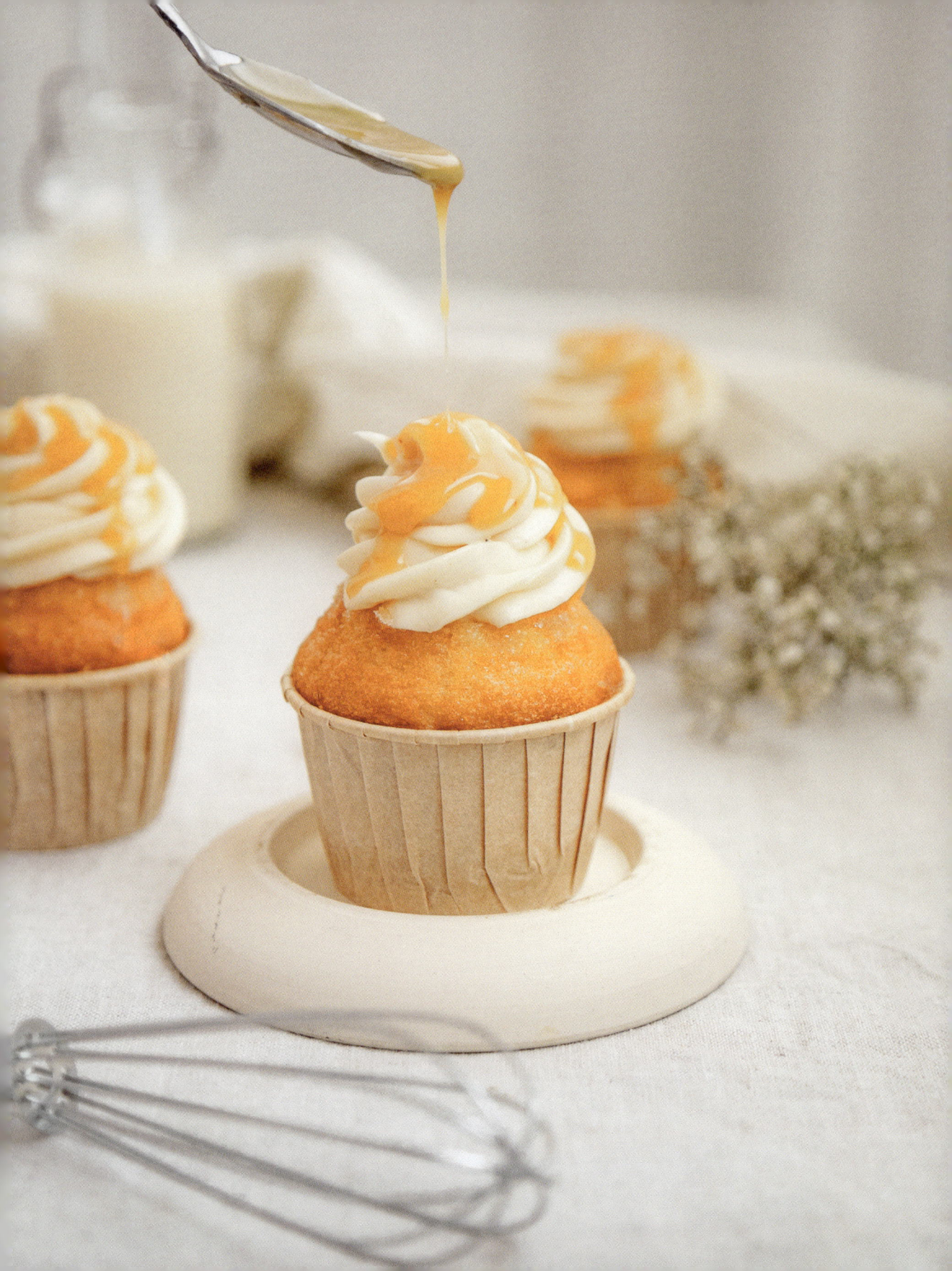

POSTRES FÁCILES

Bizcochito de chocolate al microondas

2 min
1 porción

Ingredientes:

25 g de harina de almendras
10 g de cacao en polvo
½ cucharadita de polvo
   de hornear o levadura en polvo
1 cucharadita de eritritol
   (ajustar al gusto)
una pizca de sal
1 huevo
30 ml de bebida de almendras
extracto de vainilla al gusto
1 onza de chocolate negro
   (opcional, para el centro)

1. Mezcla en una taza apta para microondas la harina de almendras, el cacao en polvo, el polvo de hornear, el eritritol y una pizca de sal.
2. Agrega el huevo, la bebida de almendras y el extracto de vainilla a los ingredientes secos. Mezcla bien.
3. Un truco para que quede incluso más jugoso es colocar una onza de chocolate negro en el centro de la mezcla.
4. Mete la taza al microondas y calienta durante 1 minuto.

	PORCIONES	CALORÍAS	CARBS	GRASAS	PROTEÍNAS
Receta total:	1	318,5 kcal	5,0 g	26,7 g	15,2 g
Por porción:	1	318,5 kcal	5,0 g	26,7 g	15,2 g

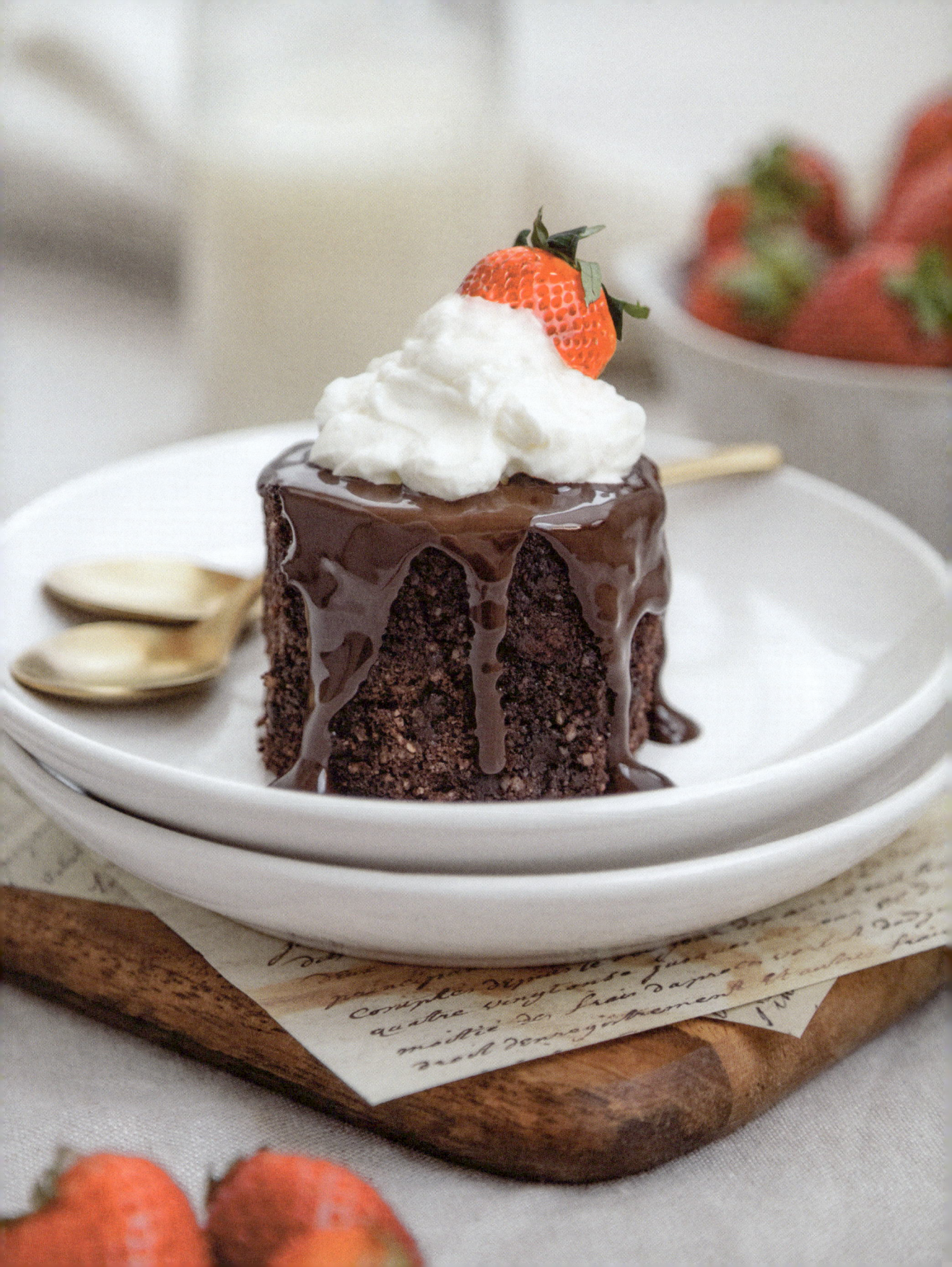

Trufas de chocolate

10 min + 2 h de reposo
10 porciones

Ingredientes:
100 g de chocolate negro
120 ml de nata líquida o crema de coco en lata
30 g de mantequilla
extracto de vainilla al gusto
una pizca de sal
cacao en polvo sin azúcar para rebozar las trufas (opcional)

1. Pon la nata líquida o la crema de coco a calentar en un cazo a fuego medio. Cocina unos minutos hasta que comience a hervir.
2. Retira la nata del fuego y agrega el chocolate negro. Remueve para que el chocolate se integre.
3. Agrega la mantequilla, el extracto de vainilla y una pizca de sal a la mezcla.
4. Remueve bien hasta que todos los ingredientes estén completamente mezclados.
5. Guarda la mezcla en la nevera durante 2 horas.
6. Una vez espesa y fría, dale forma de bolitas con las manos. Para terminar, rebózalas con cacao en polvo.

	PORCIONES	CALORÍAS	CARBS	GRASAS	PROTEÍNAS
Receta total:	10	1251,5 kcal	19,2 g	123,6 g	15,0 g
Por porción:	1	125,2 kcal	1,9 g	12,4 g	1,5 g

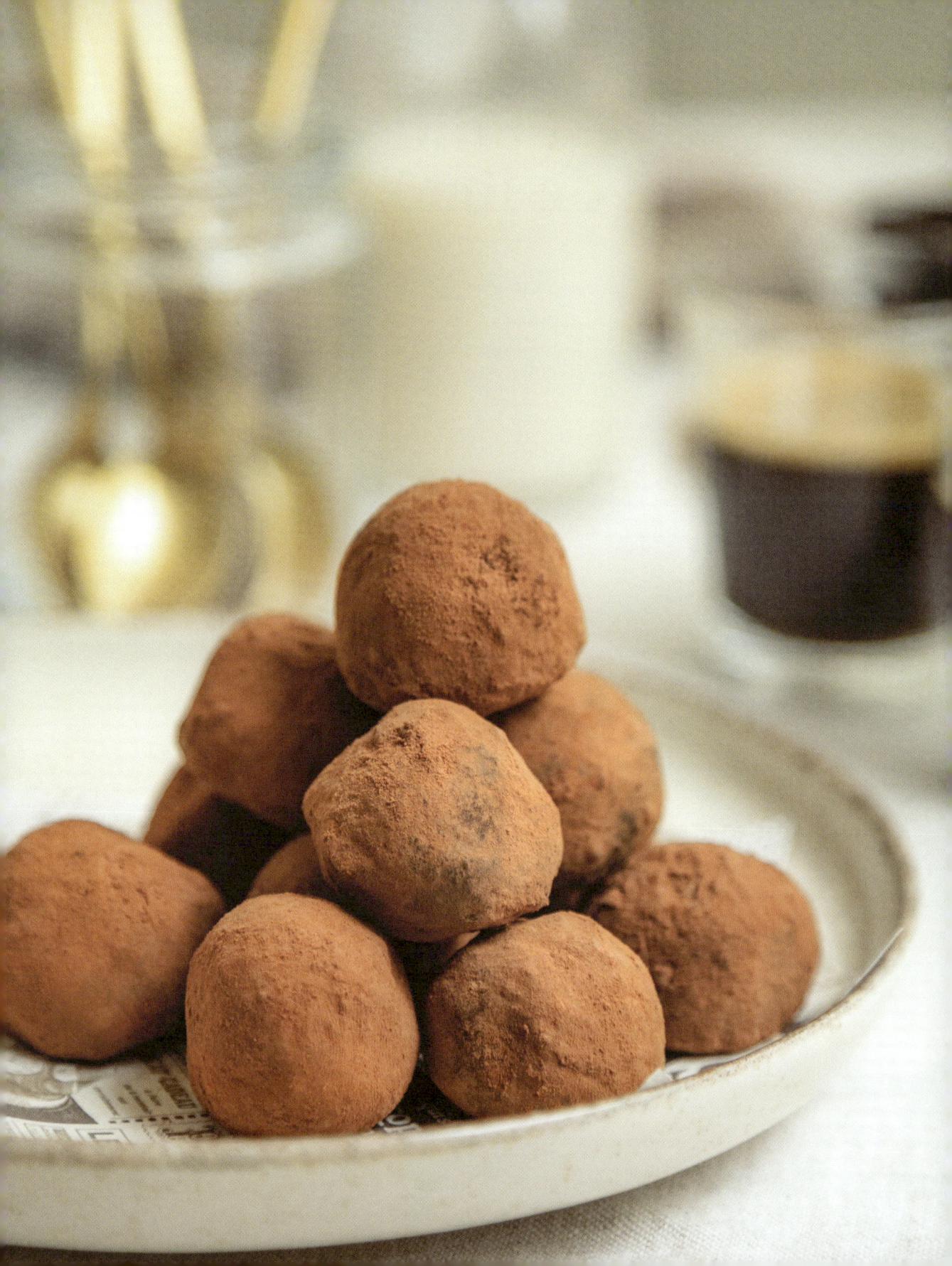

Pudin de limón

20 min + 1 h de reposo
6 porciones

Ingredientes:
500 ml de nata líquida
la piel de 1 limón
40 g de eritritol
20 ml de zumo de limón
la ralladura de 1 limón

1. Echa la nata líquida, la piel de limón y el eritritol en un cazo, y calienta a fuego medio-alto hasta que hierva. Remueve con unas varillas para que se disuelva el eritritol.
2. Cuando empiece a hervir, baja el fuego a medio y cocina otros 2 minutos.
3. Apaga el fuego y agrega al cazo el zumo y la ralladura de limón. Deja reposar la mezcla 15 minutos a temperatura ambiente.
4. Sirve la mezcla en recipientes individuales y deja enfriar en la nevera 1 hora.

	PORCIONES	CALORÍAS	CARBS	GRASAS	PROTEÍNAS
Receta total:	6	1679,4 kcal	16,3 g	175,0 g	10,1 g
Por porción:	1	279,9 kcal	2,7 g	29,2 g	1,7 g

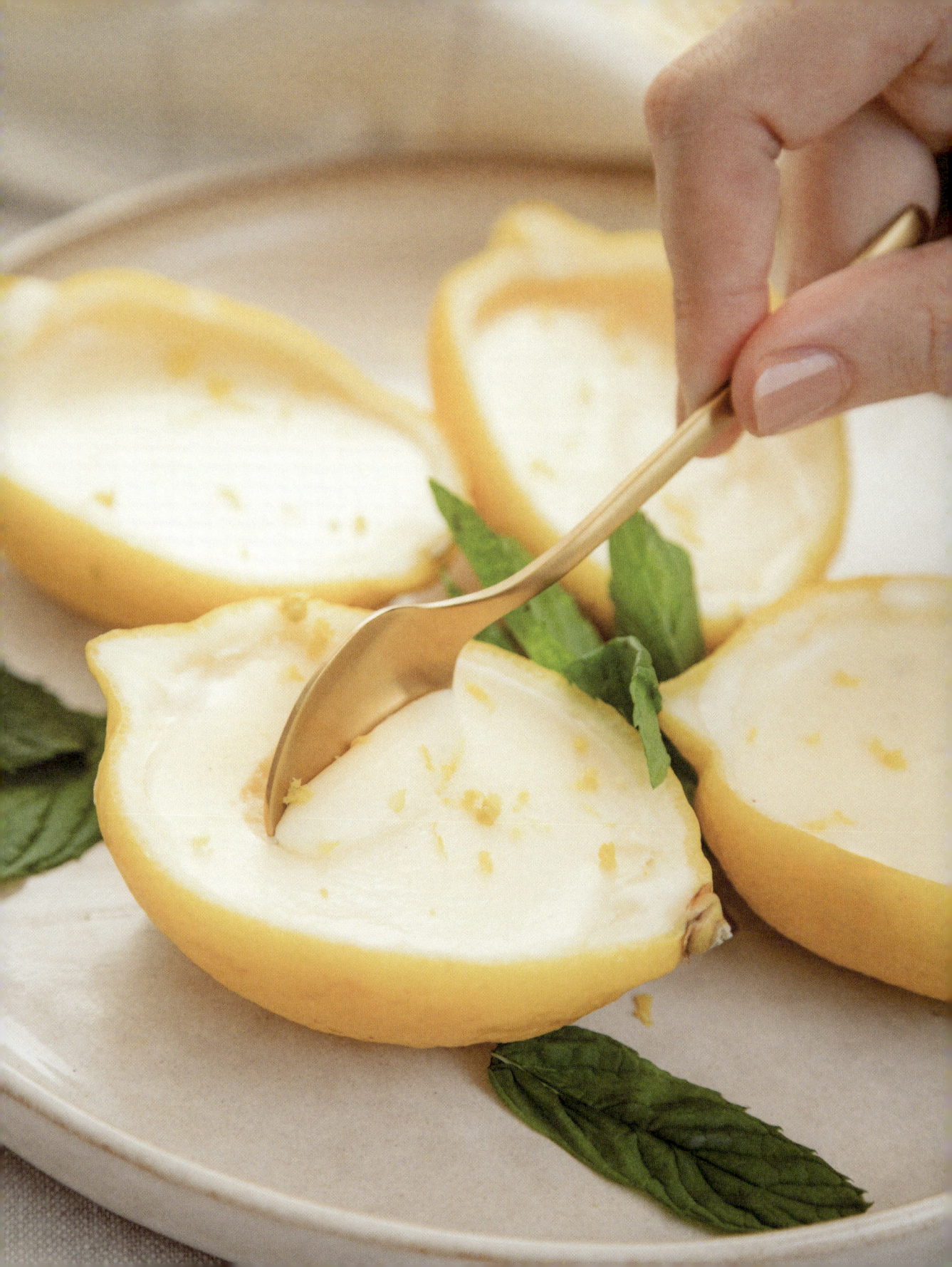

Fudge de chocolate

20 min + 15 min de congelación
20 porciones

Ingredientes:
150 g de chocolate negro
70 ml de nata líquida
160 g de queso crema
30 g de mantequilla
50 g de eritritol
60 g de cacao en polvo
100 g de frutos secos variados

1. Trocea el chocolate en un bol y derrítelo en el microondas.
2. Añade al bol la nata líquida, el queso crema y la mantequilla. Bate durante 2 minutos con una batidora.
3. Agrega el eritritol y el cacao, y bate de nuevo.
4. Vierte la mezcla en una bandeja forrada con papel de horno y repártela bien.
5. Echa los frutos secos picados por encima y presiona para que se peguen a la parte de arriba.
6. Congela 15 minutos, corta en cuadraditos y guárdalos en la nevera o el congelador.

	PORCIONES	CALORÍAS	CARBS	GRASAS	PROTEÍNAS
Receta total:	20	2655,8 kcal	46,1 g	248,4 g	56,7 g
Por porción:	1	132,8 kcal	2,3 g	12,4 g	2,8 g

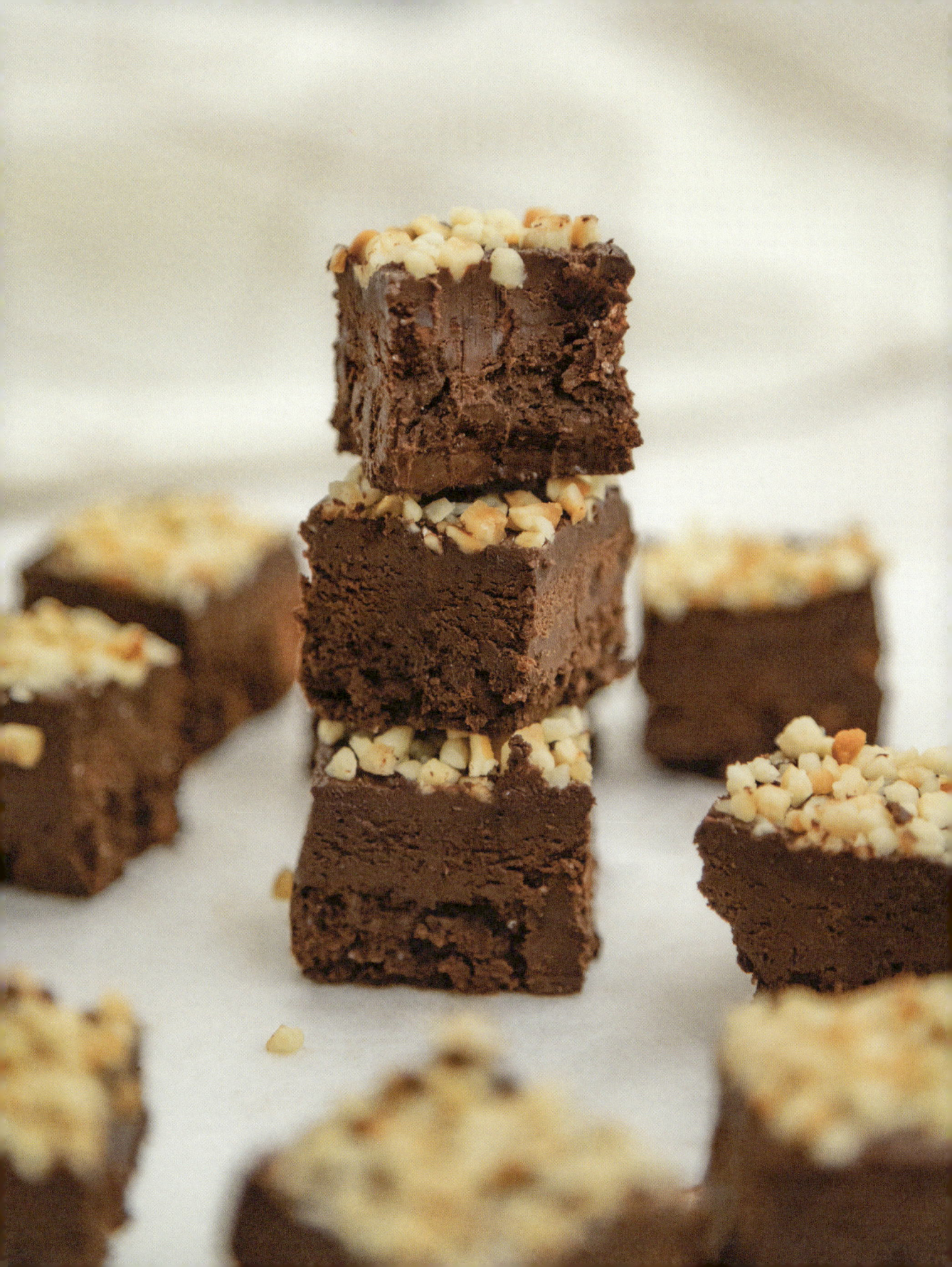

Natillas

10 min + 2 h
  de refrigeración
4 porciones

Ingredientes:

4 yemas de huevo

75 g de eritritol

450 ml de bebida de almendras

esencia de vainilla y canela
  al gusto

1. En un bol echa las yemas de huevo junto con el eritritol. Con una batidora eléctrica, bate durante 30 segundos o hasta que esté esponjoso y de color más claro.
2. En una cacerola, a fuego medio, hierve la bebida de almendras junto con la vainilla y la canela.
3. Baja el fuego e incorpora la mezcla de las yemas muy poco a poco mientras bates con unas varillas. Es importante ir despacio y vigilar que no llegue a hervir para evitar que el huevo se cueza.
4. Sigue removiendo constante y suavemente otros 5 minutos hasta que las natillas espesen.
5. Retira del fuego y deja enfriar a temperatura ambiente. Sirve en recipientes individuales y refrigera 2 horas.

	PORCIONES	CALORÍAS	CARBS	GRASAS	PROTEÍNAS
Receta total:	4	316,1 kcal	3,8 g	26,6 g	15,1 g
Por porción:	1	79,0 kcal	0,9 g	6,6 g	3,8 g

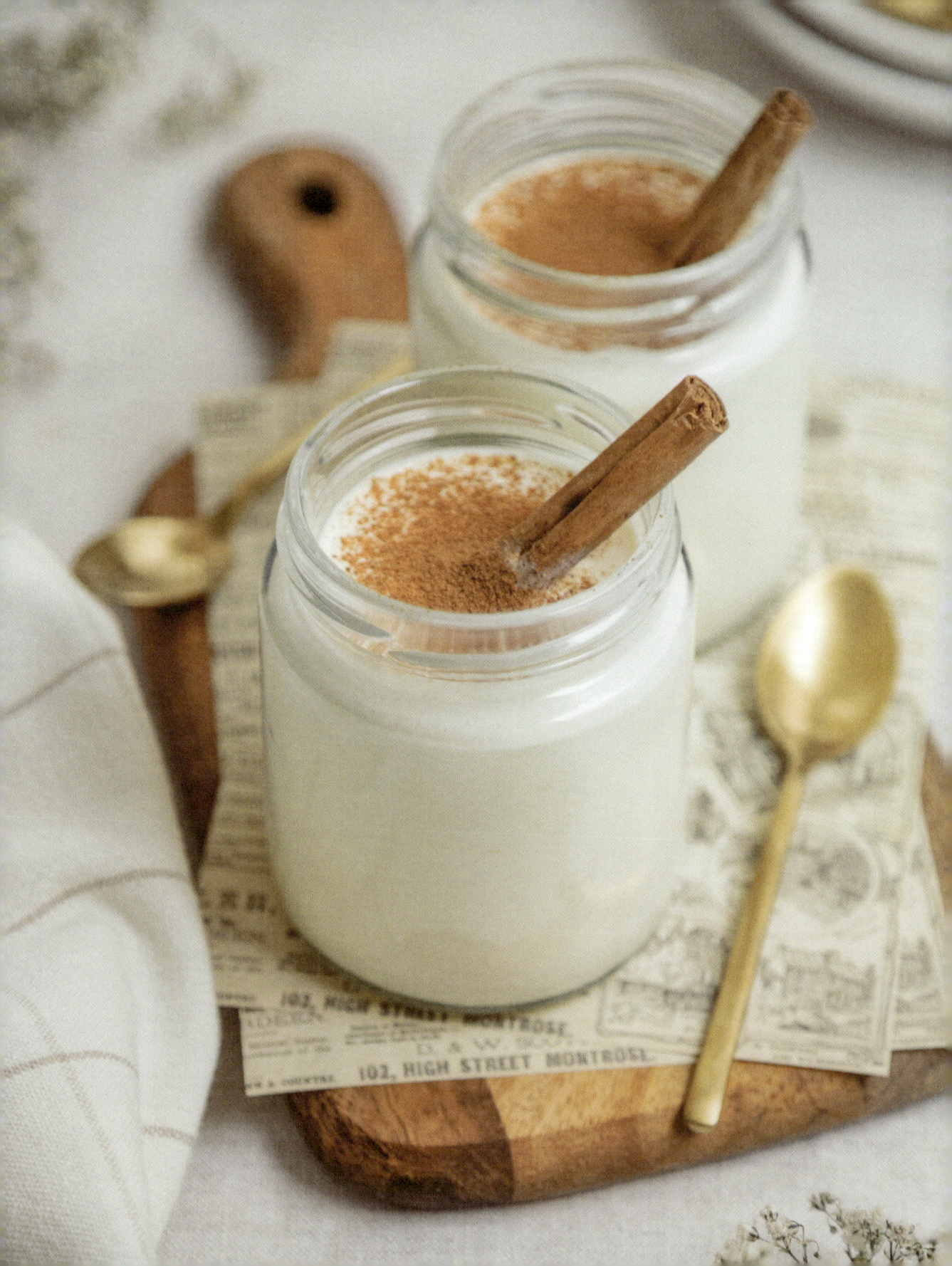

Polos de frutos rojos

2 min + 3 h en el congelador
6 porciones

Ingredientes:

300 g de yogur de coco

175 g de crema de coco en lata

75 g de eritritol

100 g de frutos rojos variados

50 ml de zumo de limón

1. Echa todos los ingredientes en una batidora y tritura a velocidad máxima hasta que queden cremosos.
2. Comprueba que está bueno de sabor y corrige si lo ves necesario.
3. Rellena los moldes de los helados e inserta el palito de madera. Congélalos durante al menos 3 horas.

	PORCIONES	CALORÍAS	CARBS	GRASAS	PROTEÍNAS
Receta total:	6	373,4 kcal	11,9 g	32,9 g	5,5 g
Por porción:	1	62,2 kcal	2,0 g	5,5 g	0,9 g

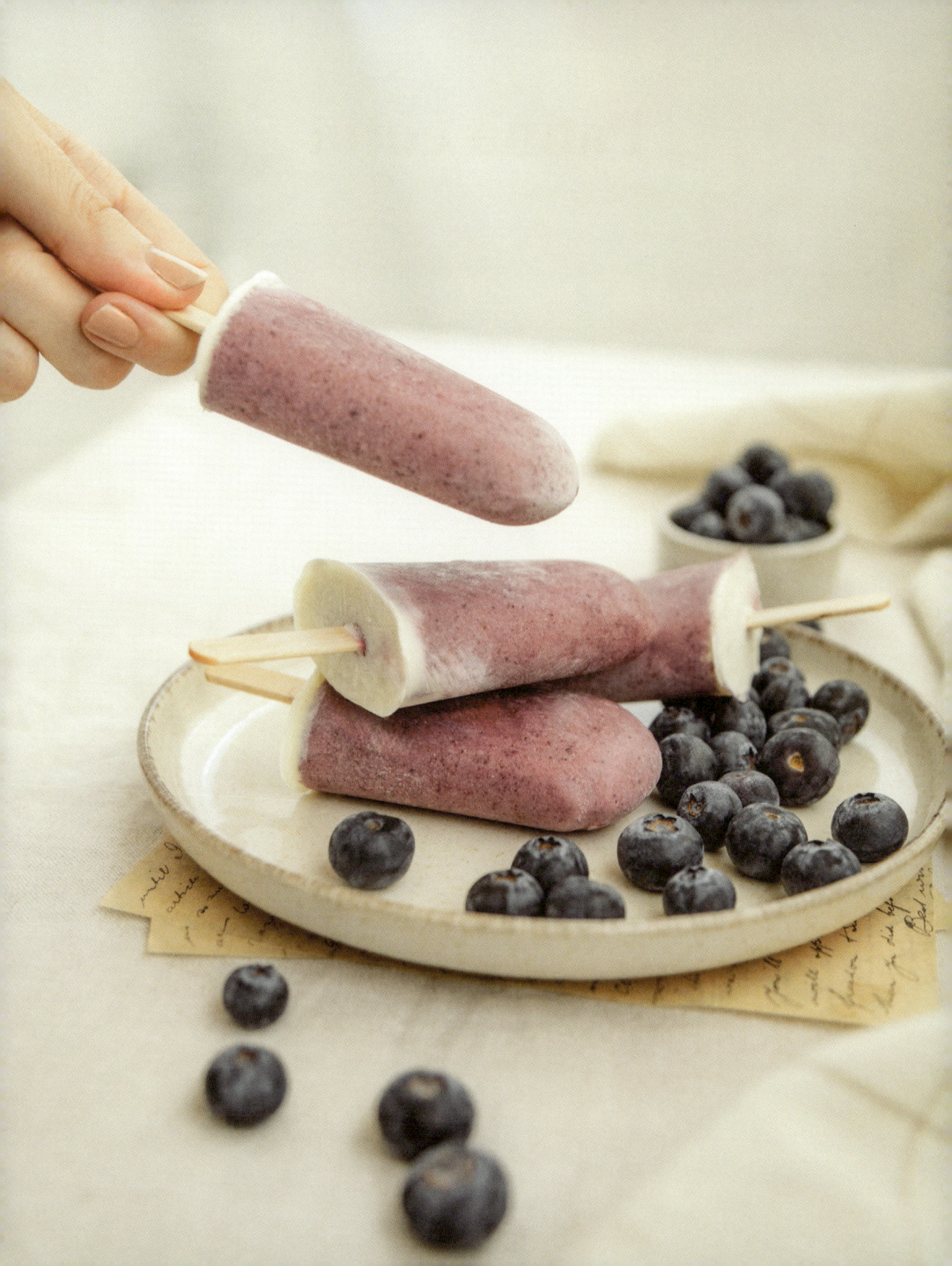

Panna cotta

5 min + 2 h de reposo
6 porciones

Ingredientes:
480 ml de nata líquida
60 ml de bebida de almendras
1 cucharadita de esencia
   de vainilla
25 g de eritritol
2 hojas y media de gelatina
frutos rojos frescos al gusto

1. Remoja las hojas de gelatina en agua fría.
2. En un cazo, calienta la nata y la bebida de almendras a fuego medio.
3. Agrega la esencia de vainilla y el eritritol, y mezcla bien hasta que se disuelva.
4. Exprime el exceso de agua de las hojas de gelatina y agrégalas a la mezcla caliente. Remueve hasta que se disuelvan por completo.
5. Vierte la mezcla en moldes individuales o en un molde grande.
6. Deja enfriar a temperatura ambiente y luego ponlo en la nevera durante al menos 2 horas.
7. Cuando esté lista para servir, desmolda la panna cotta en platos individuales y decora con frutos rojos frescos.

	PORCIONES	CALORÍAS	CARBS	GRASAS	PROTEÍNAS
Receta total:	6	1637,6 kcal	18,0 g	168,9 g	10,3 g
Por porción:	1	272,9 kcal	3,0 g	28,1 g	1,7 g

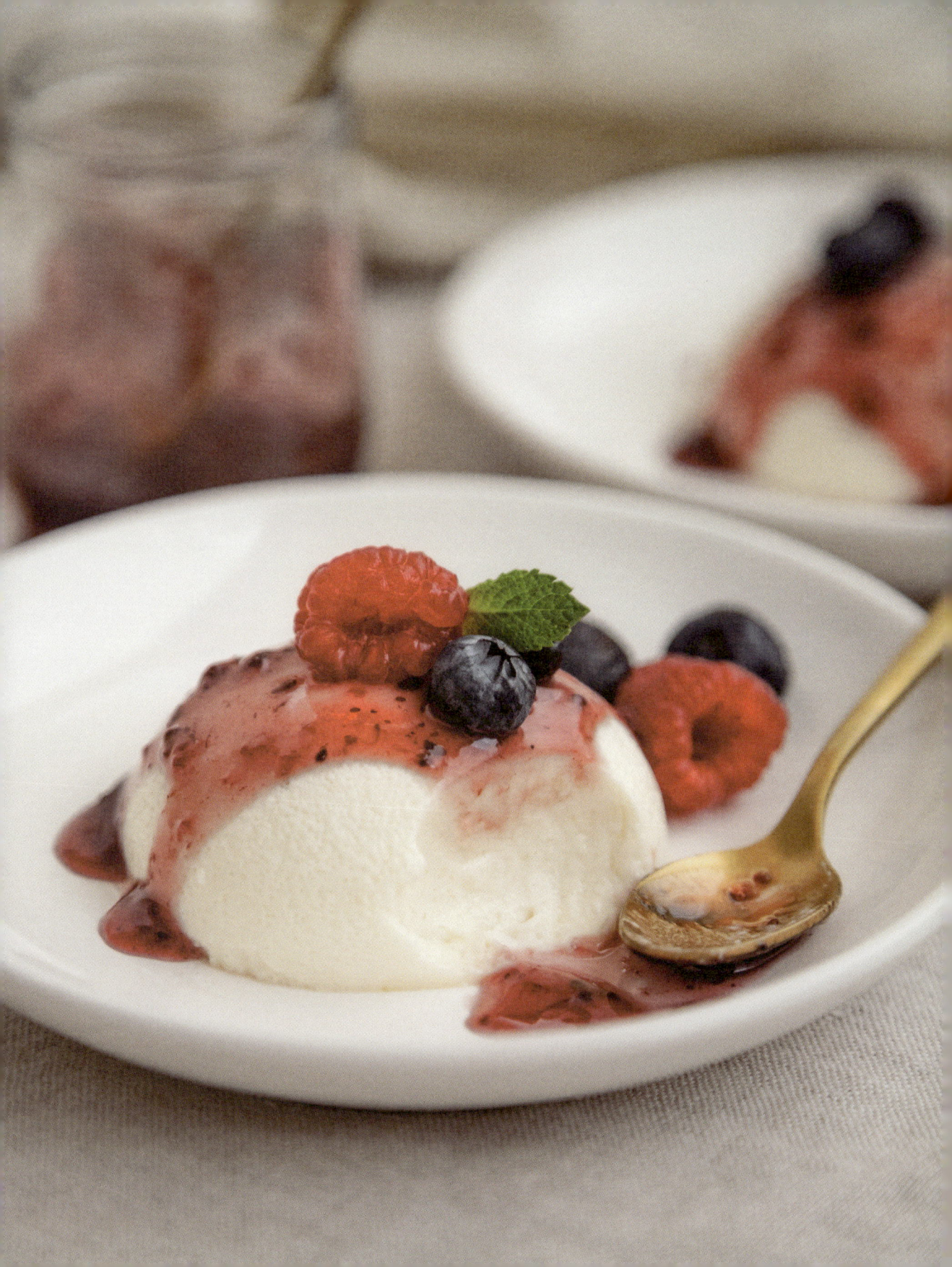

Helado de vainilla

20 min + 6 h de congelación
8 porciones

Ingredientes:

500 ml de nata líquida
4 yemas de huevo
60 g de eritritol
1 cucharadita de esencia de vainilla
una pizca de sal

1. Pon a calentar a fuego medio-bajo un cazo con la nata, el eritritol, la vainilla y la sal. Remueve hasta que se disuelva el eritritol. Si haces esta receta sin heladera, guarda la mitad de la nata para el final.
2. Echa las yemas en un bol y vuelca la mezcla caliente poco a poco mientras remueves con una batidora de varillas.
3. Vuelve a verter la mezcla en el cazo y cocina 5 minutos más para que espese un poco.
4. Coge 2 boles, uno más pequeño donde echarás la mezcla del helado, y un segundo más grande que llenarás de hielo y agua. En este paso enfriaremos la mezcla para que cuando la batamos tenga mejor textura.
5. Si tienes heladera, vuelca la mezcla en ella y sigue los pasos que te indica. Si lo haces a mano, monta la mitad de la nata y júntala a la mezcla fría del helado haciendo movimientos envolventes. Congela durante al menos 6 horas.

	PORCIONES	CALORÍAS	CARBS	GRASAS	PROTEÍNAS
Receta total:	8	1932,6 kcal	17,9 g	196,6 g	22,8 g
Por porción:	1	241,6 kcal	2,2 g	24,6 g	2,9 g

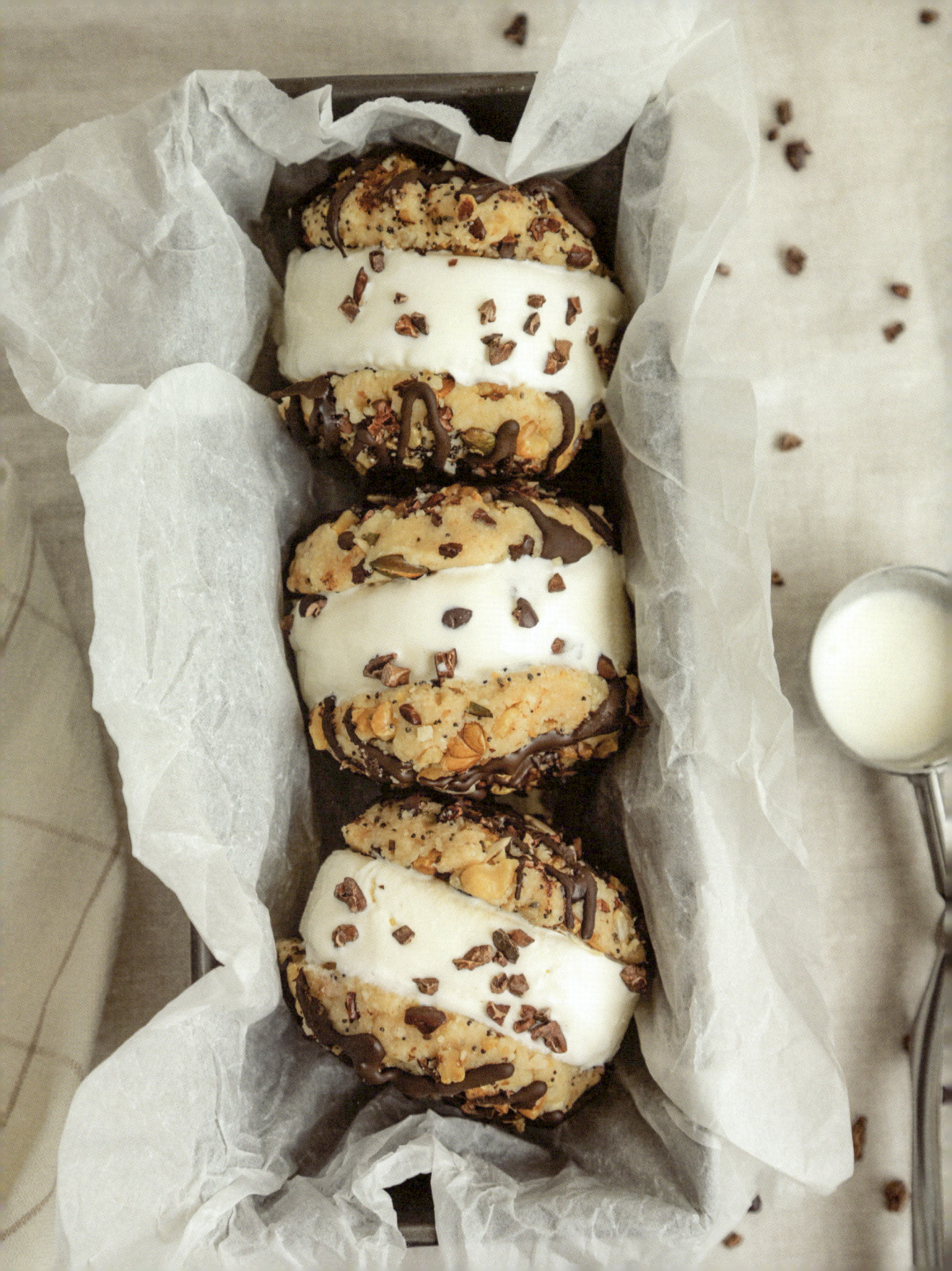

Helado de stracciatella

10 min + 2 h de congelación
8 porciones

Ingredientes:
120 g de chocolate negro
15 ml de aceite de coco (o aceite MCT o vodka)
500 ml de nata líquida
35 g de queso crema
5 g de edulcorante líquido
una pizca de vainilla

1. Derrite la mitad del chocolate con el aceite de coco. Vierte la mezcla sobre papel de horno y estira haciendo capas finas. Déjalo endurecer.
2. Echa en un bol la nata, el queso crema, el edulcorante líquido y la pizca de vainilla. De manera opcional, puedes añadir 1 cucharadita de aceite de coco, aceite MCT o vodka para evitar que cristalice el helado; así luego se partirá mejor.
3. Rompe la otra mitad del chocolate en pedacitos e incorpóralo a la mezcla de helado que acabas de preparar.
4. Vuelca la mezcla en un recipiente y congela durante al menos 2 horas.

	PORCIONES	CALORÍAS	CARBS	GRASAS	PROTEÍNAS
Receta total:	8	2620,2 kcal	33,2 g	267,2 g	23,8 g
Por porción:	1	327,5 kcal	4,2 g	33,4 g	3,0 g

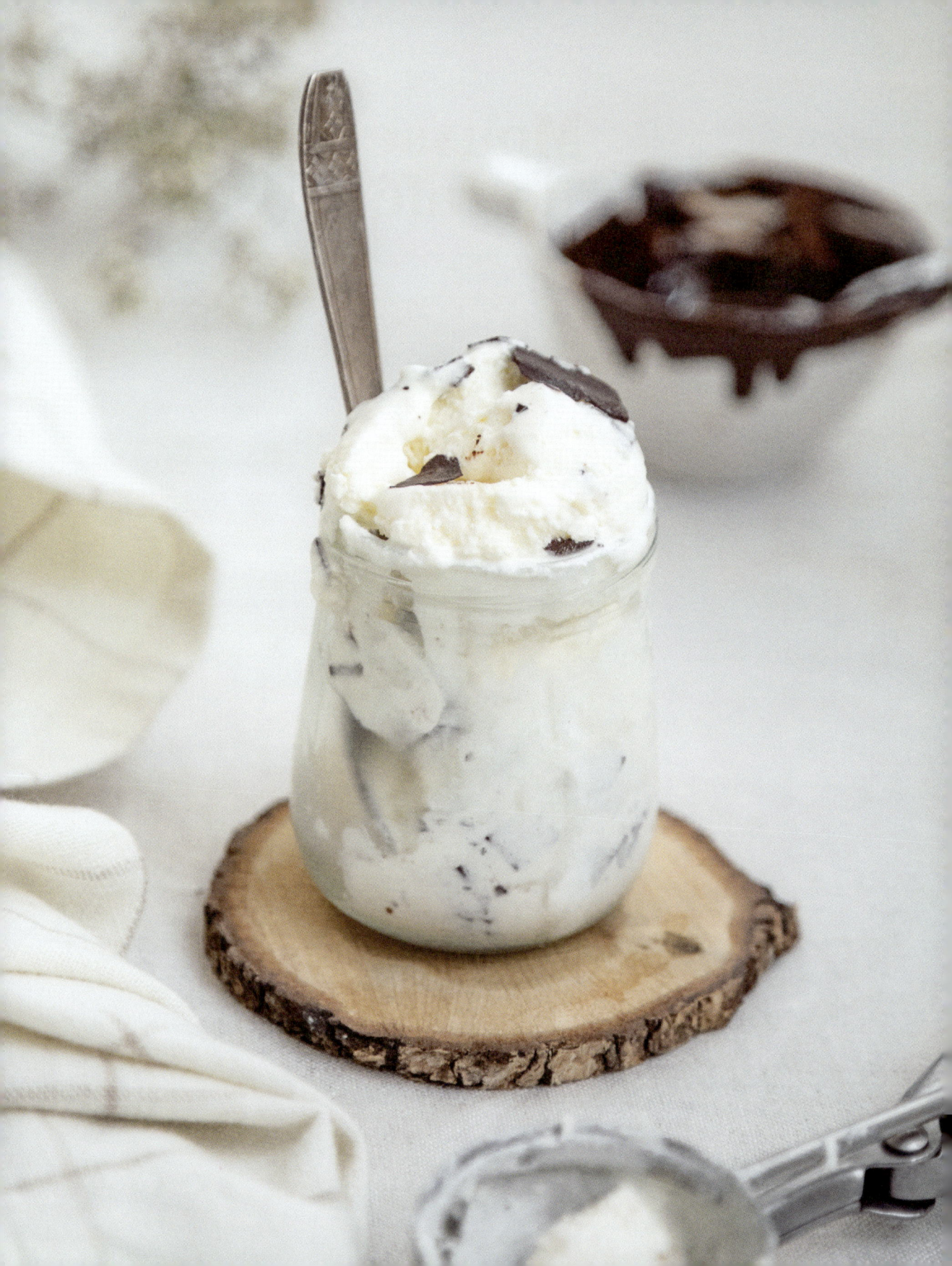

Mousse de café

5 min + 30 min de refrigeración
2 porciones

Ingredientes:
100 ml de café
140 ml de nata líquida
30 g de eritritol
5 g de gelatina en polvo
chocolate negro al gusto

1. En un bol pequeño, mezcla la gelatina sin sabor con una cucharada de agua fría. Deja reposar durante unos minutos para que se hidrate.
2. En un cazo, calienta el café a fuego medio.
3. Agrega la gelatina hidratada al café caliente y revuelve hasta que se disuelva por completo. Retira y deja enfriar.
4. En otro bol, bate la nata junto con el eritritol usando una batidora de varillas hasta obtener picos suaves.
5. Agrega la mezcla de café enfriada a la nata batida y bate unos segundos más.
6. Vuelca la mousse de café en recipientes individuales y refrigera durante al menos 30 minutos.
7. Sirve la mousse de café fría y decora con un poco chocolate negro fundido.

	PORCIONES	CALORÍAS	CARBS	GRASAS	PROTEÍNAS
Receta total:	2	528,6 kcal	5,6 g	54,6 g	3,8 g
Por porción:	1	264,3 kcal	2,8 g	27,3 g	1,9 g

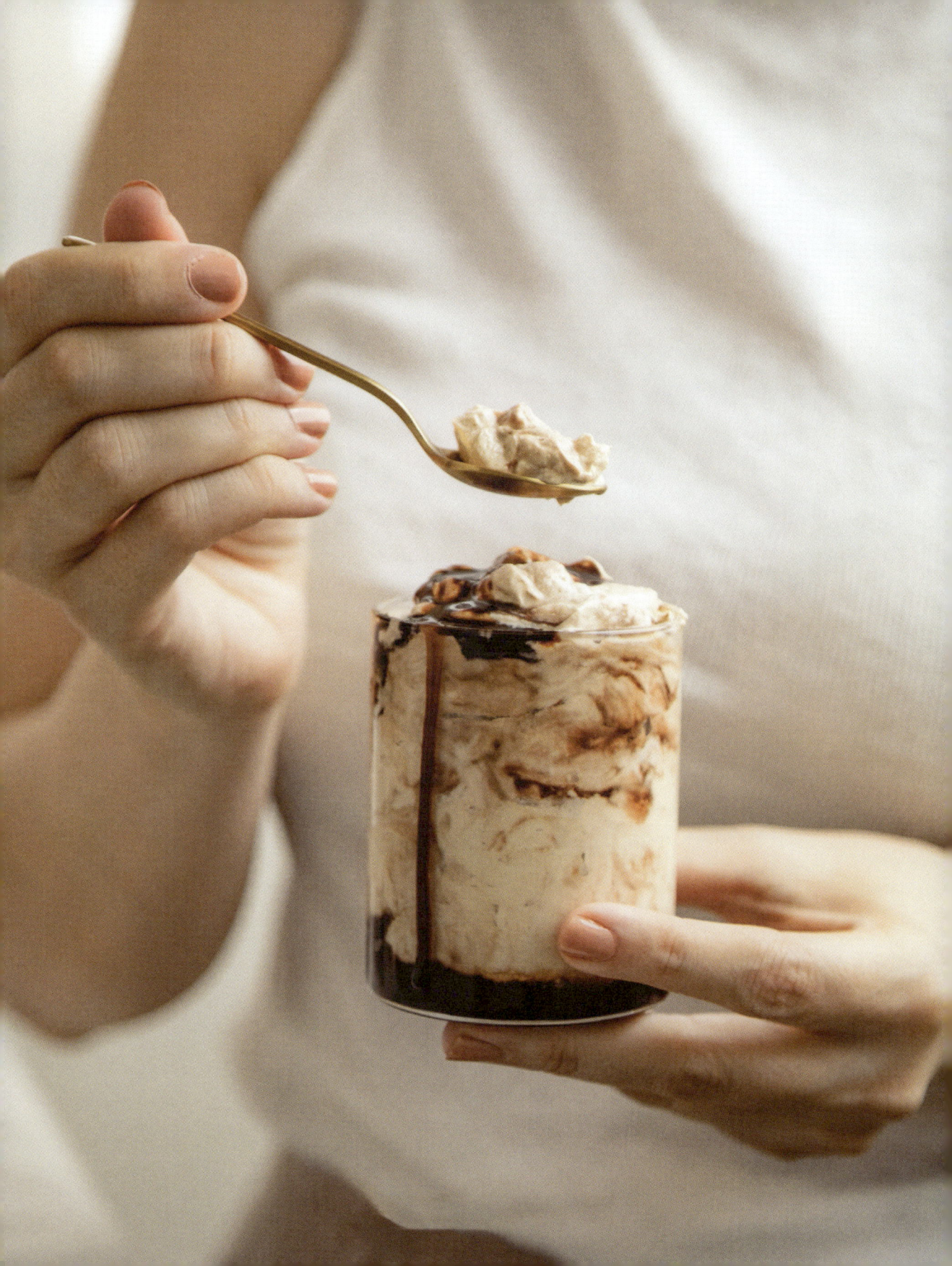

Cheesecake sin horno

15 min + 30 min de refrigeración
6 porciones

Ingredientes para la base:
170 g de frutos secos tostados (almendras, avellanas, anacardos...)
60 g de mantequilla

Ingredientes para el relleno:
380 g de queso crema
175 ml de nata líquida
75 g de eritritol
esencia de vainilla al gusto
el zumo de ½ limón

1. Tritura los frutos secos en un procesador de alimentos.
2. En un bol, mezcla los frutos secos triturados con la mantequilla derretida.
3. En otro bol, bate el queso crema, la nata líquida y el eritritol hasta obtener una mezcla suave y cremosa.
4. Agrega la esencia de vainilla y el zumo de limón. Mezcla bien hasta que todos los ingredientes estén incorporados.
5. Vierte la mezcla de queso crema en una manga pastelera y deja refrigerar 30 minutos.
6. Sirve la base de la tarta en recipientes individuales y reparte la mezcla de queso por encima.

	PORCIONES	CALORÍAS	CARBS	GRASAS	PROTEÍNAS
Receta total:	6	3096,6 kcal	28,3 g	313,0 g	56,6 g
Por porción:	1	516,1 kcal	4,7 g	52,2 g	9,4 g

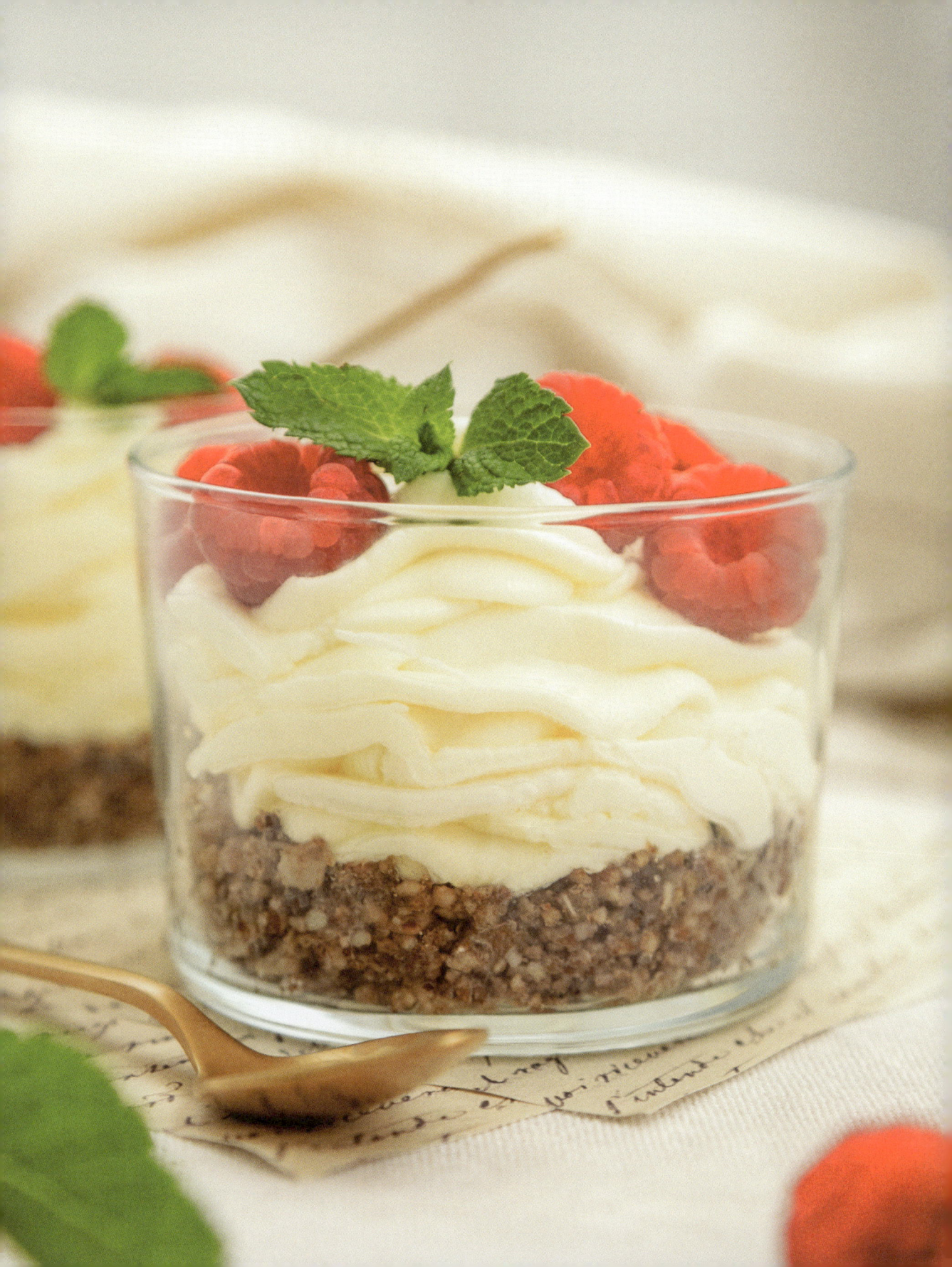

Barritas de yogur heladas

5 min + 4 h de congelación
6 porciones

Ingredientes:

120 g de harina de almendras
35 ml de aceite de coco
230 g de yogur vegetal
50 ml de bebida de almendras
40 g de eritritol
esencia de vainilla al gusto
100 g de fresas y frambuesas
120 g de frutas frescas picadas (opcional)

1. En un bol mezcla la harina de almendras y el aceite de coco.
2. Esparce la mezcla sobre un recipiente de silicona o, en su defecto, usa un molde forrado con papel de hornear para que no se quede pegado al congelar.
3. En otro bol mezcla el yogur vegetal, la bebida de almendras, el eritritol y la vainilla. Vuelca la mezcla encima de la base de las barritas.
4. Tritura las fresas y frambuesas, y, con una cuchara, repártelo por encima del yogur.
5. Congela al menos 4 horas o hasta que la mezcla esté completamente congelada. Puedes servirlo con frutas frescas picadas por encima.

	PORCIONES	CALORÍAS	CARBS	GRASAS	PROTEÍNAS
Receta total:	6	1000,1 kcal	10,1 g	101,5 g	25,4 g
Por porción:	1	166,7 kcal	1,7 g	16,9 g	4,2 g

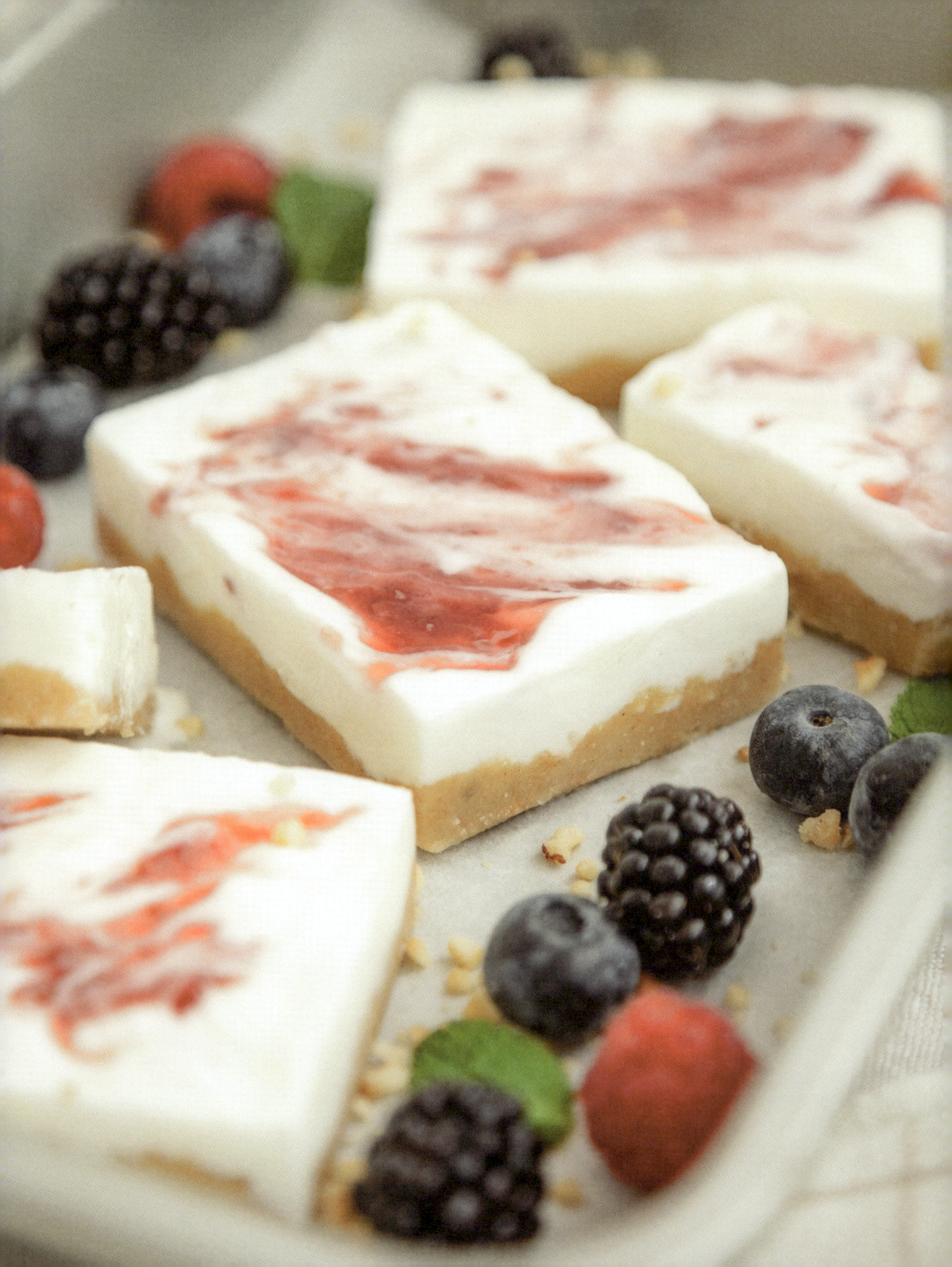

Brownie

25 min
12 porciones

Ingredientes:

150 g de mantequilla
90 g de eritritol
90 g de cacao en polvo
una pizca de sal
2 huevos
30 g de crema de cacahuete o de almendras (y un poco más para decorar)
80 g de harina de almendras

1. Precalienta el horno a 180 °C.
2. Echa la mantequilla, el eritritol, el cacao en polvo y la sal en un recipiente resistente al calor. Derrite la mezcla al baño maría o al microondas, batiendo constantemente.
3. Añade los huevos y la crema de cacahuete, y vuelve a batir. Agrega la harina de almendras y mezcla hasta que esté completamente incorporada (durante 1 minuto aprox.).
4. Vuelca la mezcla en un recipiente metálico forrado con papel de hornear.
5. Hornea durante 15-20 minutos; es importante que, al insertar un palillo en el centro, salga húmedo.
6. Decora con un poquito más de crema de cacahuete o de almendras.

	PORCIONES	KCAL	CARBS	GRASAS	PROTEÍNAS
Receta total:	12	2182,5 kcal	20,9 g	205,8 g	58,0 g
Por porción:	1	181,9 kcal	1,7 g	17,2 g	4,8 g

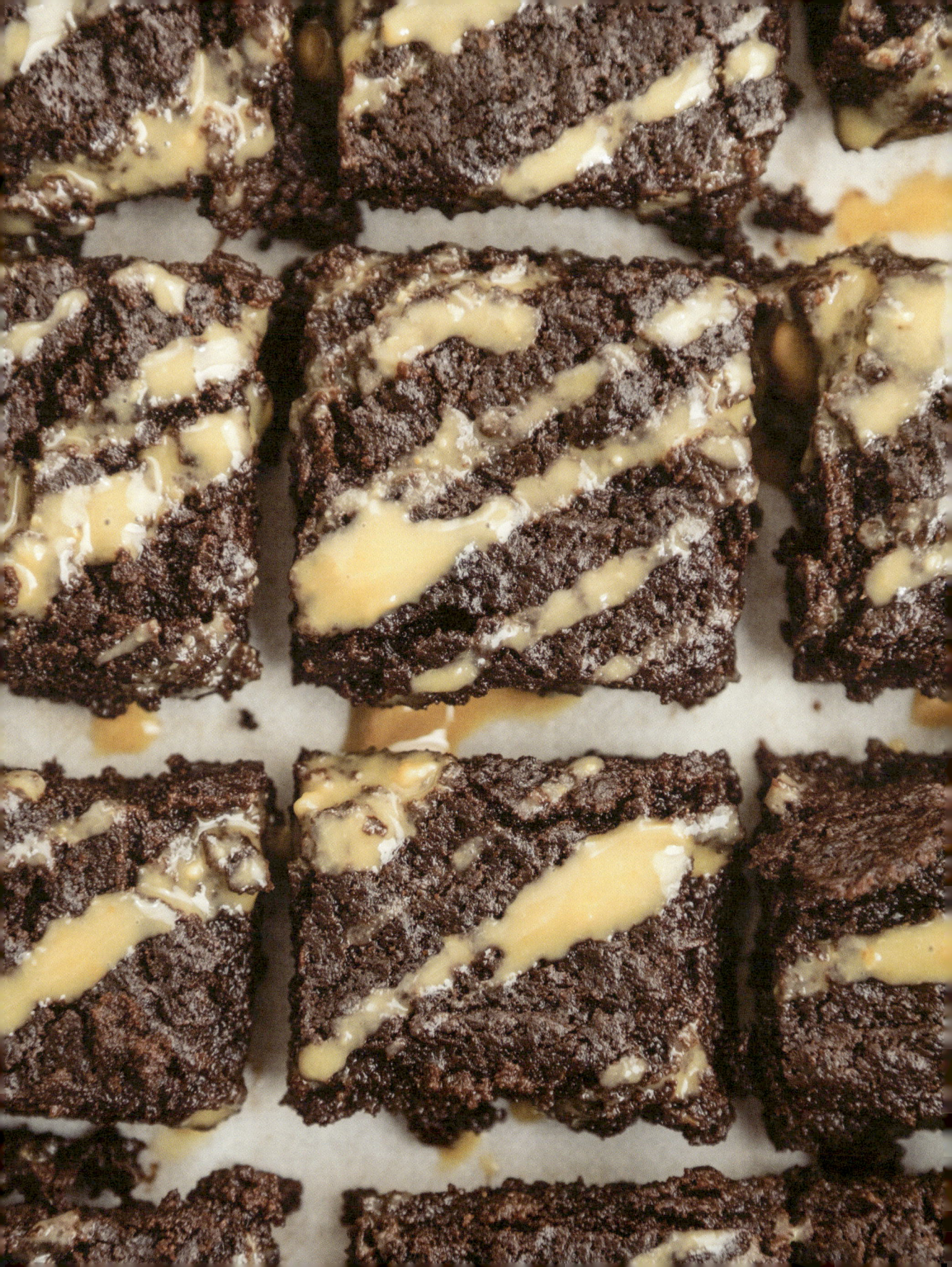

Cookies de semillas sin horno

30 min + 1 h de refrigeración
6 porciones

Ingredientes:

120 g de mantequilla
   (a temperatura ambiente)
60 g de eritritol
esencia de vainilla al gusto
una pizca de sal
275 g de harina de almendras
30 g de chocolate negro
100 g de semillas variadas
   (amapola, calabaza, chía, girasol...)
30 g de nibs de cacao

1. Echa en un bol la mantequilla y bate con una batidora de mano hasta que esté suave y cremosa. Agrega el eritritol, la vainilla y la sal, y bate hasta que se incorporen bien.
2. Agrega la harina de almendras y bate de nuevo unos segundos.
3. Cubre el bol con film transparente y métewlo en la nevera para que la masa se endurezca ligeramente, entre 15 y 20 minutos.
4. Mientras tanto, corta la tableta de chocolate en trocitos. Échalos en un bol junto con las semillas y los nibs de cacao.
5. Saca la masa de la nevera, forma bolitas y báñalas en la mezcla de semillas, cacao y chocolate derretido. Pueden consumirse inmediatamente, pero mi consejo es que antes las refrigeres al menos 1 hora.

	PORCIONES	CALORÍAS	CARBS	GRASAS	PROTEÍNAS
Receta total:	6	3092,1 kcal	33,5 g	304,6 g	77,4 g
Por porción:	1	515,3 kcal	5,6 g	50,8 g	12,9 g

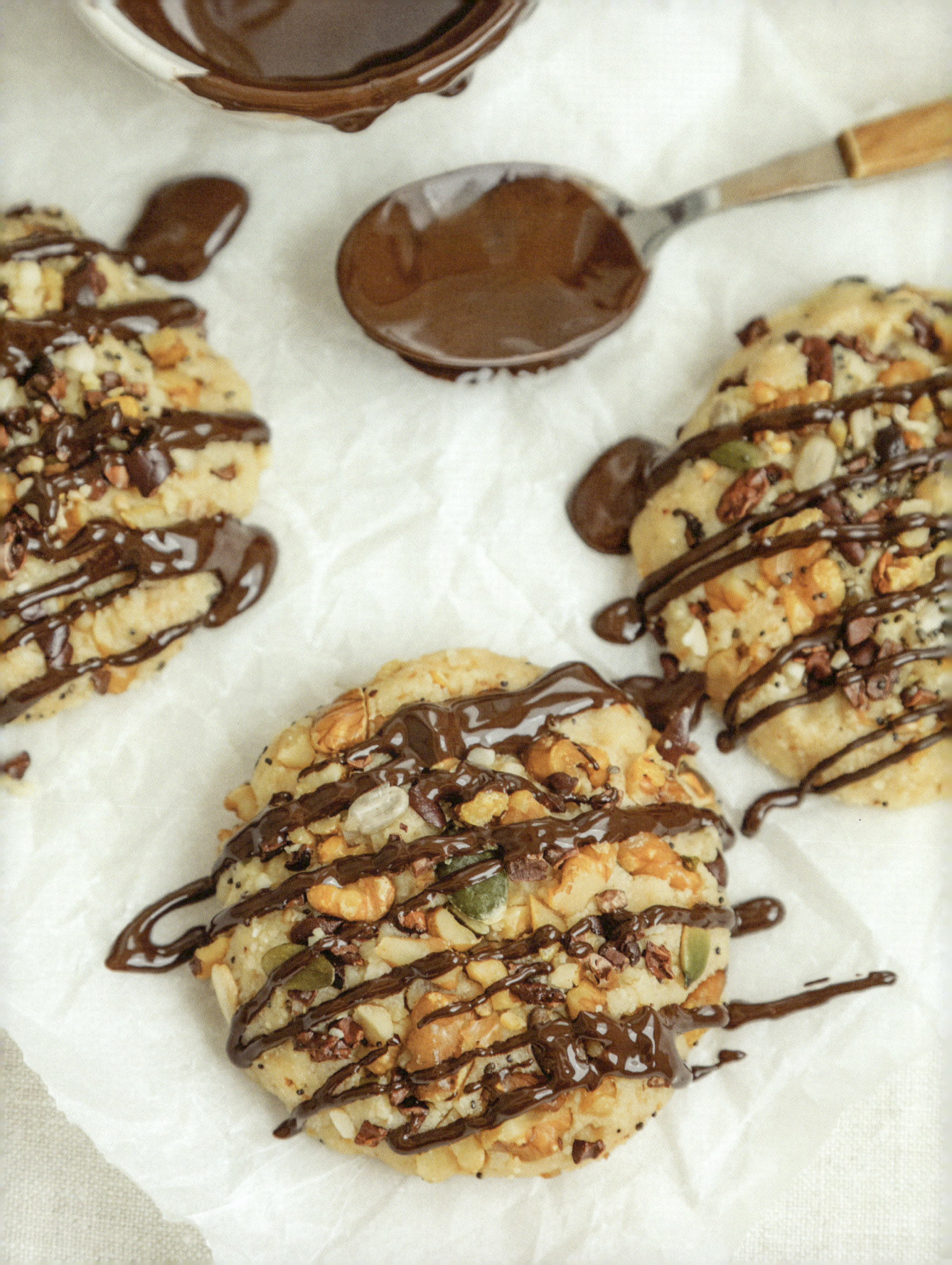

Cupcakes

30 min
6 porciones

Ingredientes del cupcake:
150 g de harina de almendras
40 g de eritritol
½ cucharada de polvo
    para hornear
1 pizca de sal
45 ml de bebida de almendras
45 ml de nata líquida
2 huevos
1 cucharadita de esencia
    de vainilla

Ingredientes del glaseado:
170 g de queso crema
60 g de mantequilla
120 g de eritritol en polvo
25 ml de nata líquida
1 cucharadita de esencia
    de vainilla

1. Precalienta el horno a 180 °C.
2. En un bol echa la harina de almendras, el eritritol, el polvo para hornear y la sal.
3. Agrega la bebida de almendras, la nata líquida, los huevos y la esencia de vainilla. Mezcla hasta formar una masa.
4. Vierte la mezcla en moldes individuales de cupcakes.
5. Hornea 20 minutos.
6. Echa los ingredientes del glaseado en un bol y bátelos con una batidora eléctrica. Vuelca la mezcla en una manga pastelera.
7. Una vez fríos los cupcakes, decóralos con el glaseado.

	PORCIONES	CALORÍAS	CARBS	GRASAS	PROTEÍNAS
Receta total:	6	2169,2 kcal	16,9 g	215,9 g	53,0 g
Por porción:	1	361,5 kcal	2,8 g	36,0 g	8,8 g

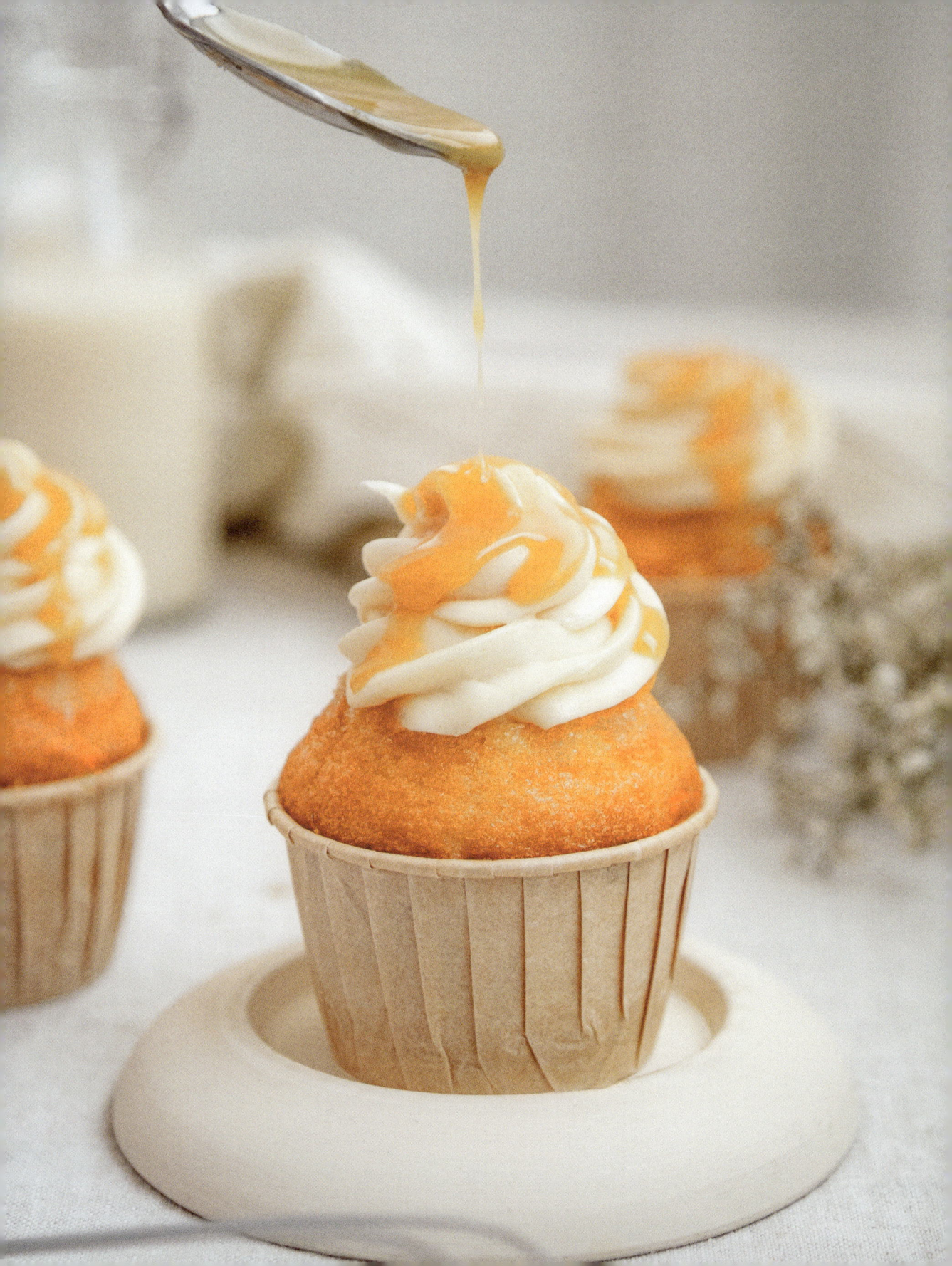

Espuma de fresa

10 min
6 porciones

Ingredientes:

60 gramos de eritritol
300 g de fresas congeladas
2 cucharaditas de zumo de limón
2 claras de huevo

1. En un procesador de alimentos echa el eritritol y pulveriza a máxima potencia hasta conseguir que se convierta en un polvo muy fino.
2. Incorpora en el vaso las fresas congeladas y el zumo de limón. Tritura de nuevo.
3. Vuelca la mezcla en un bol, echa las claras de huevo y con una batidora de mano monta la mezcla hasta que quede una textura de espuma espesa.
4. Sirve solo o con mermelada keto (ver receta en p. 192).

	PORCIONES	CALORÍAS	CARBS	GRASAS	PROTEÍNAS
Receta total:	6	129,4 kcal	16,1 g	0,1 g	9,6 g
Por porción:	1	21,6 kcal	2,7 g	0,0 g	1,6 g

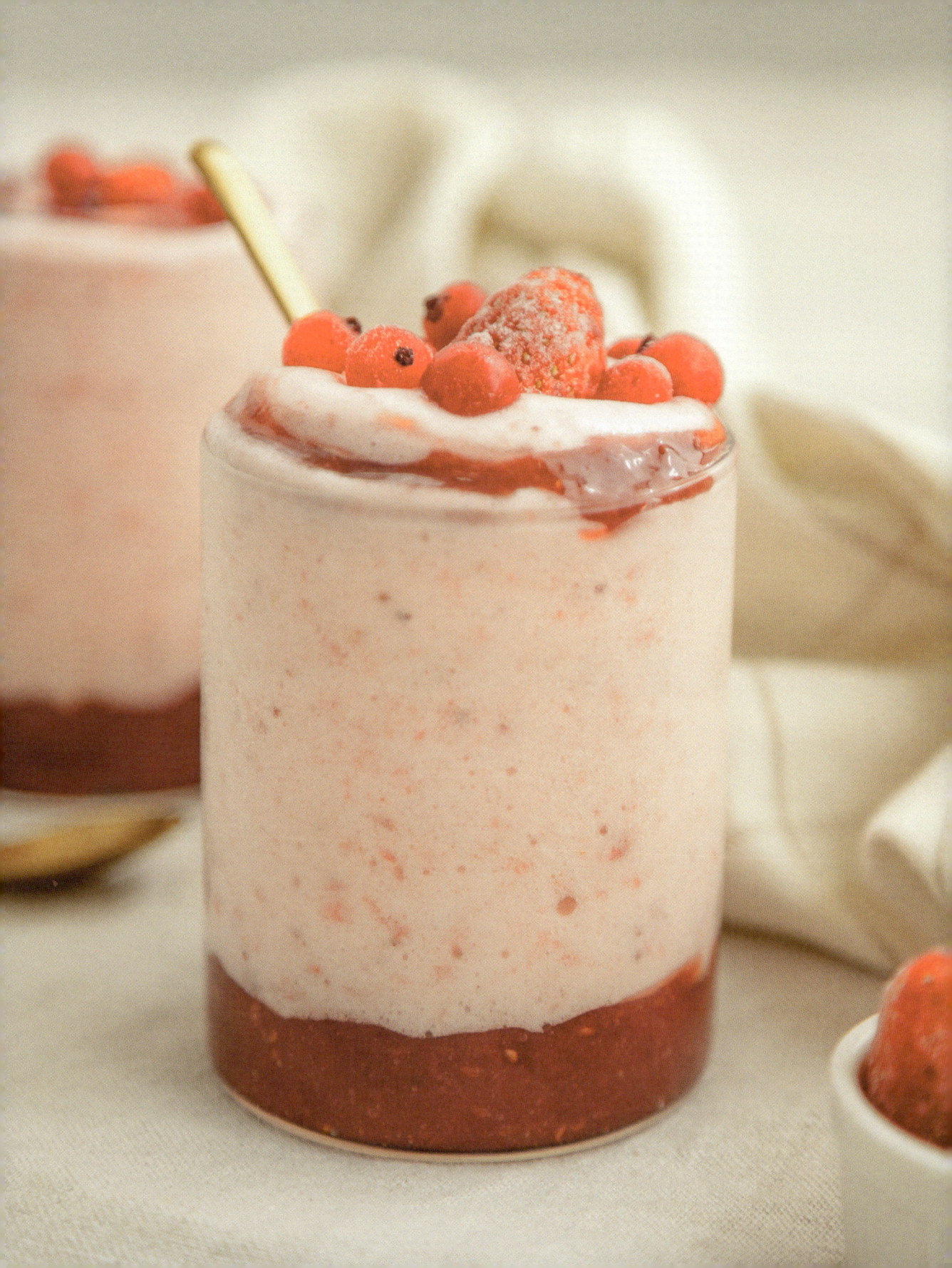

Cake pops de yogur

10 min + 20 min de congelación
8 porciones

Ingredientes:

30 ml de aceite de coco
70 ml de bebida de almendras
esencia de vainilla al gusto
40 g de harina de almendras
10 g de harina de coco
20 g de eritritol
1 cucharadita de polvo
 de hornear
1 huevo
1 cucharada de queso crema
yogur griego para cubrir
 las bolitas
crema de almendras
 o de cacahuete al gusto
 (opcional)

1. Derrite el aceite de coco en un recipiente en el microondas.
2. Echa la bebida de almendras, la esencia de vainilla, la harina de almendras, la harina de coco, el eritritol, el polvo de hornear y el huevo. Mezcla hasta que los ingredientes estén bien combinados. Alisa la parte superior con el dorso de una cuchara.
3. Cocina en el microondas durante aproximadamente 1 o 2 minutos, hasta que esté firme. Deja enfriar en el congelador unos 10 minutos.
4. Echa el bizcochito en un bol, incorpora el queso crema y mezcla con las manos desmigando el bizcocho. Dale forma de bolitas a la masa y métalas al congelador 10 minutos.
5. Echa yogur en un bol. Saca las bolitas y báñalas en yogur. Vuelve a congelar.
6. Para servir los cake pops, puedes utilizar como topping crema de almendras o de cacahuete.

	PORCIONES	CALORÍAS	CARBS	GRASAS	PROTEÍNAS
Receta total:	8	728,2 kcal	8,6 g	70,6 g	20,0 g
Por porción:	1	91,0 kcal	1,1 g	8,8 g	2,5 g

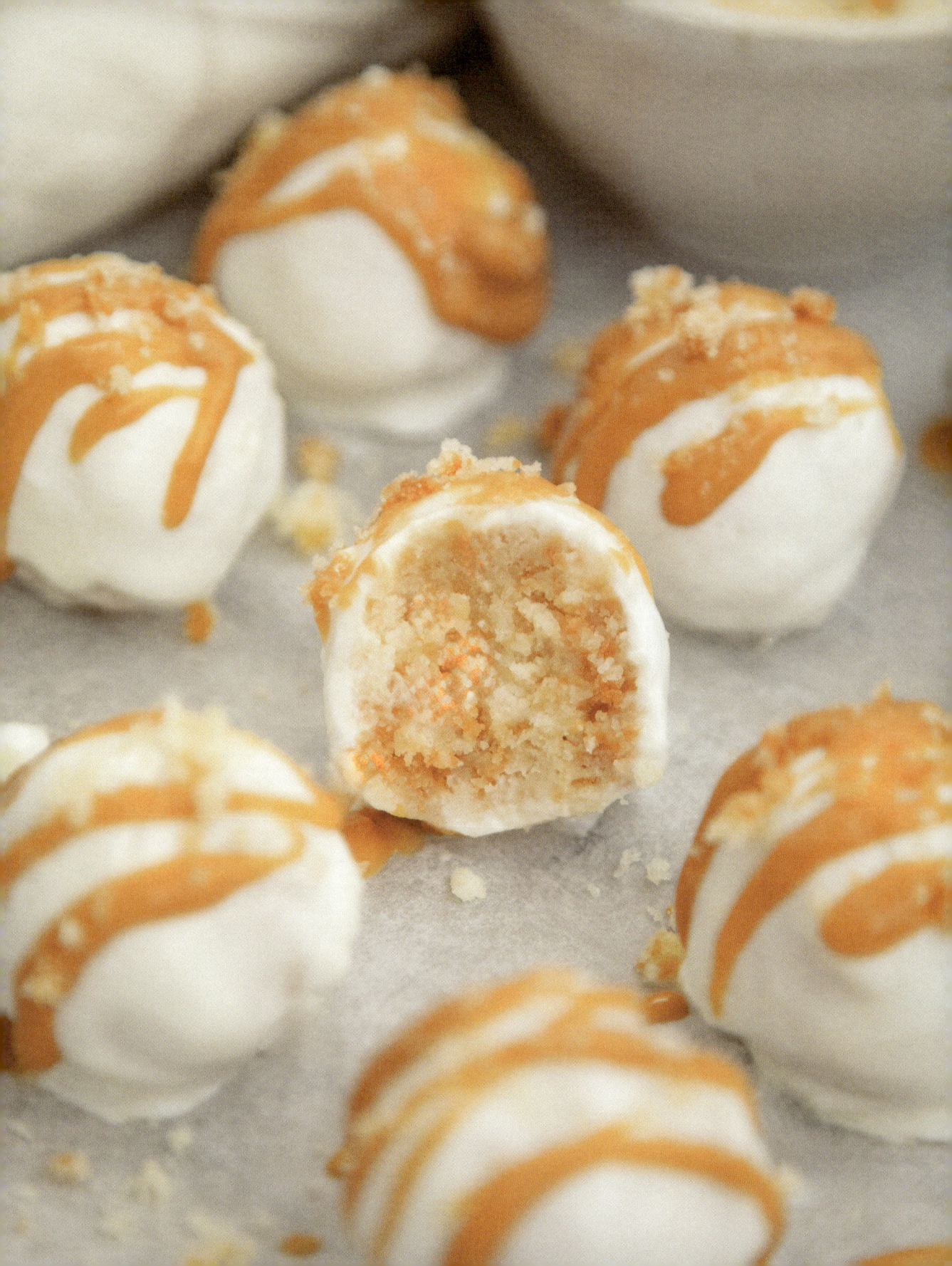

Mermelada

15 min
8 porciones

Ingredientes:

350 g de frambuesas o fresas
45 g de eritritol
10 ml de zumo de limón
1 lámina de gelatina

1. En un bol echa la fruta, el eritritol y el zumo de limón.
2. Cocina al microondas durante 6-8 minutos. Si no tienes microondas puedes cocerlo en un cazo durante 15 minutos.
3. Cuando la mezcla esté caliente, incorpora la lámina de gelatina y remueve.
4. Si no te gustan las pepitas de las frambuesas o las fresas, puedes colar la mermelada antes de guardarla en un tarro hermético en la nevera.

	PORCIONES	CALORÍAS	CARBS	GRASAS	PROTEÍNAS
Receta total:	8	82,2 kcal	13,2 g	0,0 g	2,5 g
Por porción:	1	10,3 kcal	1,6 g	0,0 g	0,3 g

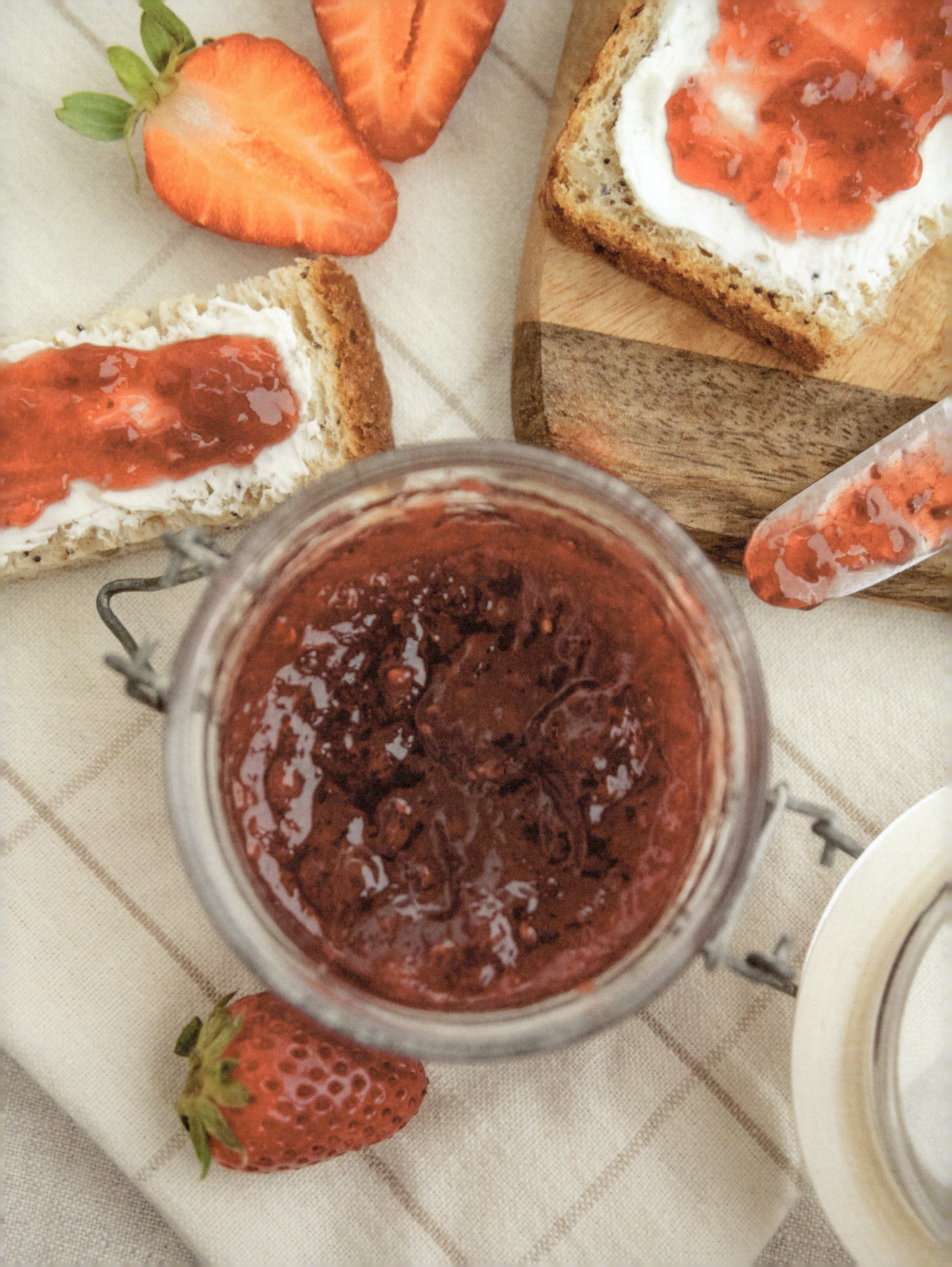

Minipastelitos de coco

35 min
10 porciones

Ingredientes para la masa:

75 g de mantequilla
   (a temperatura ambiente)
70 g de eritritol
2 huevos
70 ml de bebida de coco
60 g de crema de coco en lata
extracto de vainilla al gusto
60 g de harina de coco
½ cucharadita de polvo
   de hornear
una pizca de sal

Ingredientes para el glaseado:

150 g de mascarpone
35 g de coco rallado
30 g de eritritol glass

Ingrediente para decorar:

10 frambuesas

1. Precalienta el horno a 175 °C.
2. En un bol bate con unas varillas la mantequilla y el eritritol hasta que quede esponjoso y de color claro.
3. Sigue batiendo y agrega los huevos uno a uno, la bebida de coco, la crema de coco, el extracto de vainilla, la harina de coco, el polvo de hornear y la sal, hasta que la masa esté cremosa.
4. Vuelca la masa en un molde de horno rectangular, no muy profundo. Hornea 10 minutos.
5. Deja enfriar completamente en la nevera.
6. Prepara el glaseado batiendo el mascarpone con el eritritol y el coco rallado. Échalo en una manga pastelera y refrigera 15 minutos.
7. Con un cortapastas circular, corta el bizcocho para hacer las miniporciones.
8. Coloca una capa del pastelito y cubre con el glaseado. Pon encima una segunda capa y decora con un poco más de glaseado.
9. Sirve con una frambuesa encima.

	PORCIONES	CALORÍAS	CARBS	GRASAS	PROTEÍNAS
Receta total:	10	1896,5 kcal	31,8 g	175,2 g	34,1 g
Por porción:	1	189,6 kcal	3,2 g	17,5 g	3,4 g

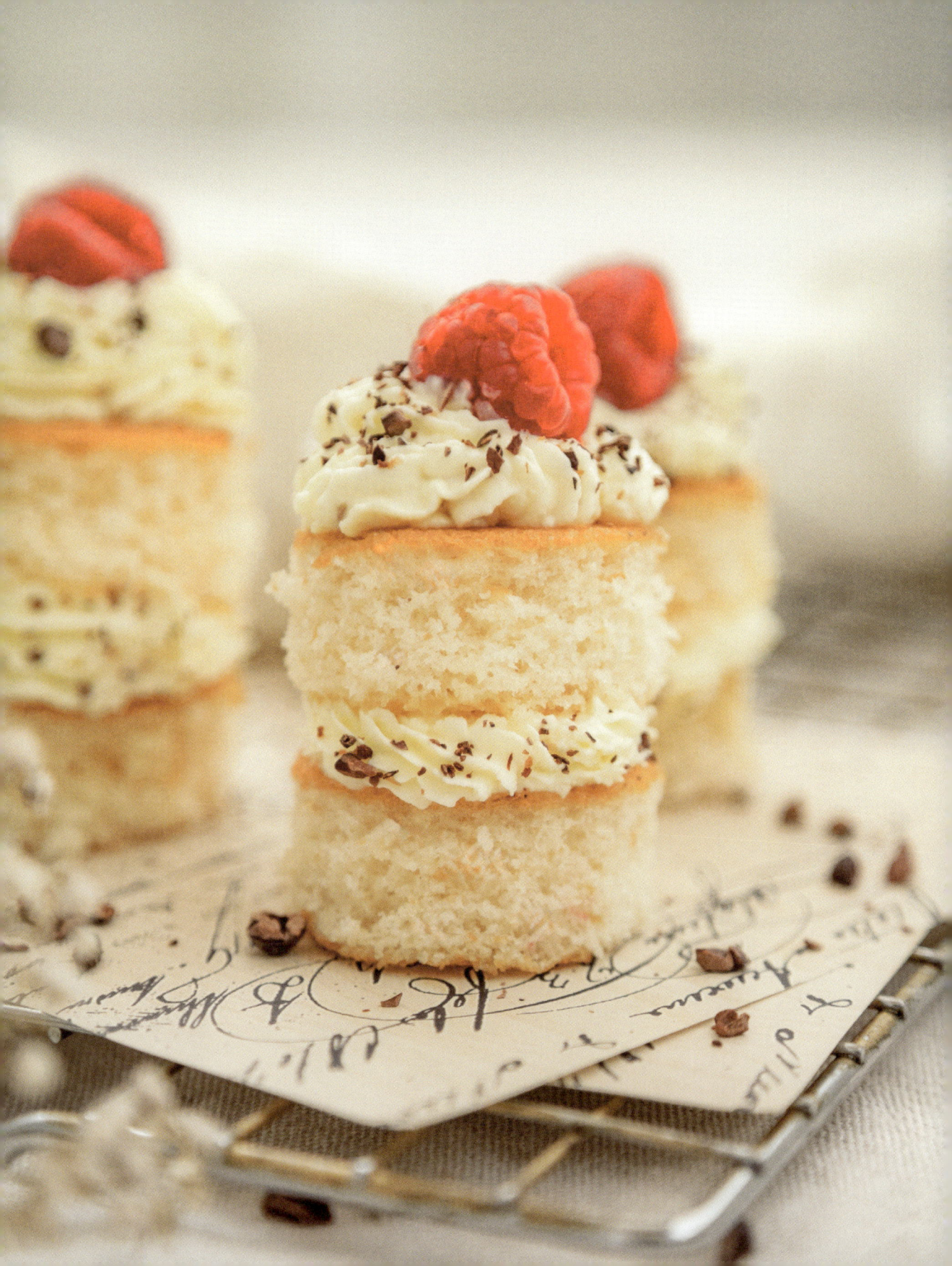

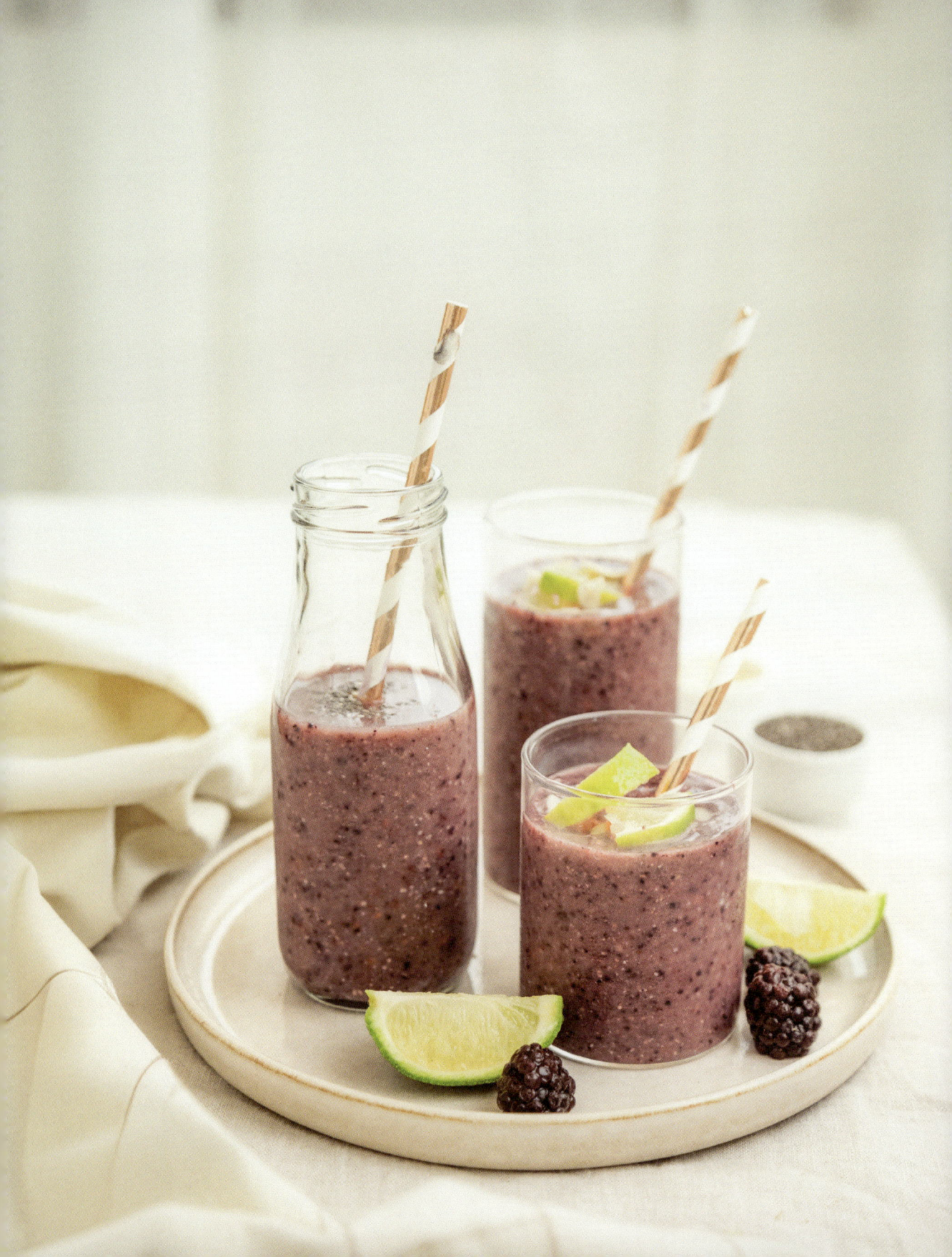

SNACKS Y BEBIDAS

Bulletproof coffee

5 min
1 porción

Ingredientes:
240 ml de café recién hecho
15 ml de aceite de coco o aceite MCT
15 ml de mantequilla sin sal (preferiblemente mantequilla de pasto)
eritritol al gusto (opcional)
esencia de vainilla o canela al gusto (opcional)

1. Prepara el café recién hecho de la forma que más te guste. Asegúrate de que esté caliente.
2. En una batidora, agrega el café caliente, el aceite de coco o aceite MCT, la mantequilla, el endulzante y la vainilla o canela.
3. Tritura a máxima velocidad durante unos 20-30 segundos o hasta que esté bien mezclado y se forme una espuma en la parte superior.
4. Tómatelo solo o con bebida vegetal. Truco: puedes congelar la mezcla en una cubitera e ir usándola por las mañanas.

	PORCIONES	CALORÍAS	CARBS	GRASAS	PROTEÍNAS
Receta total:	1	233,0 kcal	0,0 g	26,9 g	0,0 g
Por porción:	1	233,0 kcal	0,0 g	26,9 g	0,0 g

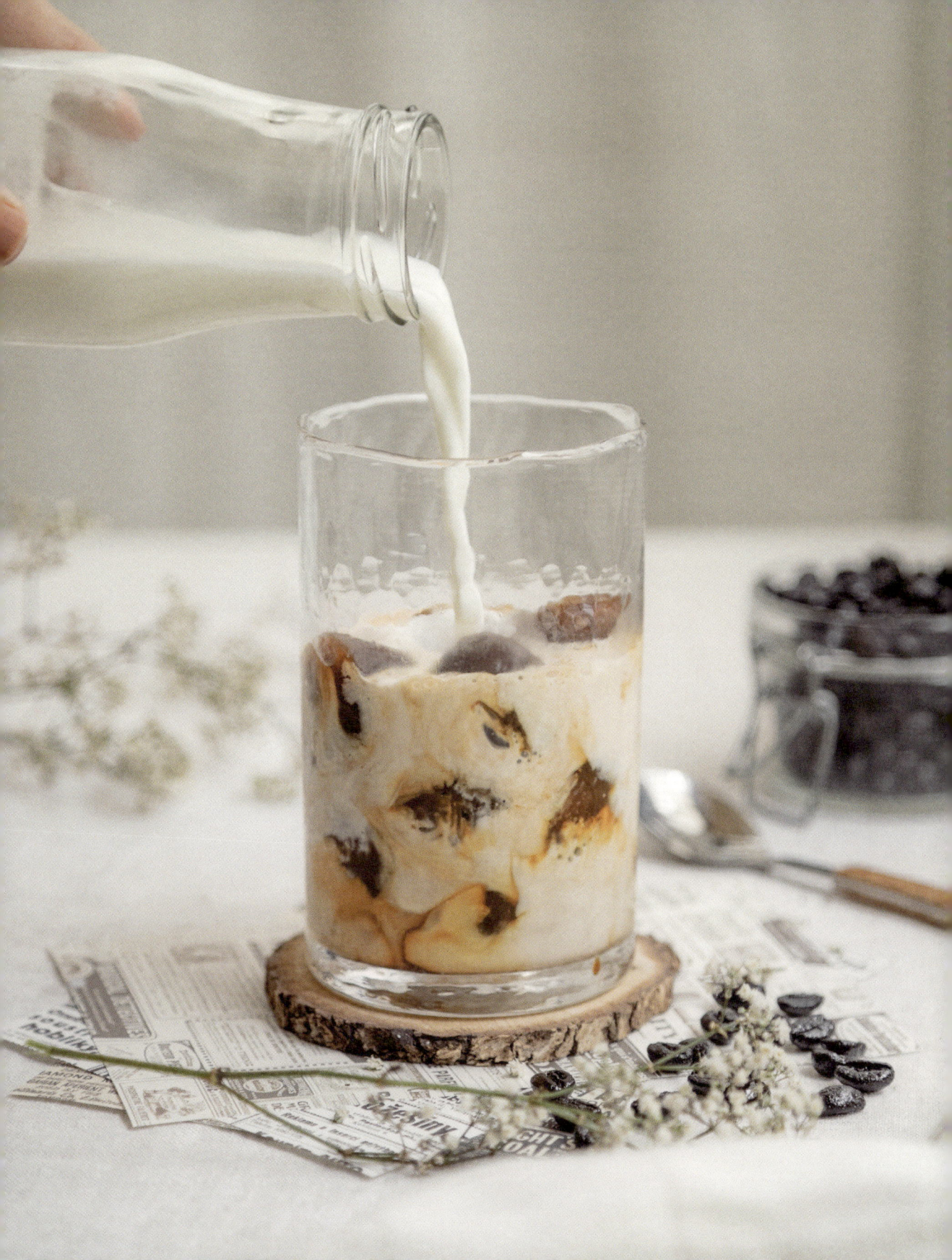

Batido de moras y chía

5 min
2 porciones

Ingredientes:

150 g de moras
250 ml de bebida de almendras
15 g de semillas de chía
15 g de eritritol
esencia de vainilla al gusto (opcional)
30 ml de aceite MCT o de coco (opcional)

1. En una batidora, echa las moras, la bebida de almendras, las semillas de chía, el eritritol y la esencia de vainilla, y el aceite MCT en caso de que quieras incluirlo. Tritura a máxima velocidad.
2. Si las moras están congeladas y se te espesa mucho, agrega agua o más bebida de almendras.
3. Si no están congeladas y quieres espesarlo, agrega hielos y tritura de nuevo.

	PORCIONES	CALORÍAS	CARBS	GRASAS	PROTEÍNAS
Receta total:	2	419,8 kcal	8,2 g	37,8 g	5,9 g
Por porción:	1	209,9 kcal	4,1 g	18,9 g	2,9 g

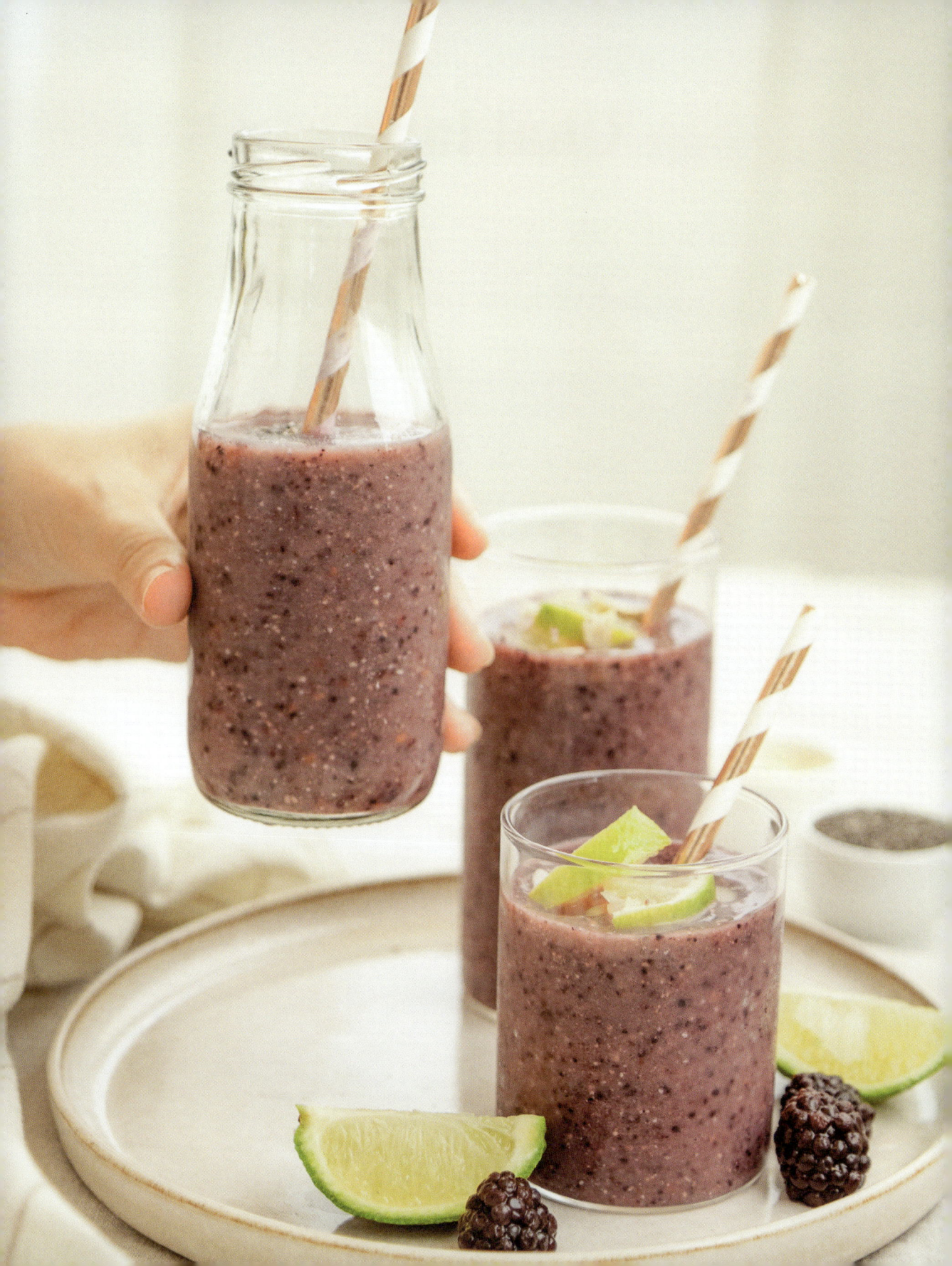

Chai latte

5 min
1 porción

Ingredientes de la mezcla de especias para té chai:

3 cucharaditas de canela en polvo
2 cucharaditas de jengibre en polvo
1 cucharadita de clavo molido
1 cucharadita de cardamomo molido
½ cucharadita de nuez moscada molida
½ cucharadita de pimienta negra molida

Ingredientes para 1 té:

240 ml de agua
1 bolsita de té
½ cucharadita de mezcla de especias para té chai
150 ml de bebida vegetal
15 g de eritritol (opcional)

Instrucciones para la mezcla de especias:

1. En un bol, combina todas las especias: canela, jengibre, clavo, cardamomo, nuez moscada y pimienta negra.
2. Tritura bien las especias en un procesador de alimentos hasta que estén completamente integradas.
3. Pasa la mezcla de especias a un frasco o contenedor hermético para su almacenamiento.

Instrucciones:

1. Hierve el agua, infusiona en ella la bolsita de té y añade la mezcla de especias.
2. Mientras tanto, calienta la bebida vegetal. Usa un espumador de leche para crear la espuma característica de esta bebida.
3. Retira la bolsita de té.
4. Sirve en un vaso primero el té y luego la espuma de bebida vegetal encima. Agrega el eritritol y mezcla.

	PORCIONES	CALORÍAS	CARBS	GRASAS	PROTEÍNAS
Receta total:	1	19,5 kcal	0,3 g	1,7 g	0,8 g
Por porción:	1	19,5 kcal	0,3 g	1,7 g	0,8 g

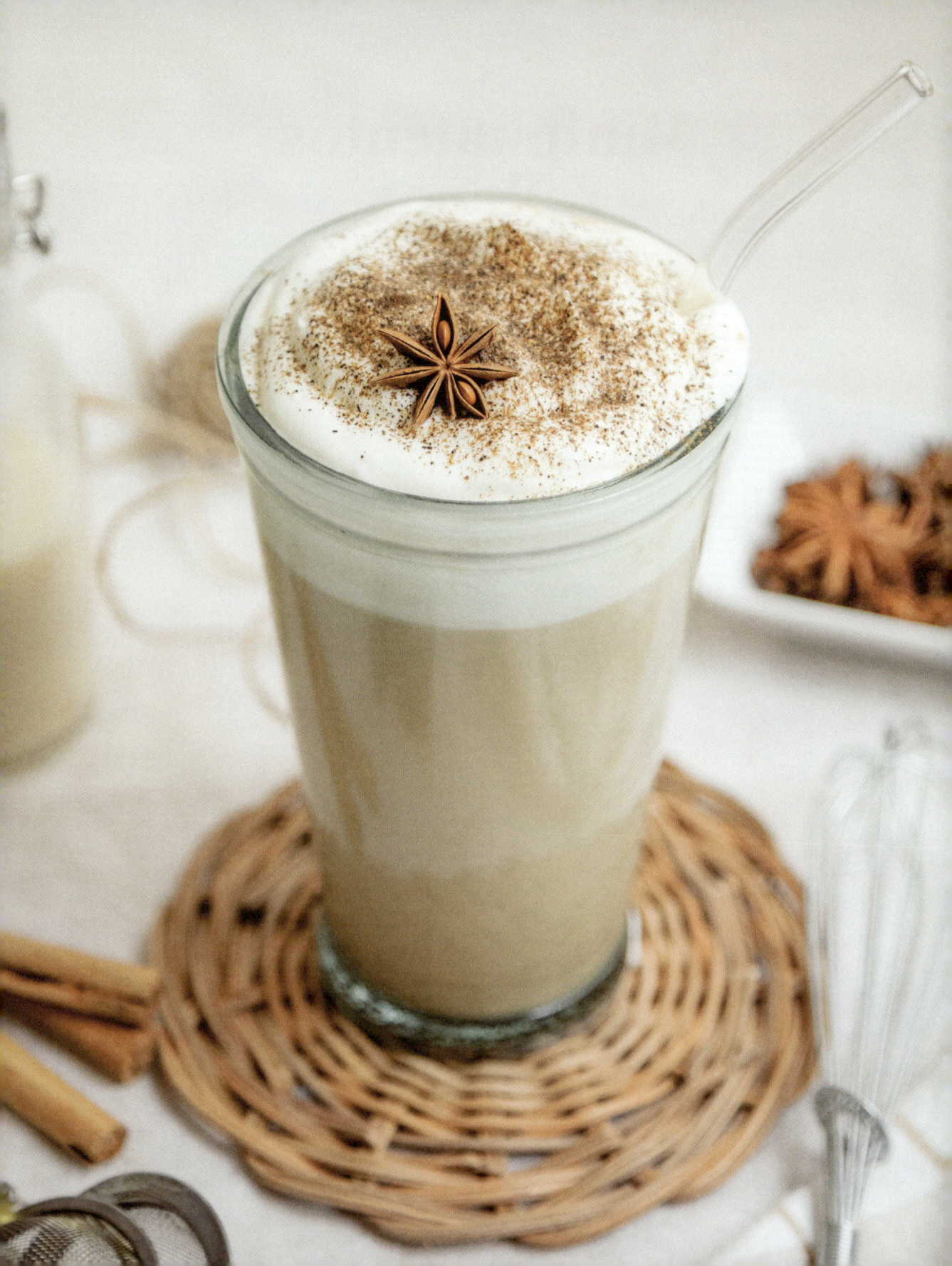

Minipimientos rellenos

10 min
3 porciones

Ingredientes:

10 minipimientos
2 lonchas de beicon
270 g de queso crema
20 ml de aceite de oliva
1 diente pequeño de ajo
10 g de perejil
una pizca de sal y pimienta
semillas de sésamo

1. Corta los pimientos por la mitad y reserva.
2. Calienta una sartén a fuego medio-alto y cocina el beicon hasta que quede bien crujiente.
3. En un bol mezcla el queso crema, el aceite de oliva, el ajo picado, el perejil picado, el beicon picado, la sal y la pimienta.
4. Rellena cada una de las mitades de los pimientitos con un poco de la mezcla.
5. Decora con las semillas de sésamo.

	PORCIONES	CALORÍAS	CARBS	GRASAS	PROTEÍNAS
Receta total:	3	1129,3 kcal	23,1 g	104,4 g	19,5 g
Por porción:	1	376,4 kcal	7,7 g	34,8 g	6,5 g

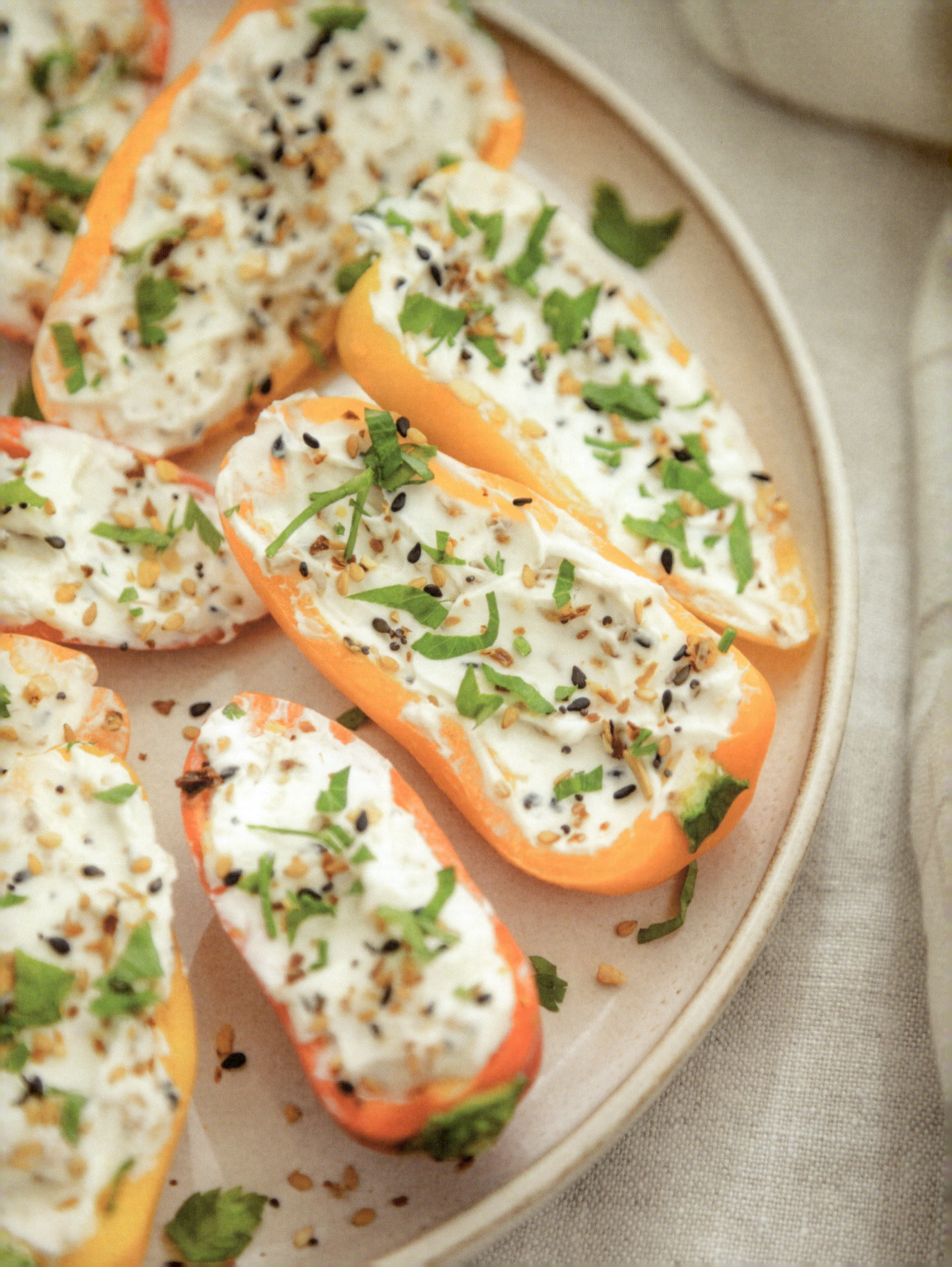

Limonada con pepino

5 min + 15 min de refrigeración
6 vasos

Ingredientes:
2 limones pequeños
1 pepino pequeño
50 g de eritritol
1 l de agua fría
hielo al gusto
rodajas de limón u hojas de menta o albahaca para decorar (opcional)

1. En un procesador de alimentos potente tritura los limones enteros troceados y con la piel junto con el pepino pelado, el eritritol y el agua.
2. Echa la mezcla en una jarra junto con el hielo. Deja enfriar 15 minutos.
3. Sirve en vasos individuales.
4. Opcionalmente, puedes decorar cada vaso con rodajas de limón y hojas de menta o albahaca para darle un toque de frescura.

	PORCIONES	CALORÍAS	CARBS	GRASAS	PROTEÍNAS
Receta total:	6	40,0 kcal	9,7 g	0,2 g	2,1 g
Por porción:	1	6,7 kcal	1,6 g	0,0 g	0,3 g

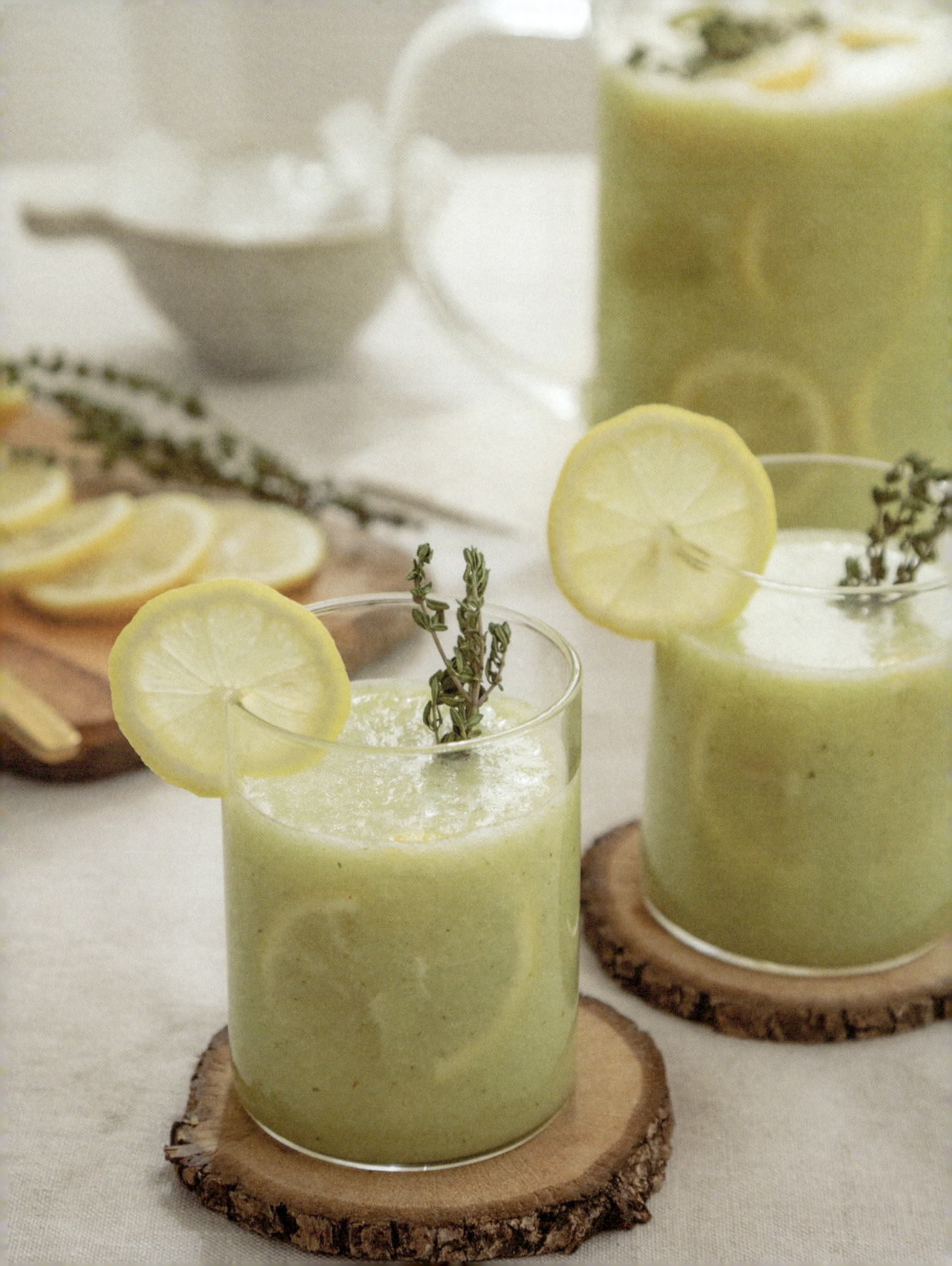

Café dalgona

2 min
1 porción

Ingredientes:

2 cucharadas de café instantáneo
1 cucharada de eritritol
2 cucharadas de agua caliente
200 ml de bebida de almendras

1. En un bol, mezcla el café instantáneo, el eritritol y el agua caliente.
2. Con un espumador de leche, bate la mezcla durante unos minutos hasta que se forme una espuma espesa y suave.
3. En un vaso, vierte la bebida de almendras, que puedes tomar fría o caliente. (También puedes usar leche de coco).
4. Coloca la espuma de café encima de la leche.

	PORCIONES	CALORÍAS	CARBS	GRASAS	PROTEÍNAS
Receta total:	1	26,0 kcal	0,4 g	2,2 g	1,0 g
Por porción:	1	26,0 kcal	0,4 g	2,2 g	1,0 g

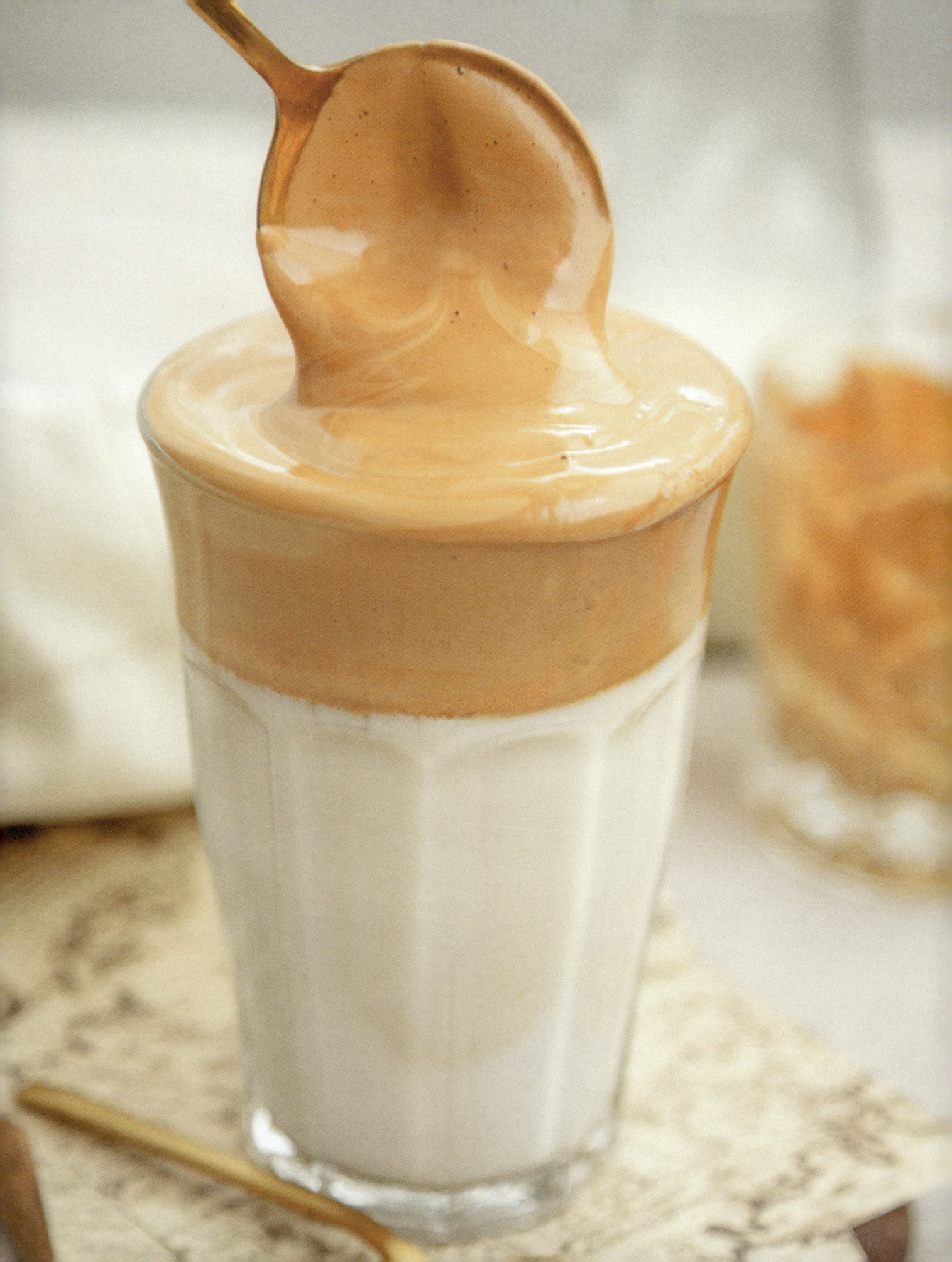

Praliné de frutos secos

10 min + 1 h de refrigeración
5 porciones

Ingredientes:

100 g de frutos secos variados (nueces, avellanas, almendras…)
100 g de mantequilla
40 g de eritritol
½ cucharadita de bicarbonato
110 ml de nata
esencia de vainilla al gusto

1. Precalienta el horno a 200 °C.
2. Coloca los frutos secos en una bandeja para hornear y espárcelos. Tuéstalos en el horno durante 3 minutos.
3. Pon una sartén a calentar a fuego medio y echa la mitad de la mantequilla.
4. Mientras se derrite, incorpora el eritritol, el bicarbonato y la nata.
5. Remueve con una espátula hasta que tome un color dorado.
6. Apaga el fuego y agrega la cantidad restante de mantequilla, junto con la vainilla.
7. Vierte los frutos secos tostados en la sartén y mezcla rápidamente con la espátula para cubrirlos con la mezcla de praliné.
8. Con una cuchara, toma porciones de la mezcla y colócalas en un plato forrado con papel de horno. Refrigera 1 hora.

	PORCIONES	CALORÍAS	CARBS	GRASAS	PROTEÍNAS
Receta total:	5	1219,8 kcal	9,2 g	126,6 g	20,4 g
Por porción:	1	244,0 kcal	1,8 g	25,3 g	4,1 g

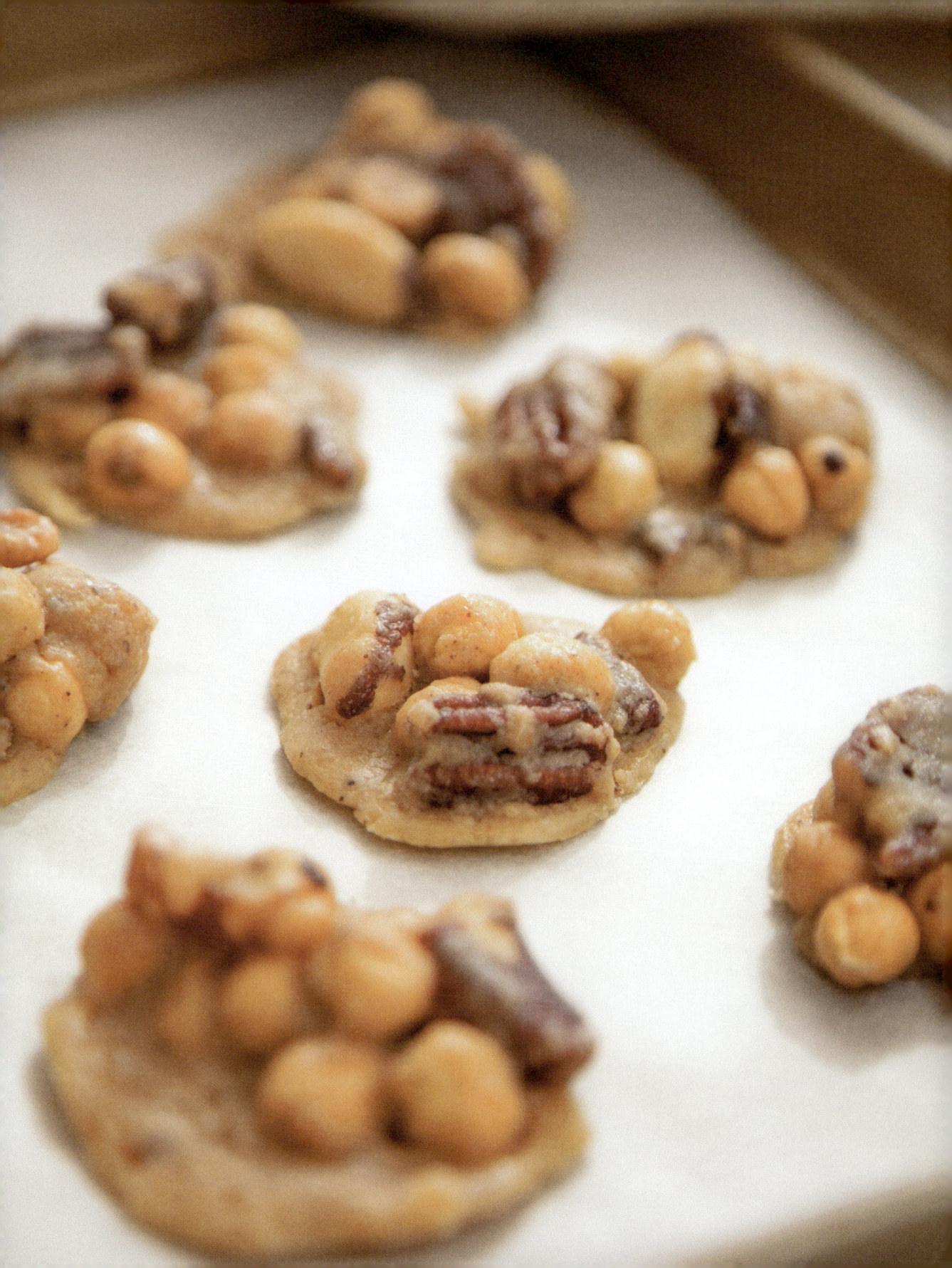

Bebida de vinagre de manzana

5 min + 5 min de reposo
1 porción

Ingredientes:
450 ml de agua
2 cucharadas de vinagre de sidra de manzana
4 rodajas de limón
½ cucharadita de jengibre rallado
una pizca de canela en polvo o una rama
una pizca de pimienta de cayena

1. Pon un cazo a calentar con el agua hasta que hierva. Apaga el fuego.
2. Agrega el vinagre, el limón, el jengibre, la canela y la pimienta de cayena. Deja reposar 5 minutos.
3. Sirve caliente o con hielos.

	PORCIONES	CALORÍAS	CARBS	GRASAS	PROTEÍNAS
Receta total:	1	0 kcal	0 g	0 g	0 g
Por porción:	1	0 kcal	0 g	0 g	0 g

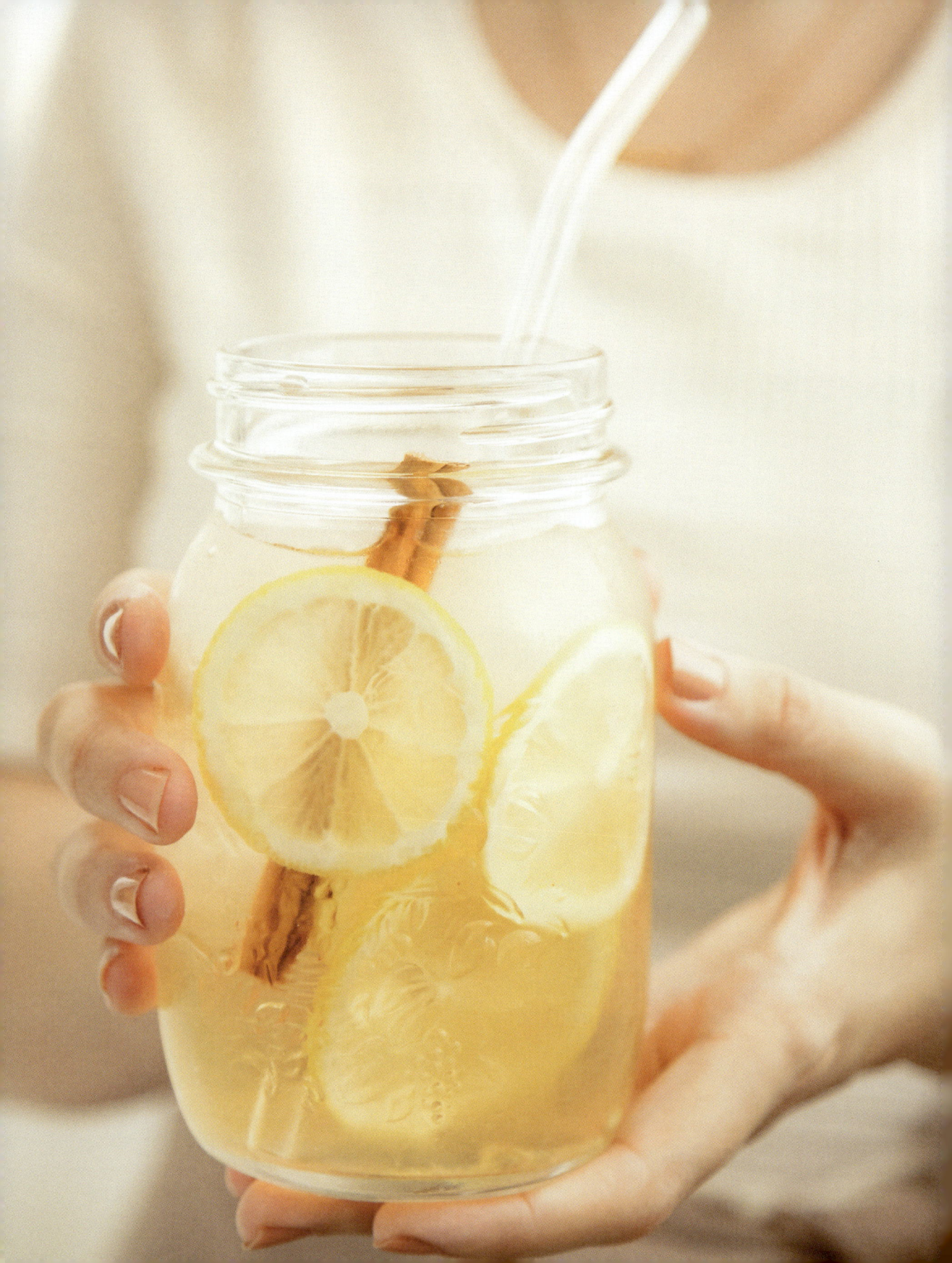

Minigofres al horno

10 min
12 porciones

Ingredientes:
75 g de harina de almendras
una pizca de sal
1 cucharadita de polvo
   de hornear
45 g de eritritol
2 huevos
esencia de vainilla al gusto
chocolate negro al gusto

1. Precalienta el horno a 175 °C.
2. En un bol mezcla la harina de almendras, la sal, el polvo de hornear y el eritritol.
3. Incorpora los huevos y la vainilla. Mezcla de nuevo.
4. Vuelca la mezcla en moldes de silicona pequeños en forma de gofre; si no tienes, pueden hacerse en la gofrera. Hornea 7 minutos.
5. Derrite chocolate negro y baña los gofres.

	PORCIONES	CALORÍAS	CARBS	GRASAS	PROTEÍNAS
Receta total:	12	1049,3 kcal	16,1 g	97,0 g	36,0 g
Por porción:	1	87,4 kcal	1,3 g	8,1 g	3,0 g

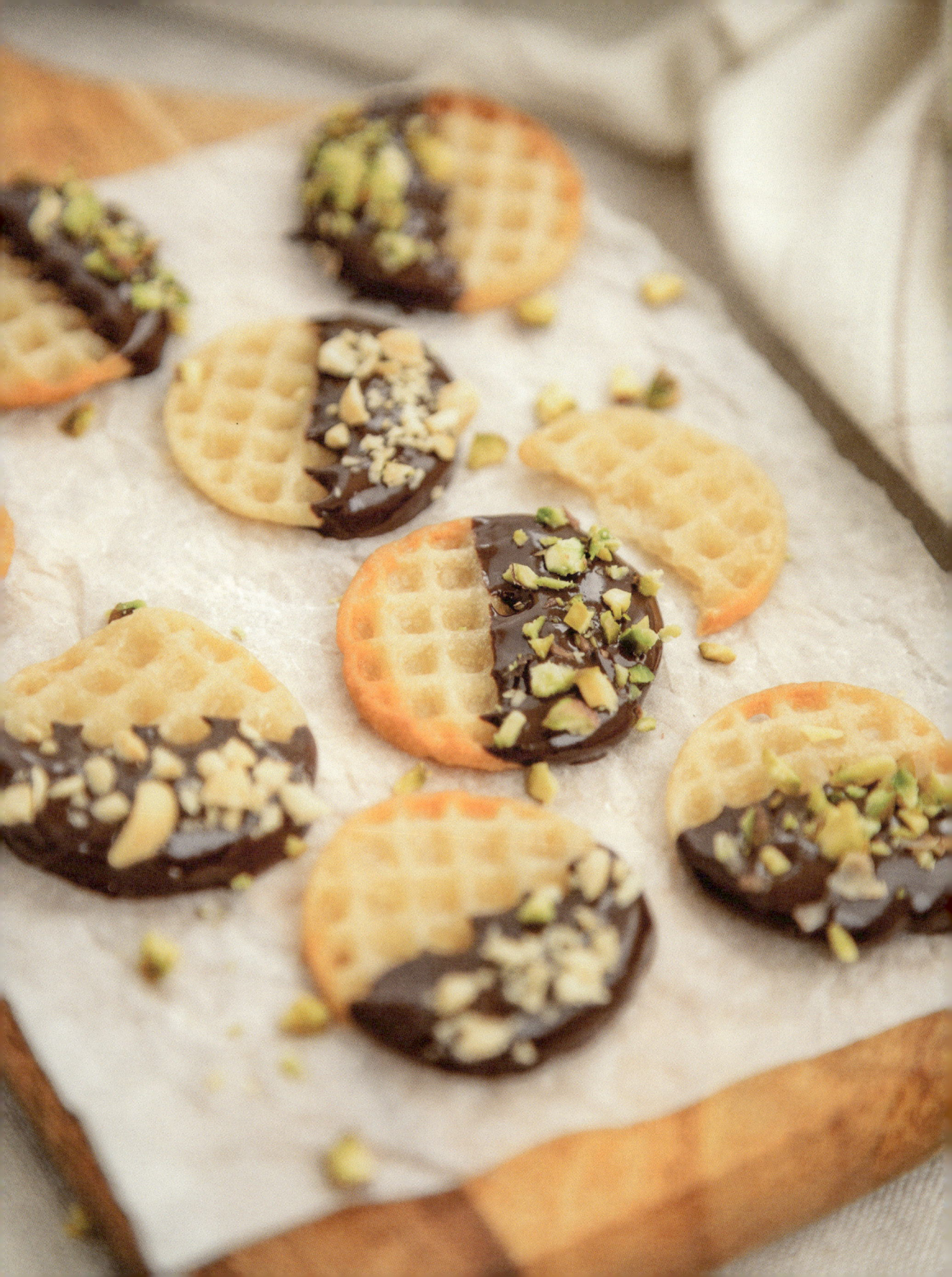

Rocas de yogur y frutos rojos

5 min + 1 h de congelación
5 porciones

Ingredientes:
100 g de yogur
100 g de frutos rojos variados (arándanos, frambuesas, moras...)
175 g de chocolate negro
25 ml de aceite de coco
sal marina en escamas para decorar

1. En un cuenco echa el yogur y los frutos rojos. Mezcla bien asegurándote de que los frutos rojos quedan cubiertos por completo.
2. Forra una bandeja o recipiente que quepa en el congelador con papel del horno. Echa cucharadas de la mezcla y forma montañitas. Congela 1 hora.
3. Funde el chocolate negro en el microondas con el aceite de coco. Cubre los bocaditos con una capa de chocolate fundido y, cuando todavía esté caliente, échales por encima unas escamas de sal.

	PORCIONES	CALORÍAS	CARBS	GRASAS	PROTEÍNAS
Receta total:	5	1416,2 kcal	33,3 g	133,1 g	22,3 g
Por porción:	1	283,2 kcal	6,7 g	26,6 g	4,5 g

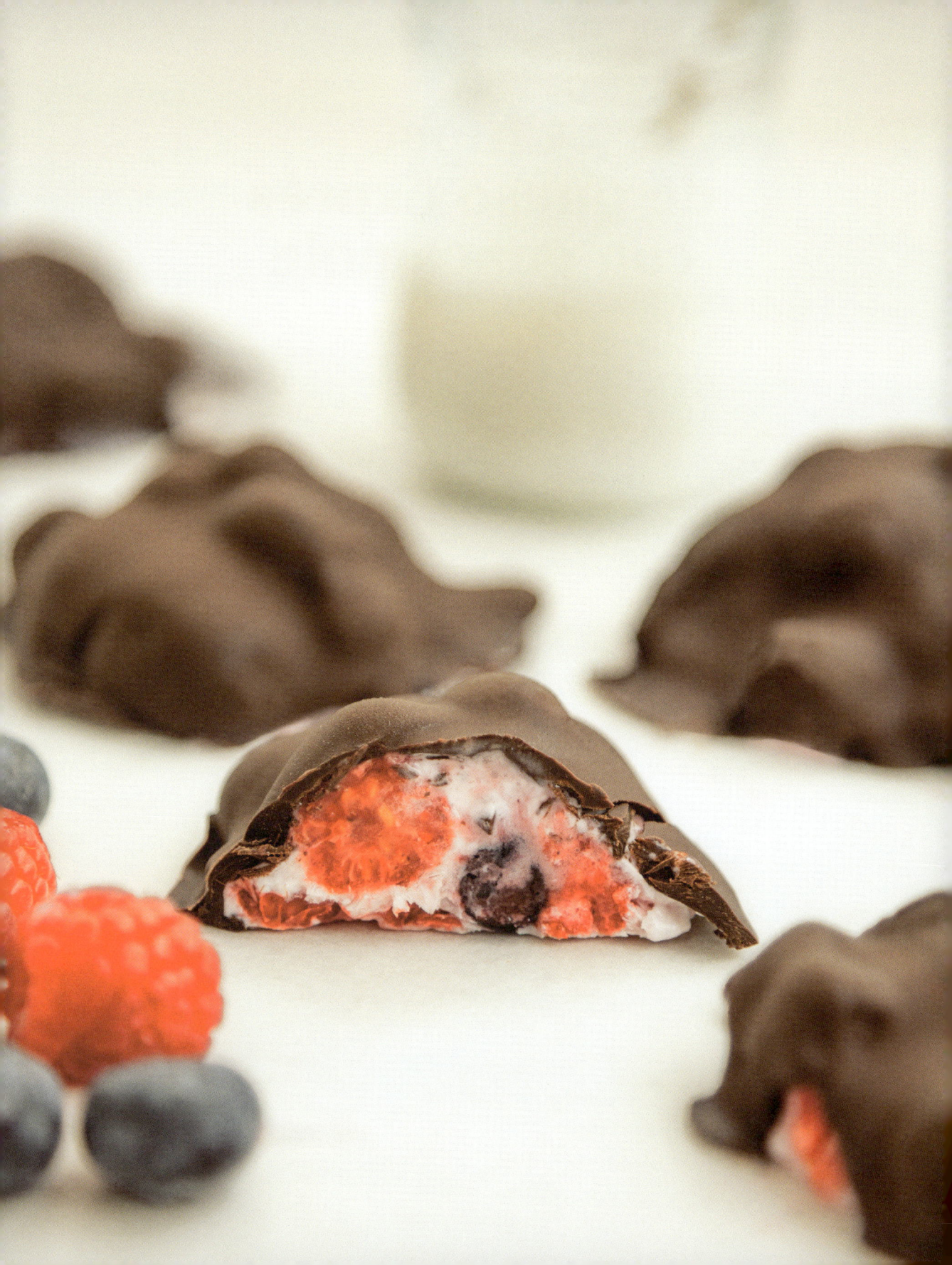

Chips de queso exprés con guacamole

10 min
4 porciones

Ingredientes para las chips de queso:
8 lonchas de queso cheddar (vale cualquier queso)
semillas variadas al gusto
guindilla en polvo al gusto

Ingredientes para el guacamole:
2 aguacates
60 g de tomate
25 g de cebolla
½ diente de ajo
el zumo de ½ lima
cilantro fresco al gusto
sal y pimienta al gusto

Instrucciones:

1. Corta cada loncha de queso en 4 cuadraditos.
2. Colócalas encima de un plato y espolvorea las semillas y la guindilla.
3. Mete al microondas 2-3 minutos.
4. Deja enfriar 5 minutos mientras haces el guacamole.

Instrucciones para el guacamole:

1. Corta los aguacates por la mitad, retira el hueso y saca la pulpa con una cuchara.
2. En un bol, machaca la pulpa de aguacate con un tenedor hasta obtener una consistencia suave pero con algunos trozos.
3. Pica finos el tomate, la cebolla y el ajo, y échalos al bol del aguacate.
4. Exprime el zumo de lima sobre la mezcla de aguacate.
5. Pica fino el cilantro fresco y añádelo al bol junto con la sal y la pimienta.
6. Mezcla todos los ingredientes hasta que estén bien combinados.
7. Sirve el guacamole con los chips de queso.

	PORCIONES	CALORÍAS	CARBS	GRASAS	PROTEÍNAS
Receta total:	4	834,7 kcal	10,3 g	73,3 g	19,1 g
Por porción:	1	208,7 kcal	2,6 g	18,3 g	4,8 g

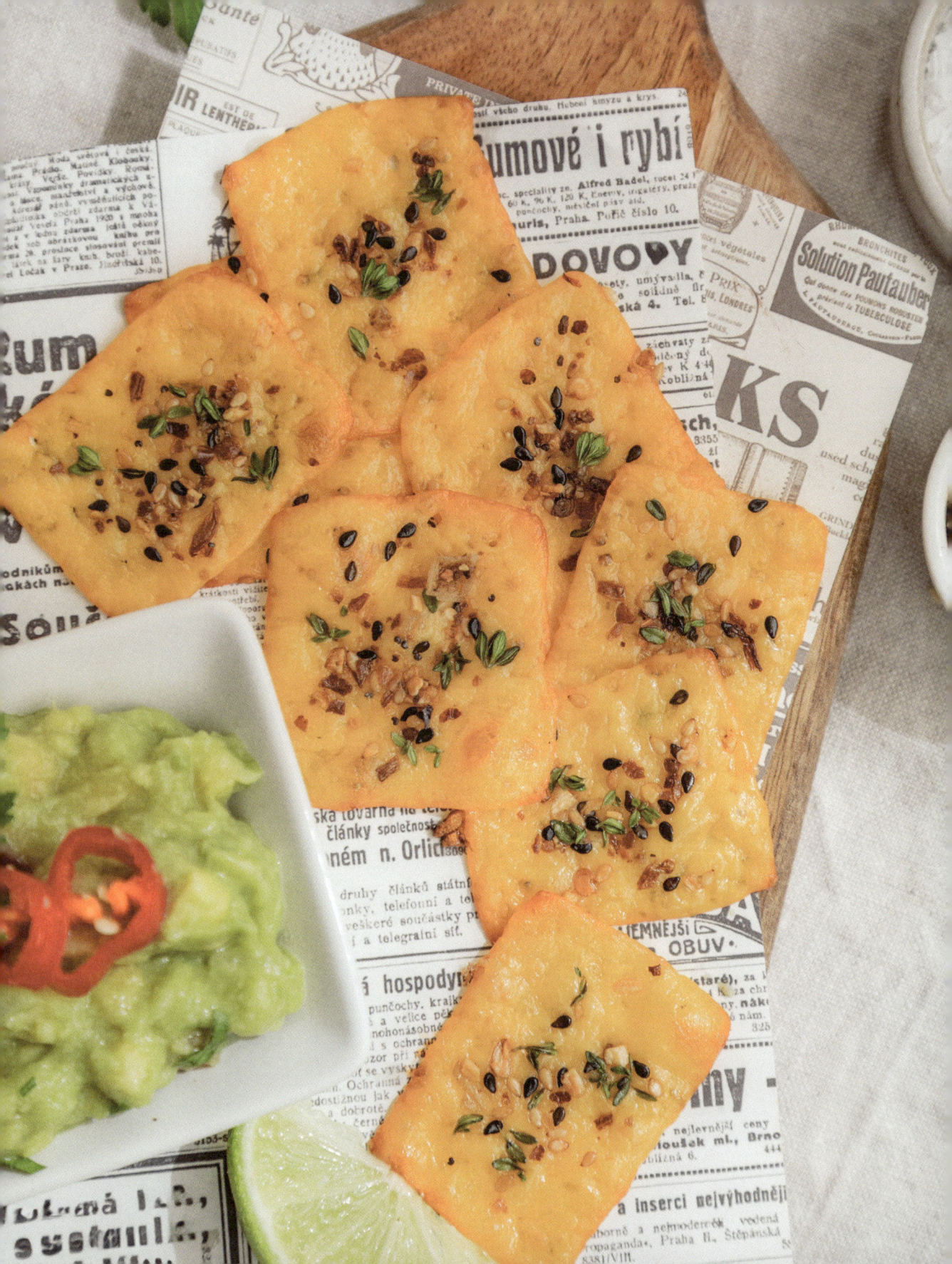

Gominolas

10 min + 1 h de refrigeración
35 porciones

Ingredientes:
330 g de fresas o frambuesas
20 g de gelatina en polvo

1. Echa la fruta en un cazo pequeño. Cocina a fuego medio durante 5 minutos.
2. Tritura con una batidora la fruta hasta que quede suave y con una textura uniforme.
3. Agrega la gelatina e incorpórala bien.
4. Distribuye la mezcla en un molde para gominolas.
5. Enfría en la nevera por lo menos 1 h.
6. Saca las gominolas del molde y guárdalas en un recipiente hermético en la nevera hasta 5 días.

	PORCIONES	CALORÍAS	CARBS	GRASAS	PROTEÍNAS
Receta total:	35	177,0 kcal	16,5 g	0,0 g	21,1 g
Por porción:	1	5,0 kcal	0,5 g	0,0 g	0,6 g

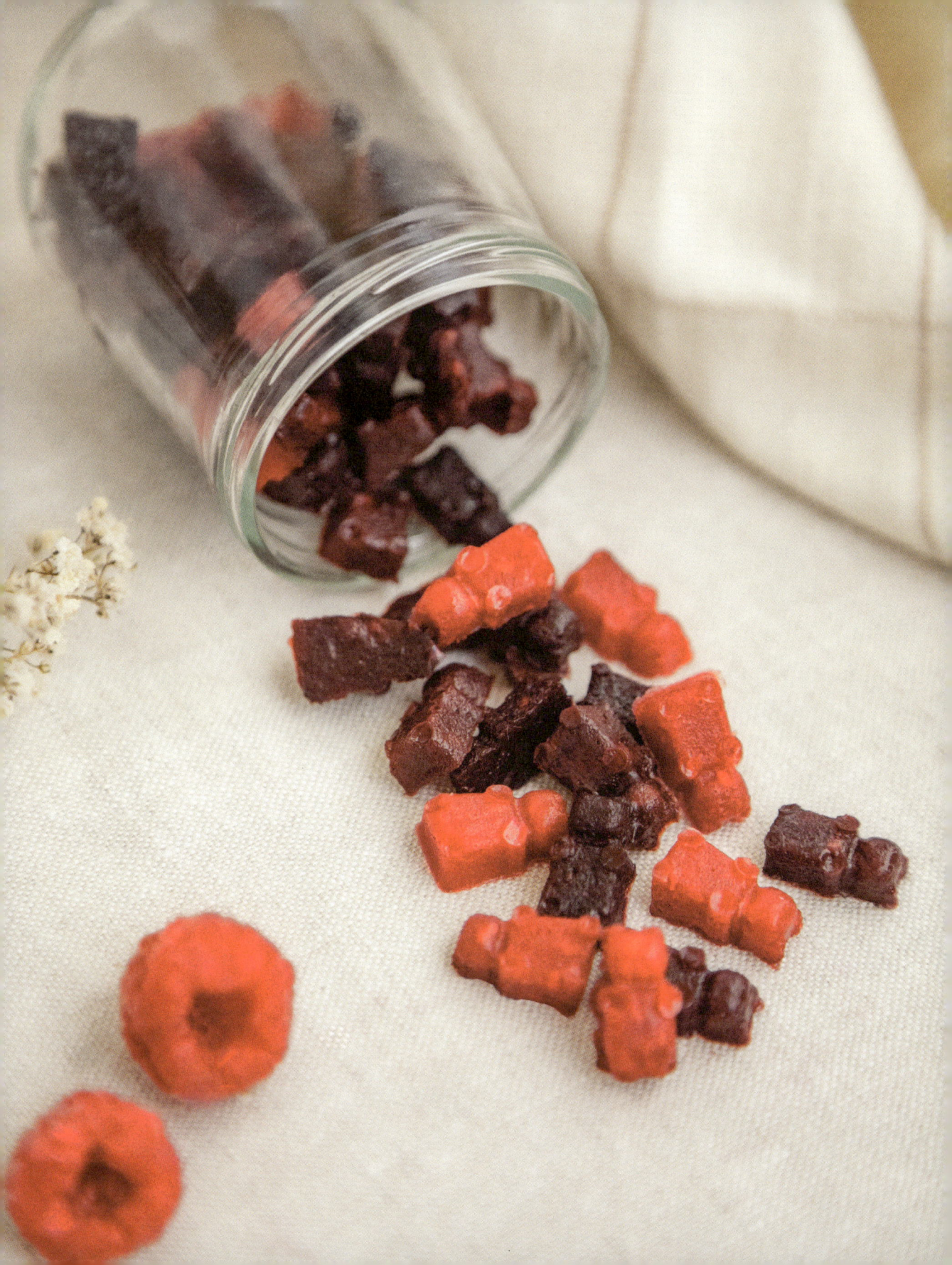

Bombones de chocolate y crema de avellanas

5 min + 30 min de refrigeración
10 porciones

Ingredientes:
130 g de chocolate negro
100 g de crema de avellanas
15 ml de aceite de coco
esencia de vainilla al gusto

1. Derrite el chocolate negro en el microondas o al baño maría.
2. Ayudándote de una cuchara, echa un poco de chocolate en cada uno de los huecos de un molde de silicona para bombones. Mételo en el congelador 10 minutos. Es importante que te reserves un poco del chocolate para el final de la receta.
3. En un recipiente apto para microondas, derrite la crema de avellanas, el aceite de coco y la vainilla durante 30 segundos.
4. Retira el molde del congelador y rellena los huecos con la mezcla de crema de avellanas. Congela de nuevo 5 minutos.
5. Echa el resto del chocolate fundido por encima para sellar los bombones. Guarda en la nevera 20 minutos aproximadamente.

	PORCIONES	CALORÍAS	CARBS	GRASAS	PROTEÍNAS
Receta total:	10	1449,8 kcal	22,2 g	142,7 g	33,0 g
Por porción:	1	145,0 kcal	2,2 g	14,3 g	3,3 g

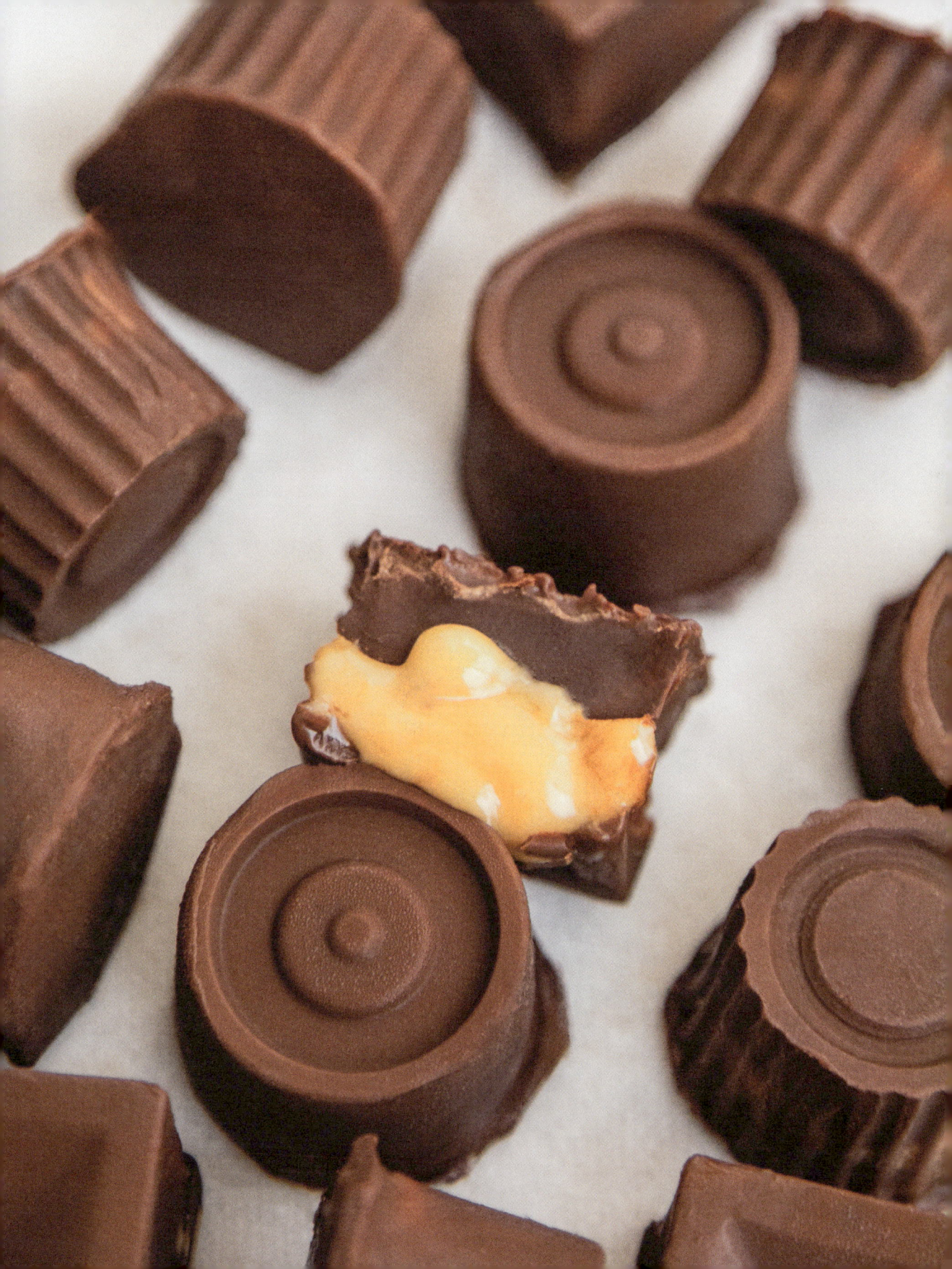

Hummus de coliflor con minipitas crujientes

40 min
4 porciones

Ingredientes para el hummus:

1 coliflor
40 ml de tahini
1 diente de ajo
el zumo de 1 limón
40 ml de aceite de oliva
   (y un poco más para hornear)
sal, pimienta, comino y pimentón
   al gusto

Ingredientes para las minipitas:

1 huevo
125 g de harina de almendras
sal y orégano al gusto

Instrucciones para el hummus:

1. Precalienta el horno a 200 ºC.
2. Corta la coliflor en floretes y colócalos en una bandeja para hornear. Rocía con un poco de aceite de oliva y sazona con sal y pimienta al gusto. Hornea a 200 ºC durante unos 20 minutos, o hasta que esté tierna y ligeramente dorada.
3. Échala en un procesador de alimentos con el tahini, el ajo, el zumo de limón y las especias.
4. Ve echando el aceite de oliva poco a poco hasta conseguir una crema suave.

Instrucciones para las minipitas:

1. Precalienta el horno a 180 ºC.
2. Bate el huevo. Agrega la harina de almendras, sal y orégano, y mézclalo bien.
3. Extiende la masa entre dos papeles de hornear. Corta la masa en forma de triangulitos.
4. Hornea 15 minutos.

	PORCIONES	CALORÍAS	CARBS	GRASAS	PROTEÍNAS
Receta total:	4	1567,8 kcal	30,6 g	137,6 g	55,0 g
Por porción:	1	391,9 kcal	7,7 g	34,4 g	13,7 g

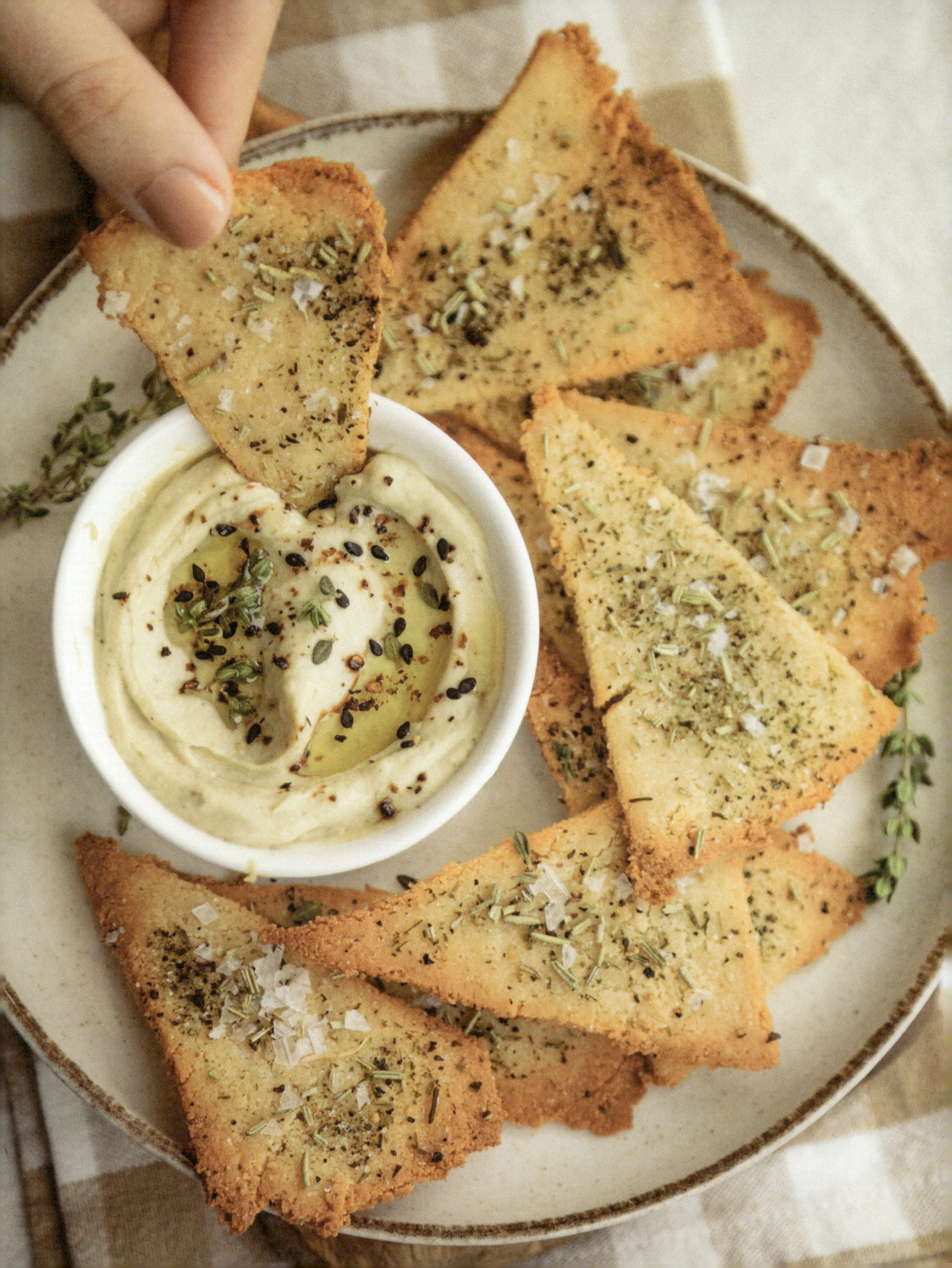

Fresas recubiertas de chocolate y yogur

5 min + 20 min de refrigeración + 5 min de congelación
15 porciones

Ingredientes:
15 fresas
100 g de chocolate negro
20 ml de aceite de coco
50 g de yogur griego
30 g de almendras
20 g de coco rallado

1. Lava las fresas y sécalas con papel de cocina. Asegúrate de que estén completamente secas o el chocolate no se pegará.
2. Pon en un bol el chocolate negro con el aceite de coco y derrítelo en el microondas.
3. Echa el yogur en otro bol.
4. Para preparar las fresas cubiertas de chocolate sumerge las fresas en el chocolate y echa por encima almendras o coco rallado. Colócalas en una bandeja forrada con papel de horno y guárdalas en la nevera 20 minutos.
5. Para las de yogur, sumerge las fresas en yogur una vez y métalas al congelador 5 minutos. Vuelve a sumergirlas para obtener una capa más gruesa de yogur. Cúbrelas con coco o almendras.

	PORCIONES	CALORÍAS	CARBS	GRASAS	PROTEÍNAS
Receta total:	15	1200,1 kcal	32,0 g	110,3 g	21,2 g
Por porción:	1	80,0 kcal	2,1 g	7,4 g	1,4 g

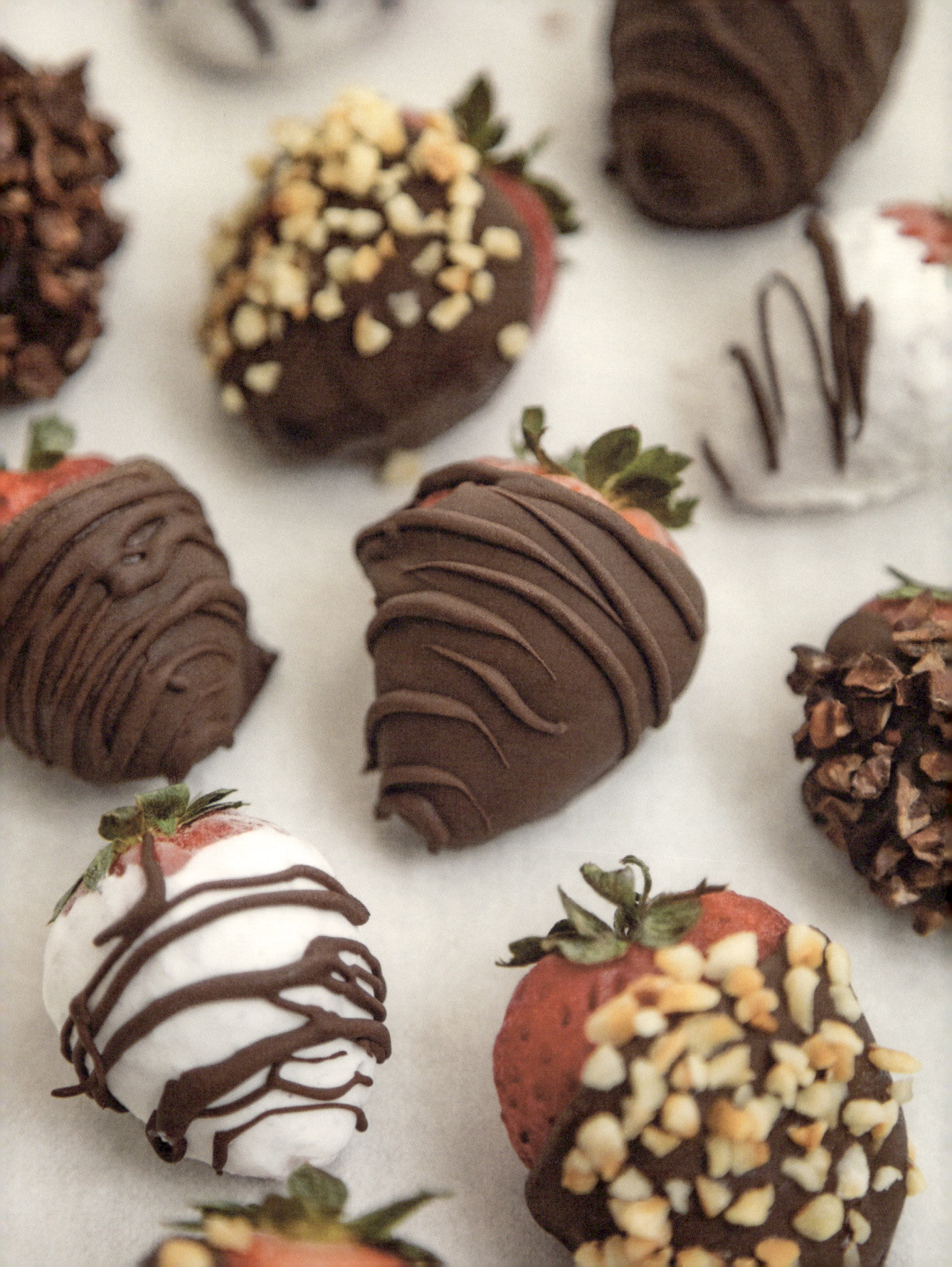

Bolitas de mozzarella con jamón y albahaca

5 min
4 porciones

Ingredientes:

6 lonchas de jamón serrano
3 tomatitos cherry
12 bolitas de mozzarella fresca
12 hojas de albahaca

Ingredientes para la vinagreta:

10 g de hojas de albahaca
20 ml de vinagre
50 ml de aceite de oliva
1 diente de ajo
1 cucharadita de zumo de limón
sal, pimienta y orégano al gusto

1. Corta las lonchas de jamón por la mitad y los tomates cherry en cuartos.
2. Para preparar la vinagreta, mezcla en un bol las hojas de albahaca cortadas muy finas, el vinagre, el aceite de oliva, el ajo picado, el zumo de limón, sal, pimienta y orégano. Reserva.
3. Coge una loncha de jamón y coloca encima una hoja de albahaca, un trocito de tomate y la bolita de mozzarella. Enróllala y sujétala con un palillo para que no se abra al cogerla.
4. Una vez que estén todas hechas, reparte la mezcla de la vinagreta por encima.

	PORCIONES	CALORÍAS	CARBS	GRASAS	PROTEÍNAS
Receta total:	4	915,1 kcal	2,1 g	81,8 g	42,4 g
Por porción:	1	228,8 kcal	0,5 g	20,4 g	10,6 g

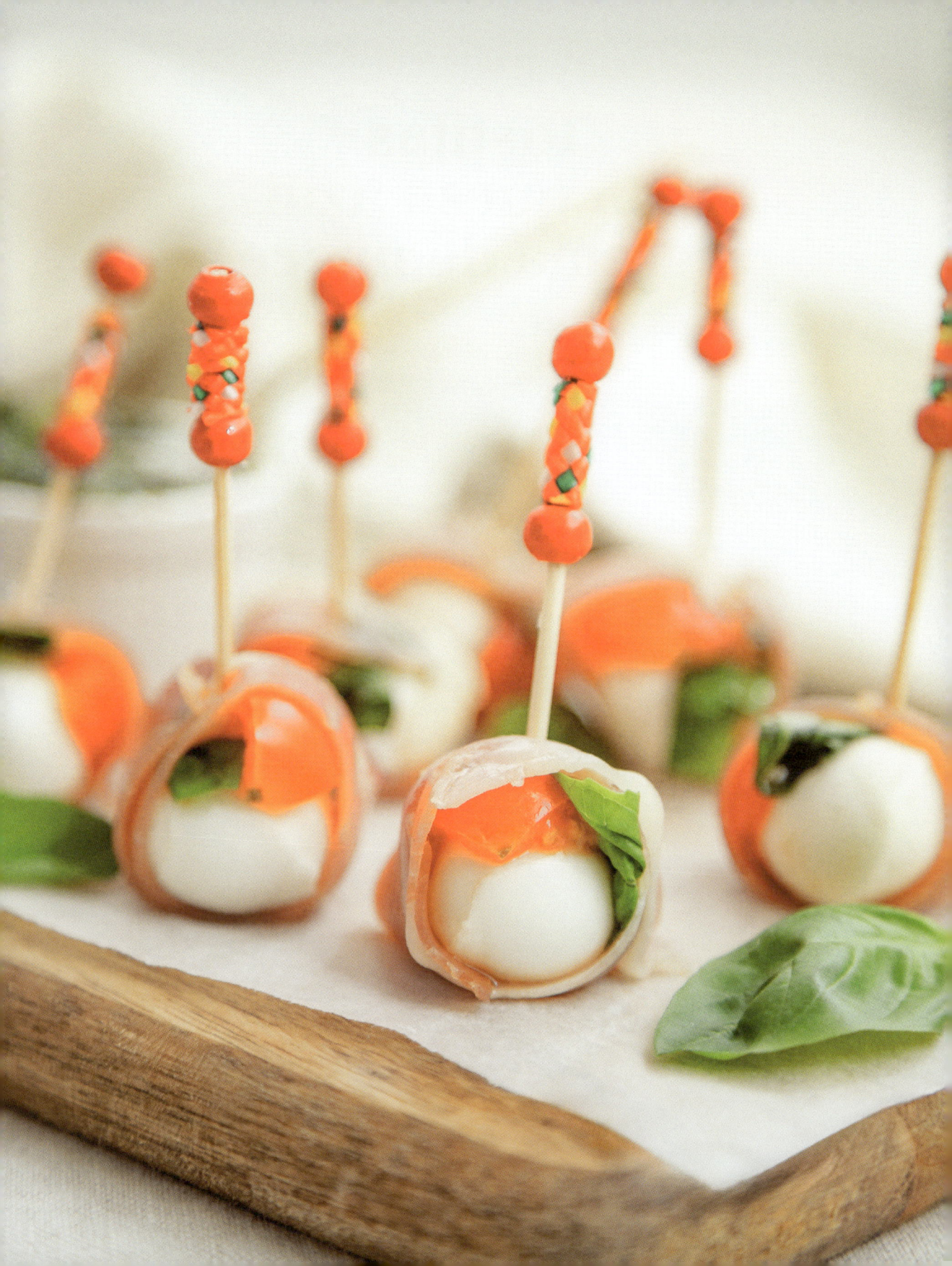

Tostitas con queso azul y crema de nueces

10 min
12 porciones

Ingredientes:
100 g de queso parmesano
12 cubitos de 10 g de queso azul

Ingredientes de la crema de nueces y cúrcuma:
100 g de nueces
10 ml de aceite de oliva
½ cucharadita de cúrcuma
10 g de eritritol
sal al gusto
nueces para decorar

1. Para hacer las chips de queso, puedes utilizar el horno o la sartén.
2. En una sartén antiadherente echa 1 cucharada de queso parmesano, aplánala ligeramente y cocina a fuego medio durante 2-3 minutos. Con un tenedor o una espátula delgada, dale la vuelta con cuidado y cocínalo 2-3 minutos más. Llena la sartén con todas las cucharadas que puedas sin que lleguen a tocarse y pegarse.
3. El horno, caliéntalo a 200 °C. Echa 1 cucharada de queso parmesano en una bandeja de horno, aplánalo ligeramente y repite hasta que se termine todo el queso. Hornea durante 4 minutos.
4. Tritura las nueces, el aceite, la cúrcuma, el eritritol y la sal hasta conseguir una textura cremosa.
5. Sirve una chip de parmesano con un trozo de queso azul encima, un poco de la crema de nueces y una nuez para decorar.

	PORCIONES	CALORÍAS	CARBS	GRASAS	PROTEÍNAS
Receta total:	12	1526,6 kcal	15,2 g	130,4 g	75,8 g
Por porción:	1	127,2 kcal	1,3 g	10,9 g	6,3 g

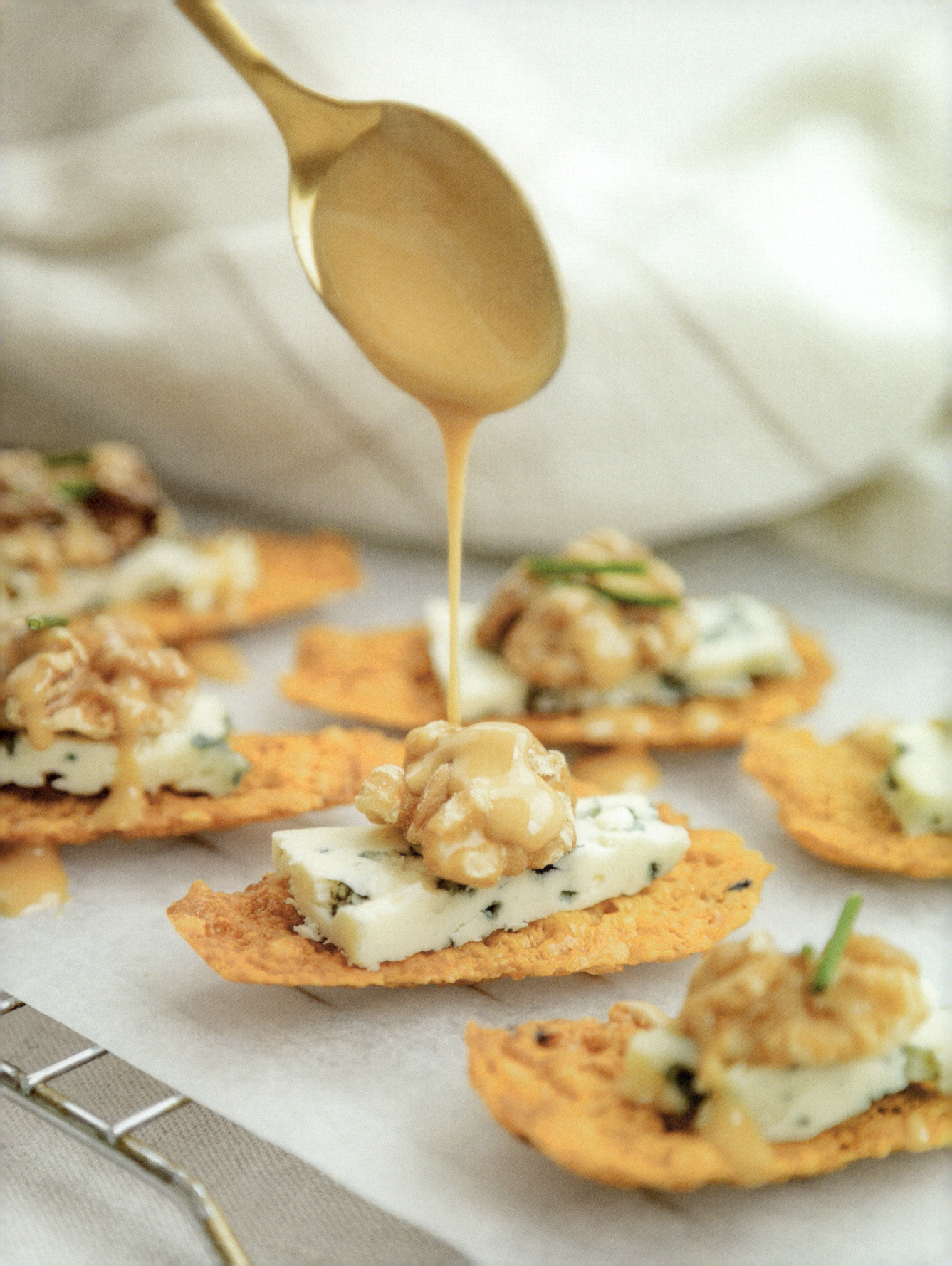

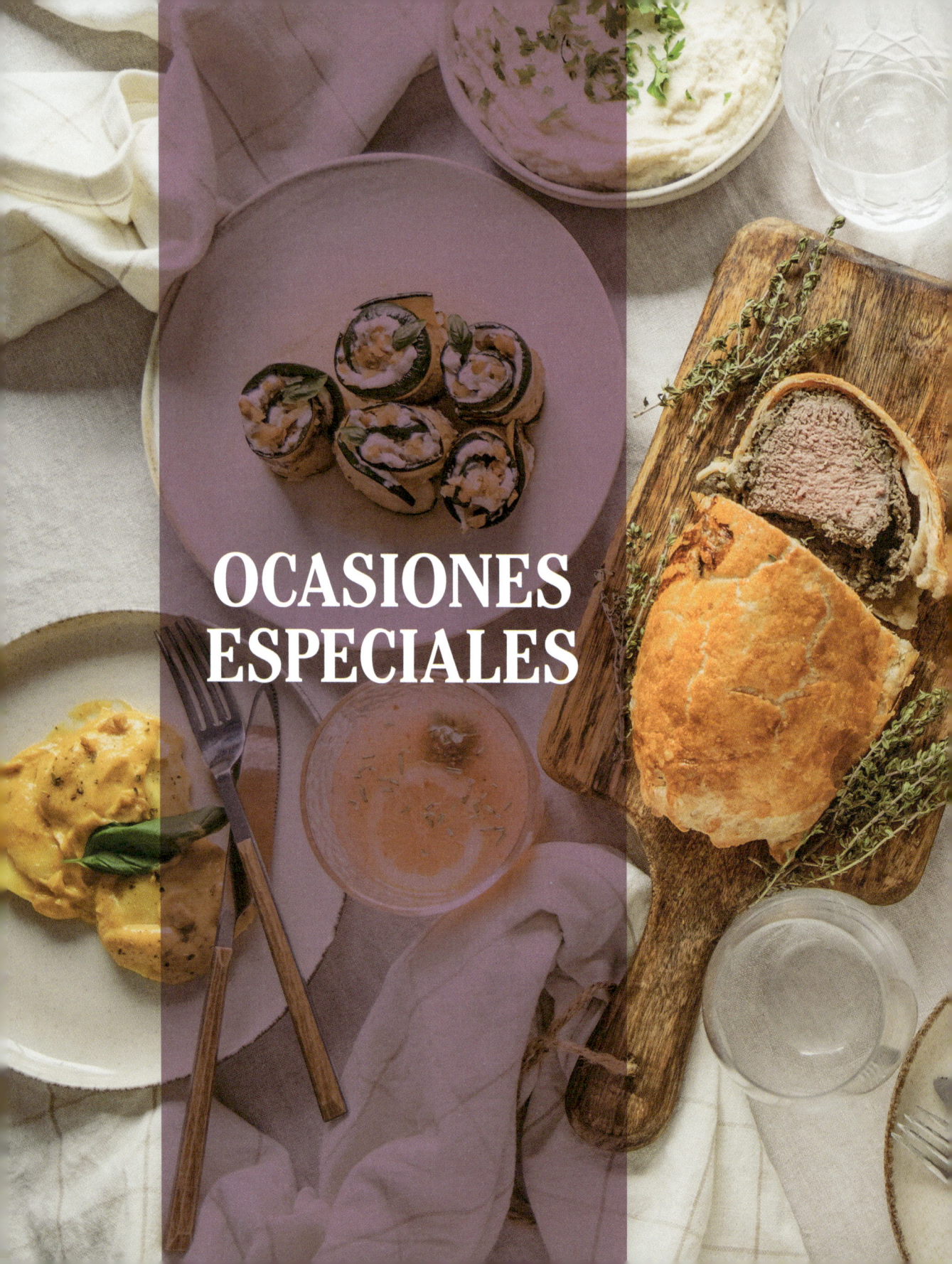

OCASIONES ESPECIALES

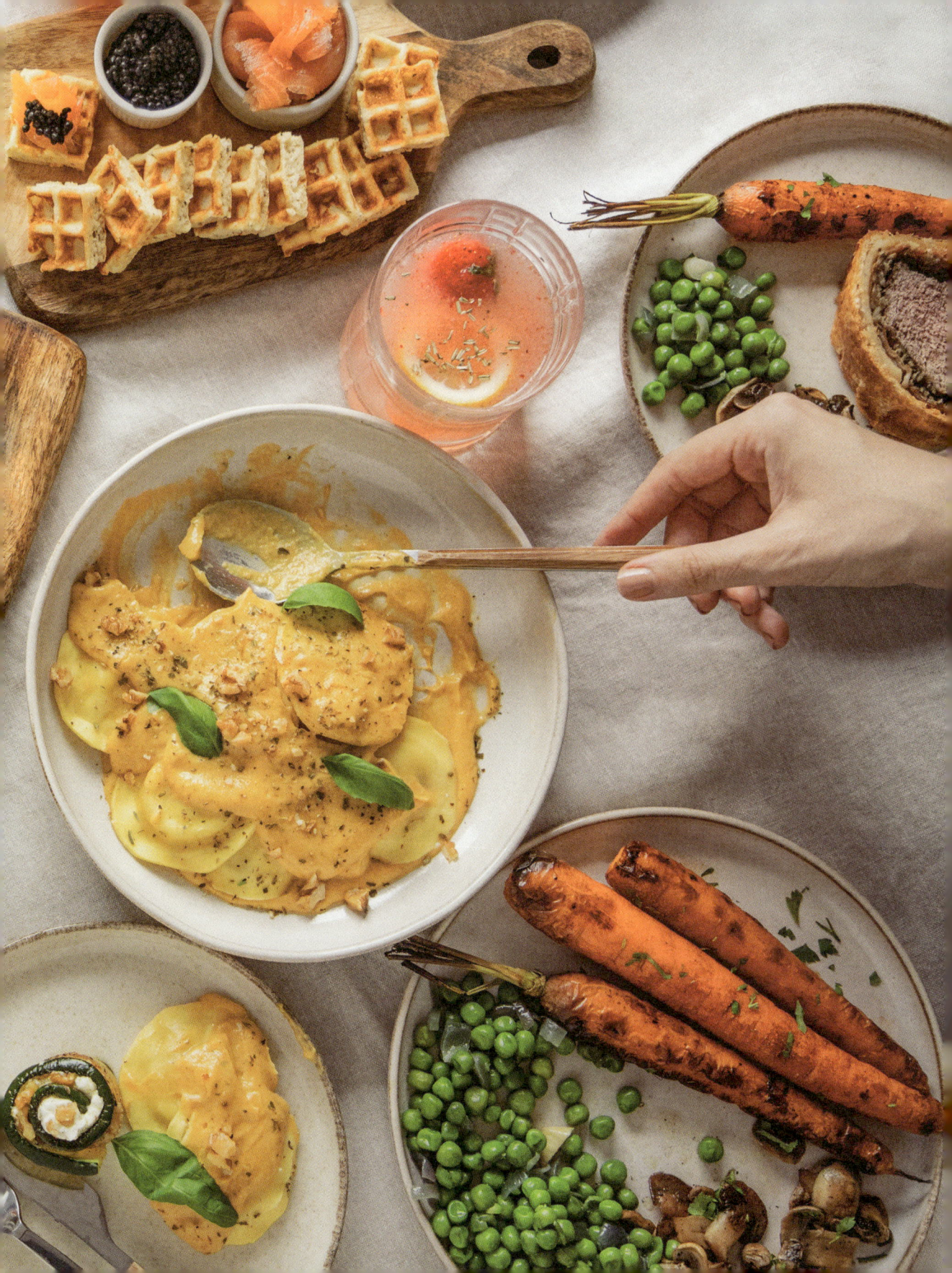

Beef Wellington

60 min
4 porciones

Ingredientes para el relleno:

500 g de filete de solomillo de ternera
sal y pimienta negra al gusto
50 ml de aceite de oliva
190 g de champiñones
1 ajo
2 cucharadas de mostaza
8 lonchas de jamón serrano
40 g de mantequilla
1 huevo batido

Ingredientes para la masa:

115 g de mozzarella rallada
25 g de queso crema
100 g de harina de almendras
1 huevo

1. Para elaborar la masa, echa en un bol la mozzarella y el queso crema, y derrite al microondas.
2. Incorpora la harina de almendras y el huevo.
3. Mezcla y dale forma de bola. Mete en la nevera mientras preparas el resto de la receta.
4. Precalienta el horno a 200 ºC.
5. Sazona el solomillo de ternera con sal y pimienta. Calienta una sartén grande a fuego medio-alto y echa el aceite de oliva. Sella el solomillo en la sartén, dorando cada lado durante unos minutos. Retira el solomillo de la sartén y déjalo enfriar.
6. En la misma sartén derrite la mantequilla a fuego medio. Agrega los champiñones y el ajo picados, y cocínalos hasta que estén tiernos y dorados y sin líquido. Retira del fuego y deja enfriar.
7. Cubre el solomillo con una capa de mostaza.
8. Coloca las lonchas de jamón serrano sobre la mostaza, asegurándote de cubrir todo el solomillo.
9. Saca la masa de la nevera y extiéndela con un rodillo. Echa primero la mezcla de champiñones sobre la masa, luego coloca el solomillo y envuélvelo con la masa, asegurándote de sellar bien los bordes.
10. Coloca el Beef Wellington en una bandeja para hornear forrada con papel de horno. Pinta la masa con huevo batido. Hornéalo unos 30 minutos.
11. Retira del horno y deja reposar durante unos minutos antes de cortar en rodajas.

	PORCIONES	CALORÍAS	CARBS	GRASAS	PROTEÍNAS
Receta total:	4	2288,8 kcal	10,7 g	248,9 g	247,6 g
Por porción:	1	572,2 kcal	2,7 g	62,2 g	61,9 g

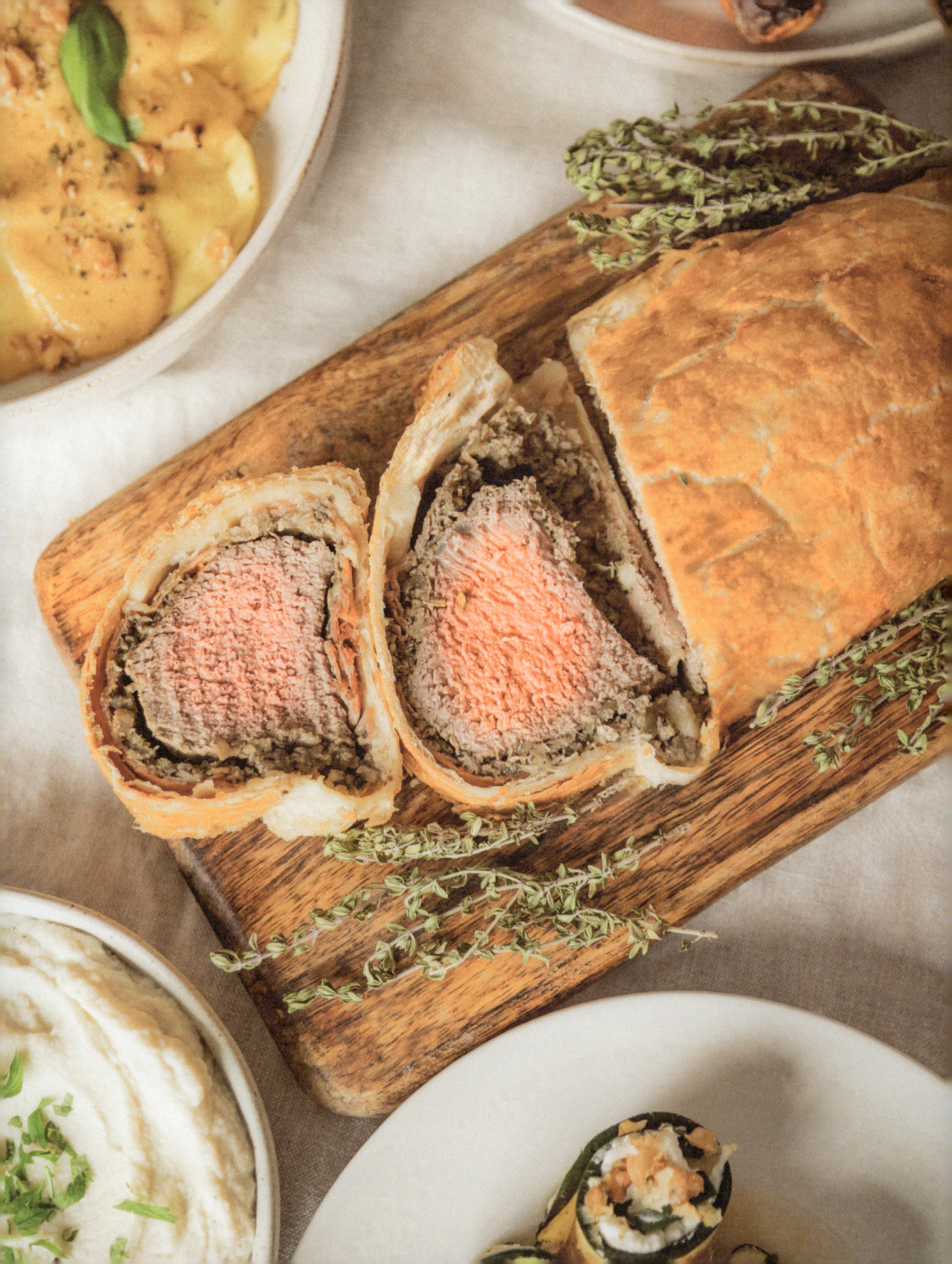

Rollitos de calabacín y feta

15 min
4 porciones

Ingredientes:

2 calabacines grandes
120 g de queso feta
25 ml de aceite de oliva
eneldo, pimienta y romero
   al gusto
1 cucharada de zumo de limón
40 g de nueces picadas

1. En un procesador de alimentos tritura el queso feta con el aceite de oliva, las especias y el zumo de limón.
2. Corta el calabacín en láminas finas ayudándote de una mandolina.
3. Calienta una sartén a fuego medio-alto y saltea las tiras de calabacín por los dos lados. Deja enfriar.
4. Para montar los rollitos, unta el queso encima de la tira de calabacín, échale nueces picadas y enróllalo.

	PORCIONES	CALORÍAS	CARBS	GRASAS	PROTEÍNAS
Receta total:	4	800,9 kcal	7,0 g	74,4 g	27,2 g
Por porción:	1	200,2 kcal	1,8 g	18,6 g	6,8 g

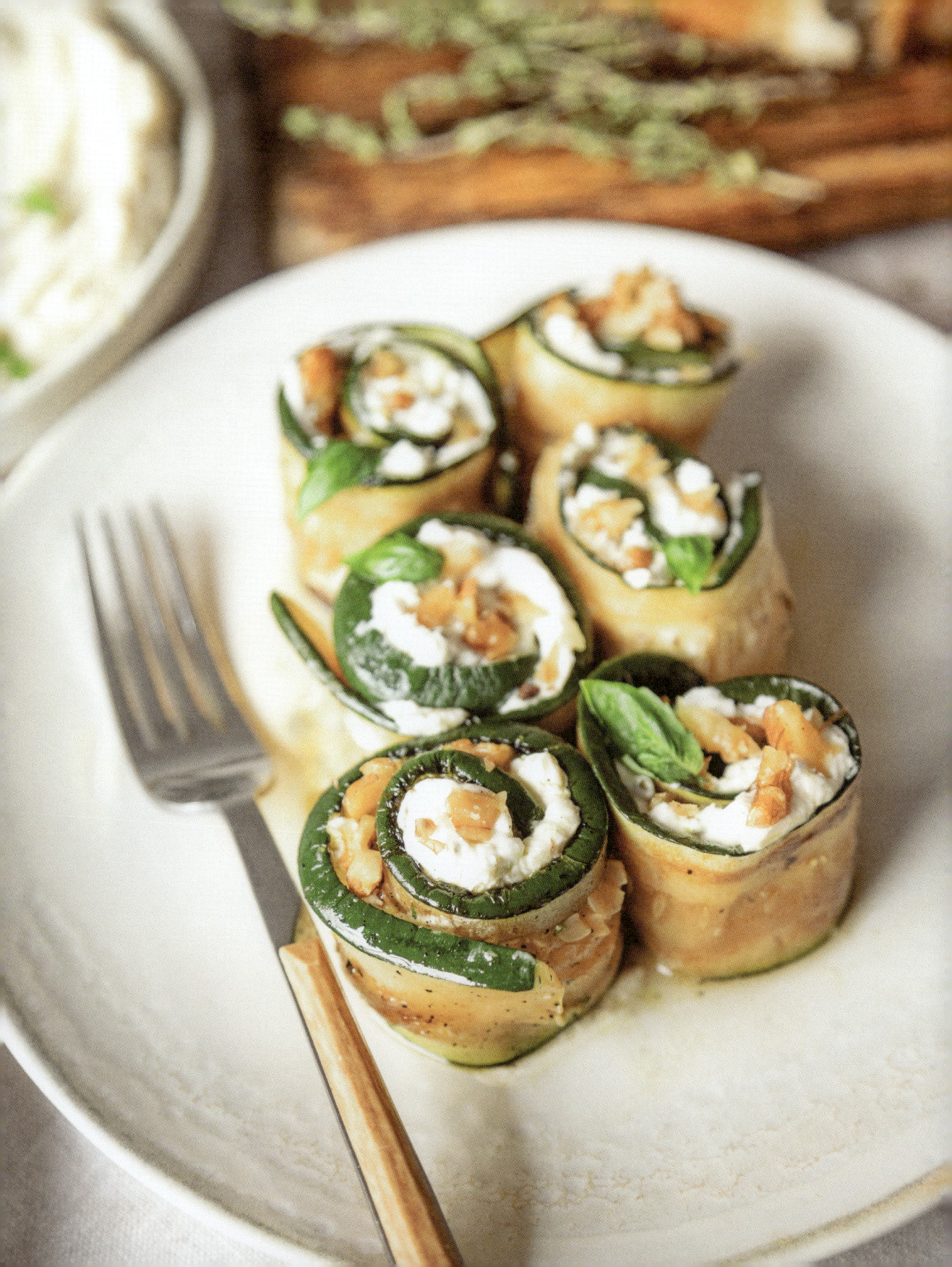

Gofres salados con salmón

10 min
4 porciones

Ingredientes:
2 huevos
75 g de harina de almendras
½ cucharadita de polvo de hornear
50 g de queso rallado
sal, pimienta y eneldo al gusto

Para los toppings:
salmón ahumado y huevas

1. Pon la gofrera a calentar.
2. En un bol bate los huevos. Agrega la harina de almendras, el polvo de hornear, el queso rallado y las especias.
3. Echa un poco de la mezcla en la gofrera y ciérrala. Cocina unos minutos.
4. Corta el gofre en porciones más pequeñas y sirve con salmón ahumado y huevas.

	PORCIONES	CALORÍAS	CARBS	GRASAS	PROTEÍNAS
Receta total:	4	713,0 kcal	5,4 g	62,7 g	39,0 g
Por porción:	1	178,3 kcal	1,3 g	15,7 g	9,8 g

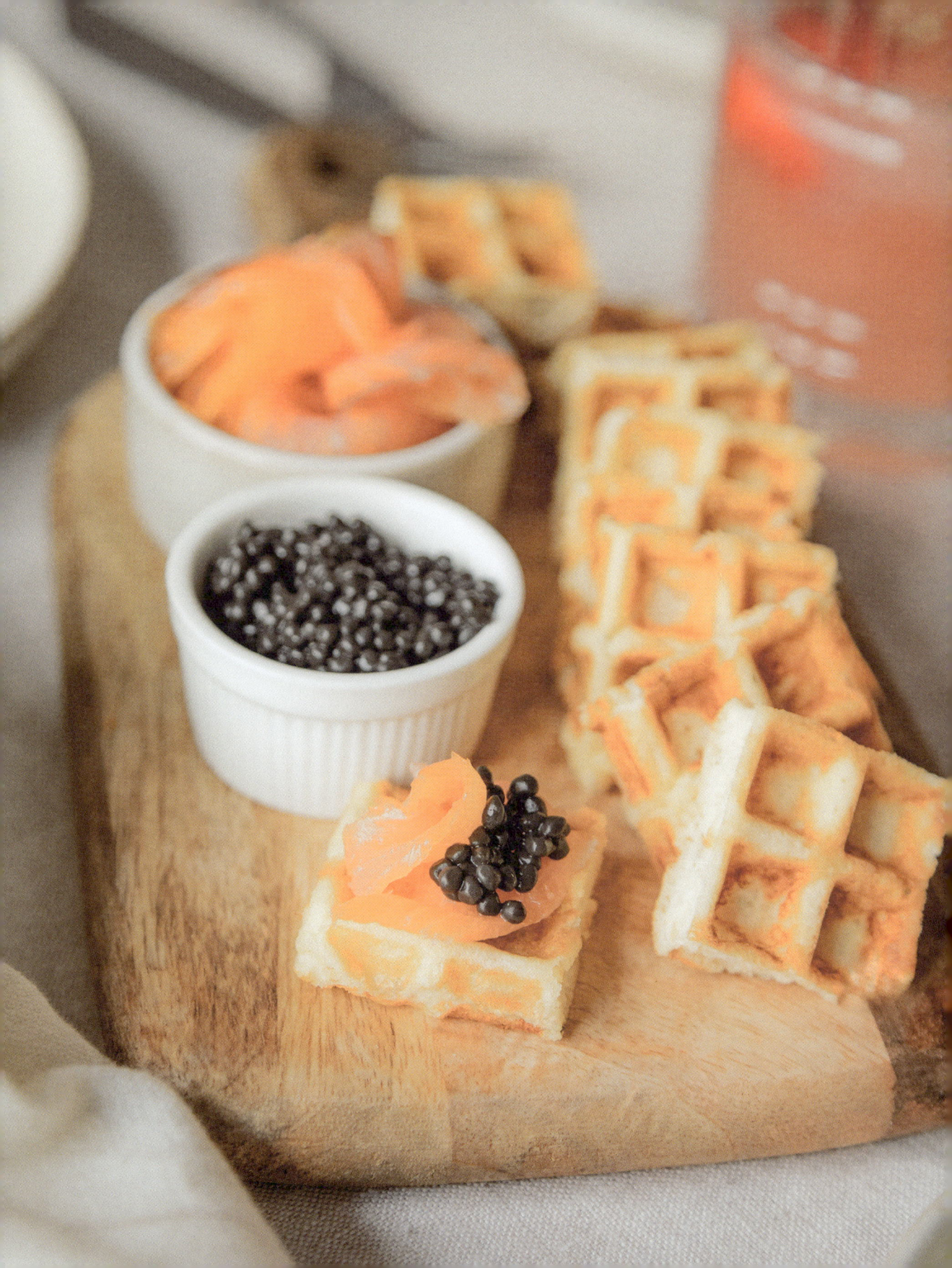

Puré de coliflor trufado

20 min
4 porciones

Ingredientes:

1 cucharada de aceite de oliva
½ diente de ajo
25 g de cebolla
500 g de coliflor
45 g de mantequilla
50 ml de nata líquida
5 g de trufa negra
sal y pimienta al gusto

1. Echa en una sartén una cucharada de aceite de oliva y sofríe el ajo picado y la cebolla cortada 5 minutos a fuego medio, removiendo para evitar que se quemen.
2. Mientras tanto, cocina la coliflor al vapor o en agua hirviendo durante 10 minutos.
3. Echa la coliflor en un bol junto con el ajo, la cebolla, la mantequilla, la nata, la trufa, sal y pimienta. Tritura todos los ingredientes hasta que quede una mezcla homogénea y cremosa. Si quieres espesar un poco más el puré, vuélcalo en un cazo y cocina 5 minutos más.

	PORCIONES	CALORÍAS	CARBS	GRASAS	PROTEÍNAS
Receta total:	4	673,0 kcal	18,6 g	60,0 g	10,8 g
Por porción:	1	168,2 kcal	4,6 g	15,0 g	2,7 g

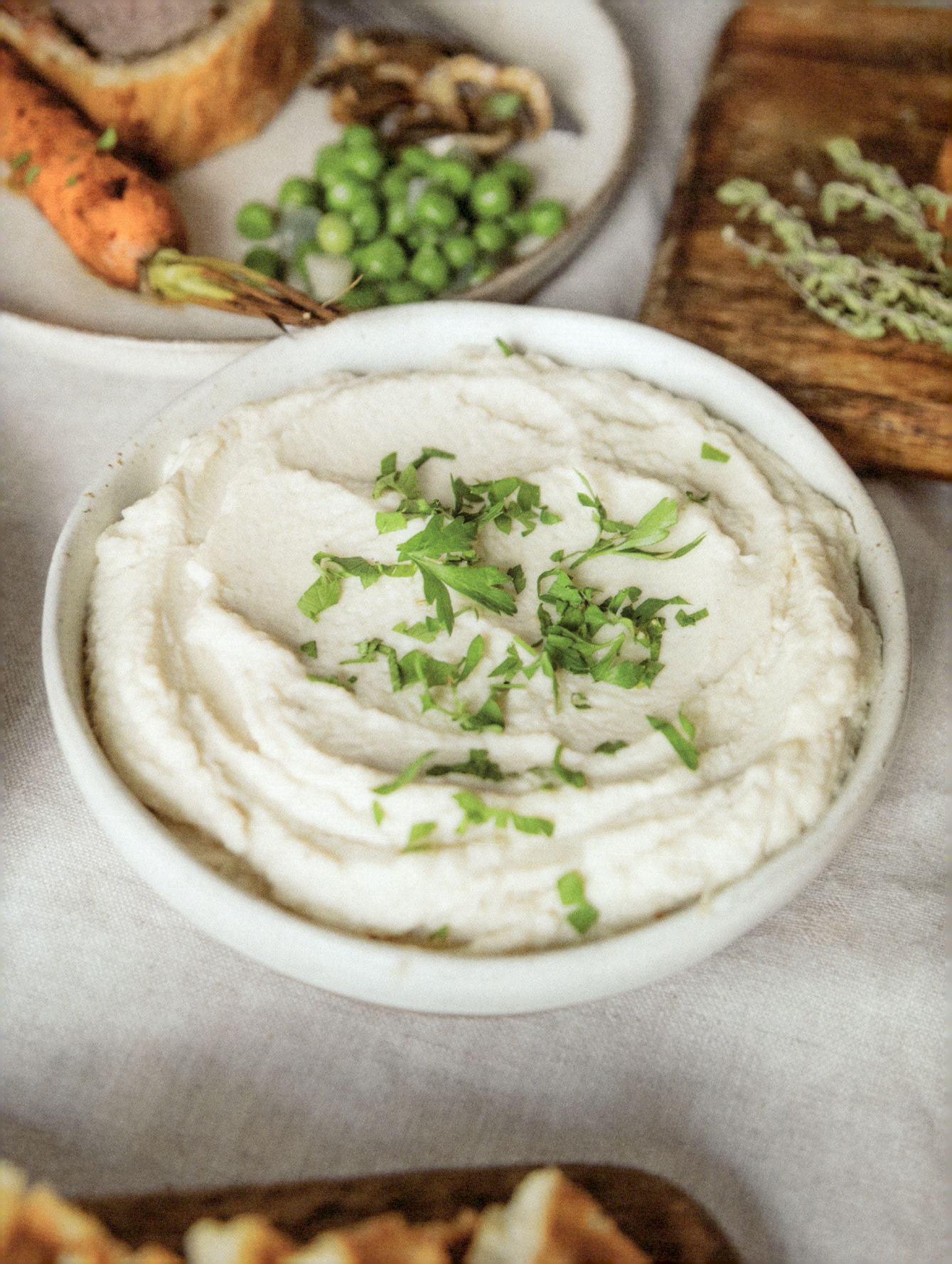

Raviolis con salsa de calabaza

1 h
4 porciones

Ingredientes para la pasta:

100 g de harina de almendras
30 g de harina de coco
2 cucharaditas de gelatina en polvo
2 cucharaditas de vinagre de manzana
2 huevos
sal al gusto
aceite para dorar

Ingredientes para el relleno:

120 g de espinacas
1 cucharada de queso crema
25 g de queso rallado
sal y pimienta al gusto

Ingredientes para la salsa:

150 g de calabaza
1 cucharada de aceite de oliva
romero, sal y pimenta al gusto
30 g de nata líquida
agua al gusto

Instrucciones para la salsa:

1. Precalienta el horno a 180 °C.
2. Corta la calabaza en trozos pequeños y ponla en una bandeja de horno con el aceite, el romero, la sal y la pimienta. Hornea 20 minutos.
3. Tritura la calabaza con la nata y echa el agua que necesites para conseguir la consistencia de salsa deseada.

Instrucciones para la pasta y el relleno:

1. Tritura en un procesador de alimentos la harina de almendras, la harina de coco, la gelatina, el vinagre, el huevo y la sal. Dale forma de bola y déjala reposar 30 minutos en la nevera.
2. Saltea las espinacas en una sartén a fuego medio durante 4 minutos hasta que estén blandas. Mézclalas con el queso crema.
3. Estira la masa y córtala en círculos. Coloca una cucharada del relleno en la mitad de los círculos. Cúbrelos con la otra mitad y cierra bien los bordes con un tenedor.
4. Saltea los raviolis en una sartén con un poco de aceite y dóralos por ambos lados.
5. Sírvelos con la salsa.

	PORCIONES	CALORÍAS	CARBS	GRASAS	PROTEÍNAS
Receta total:	4	1017,9 kcal	26,2 g	94,5 g	48,0 g
Por porción:	1	254,5 kcal	6,6 g	23,6 g	12,0 g

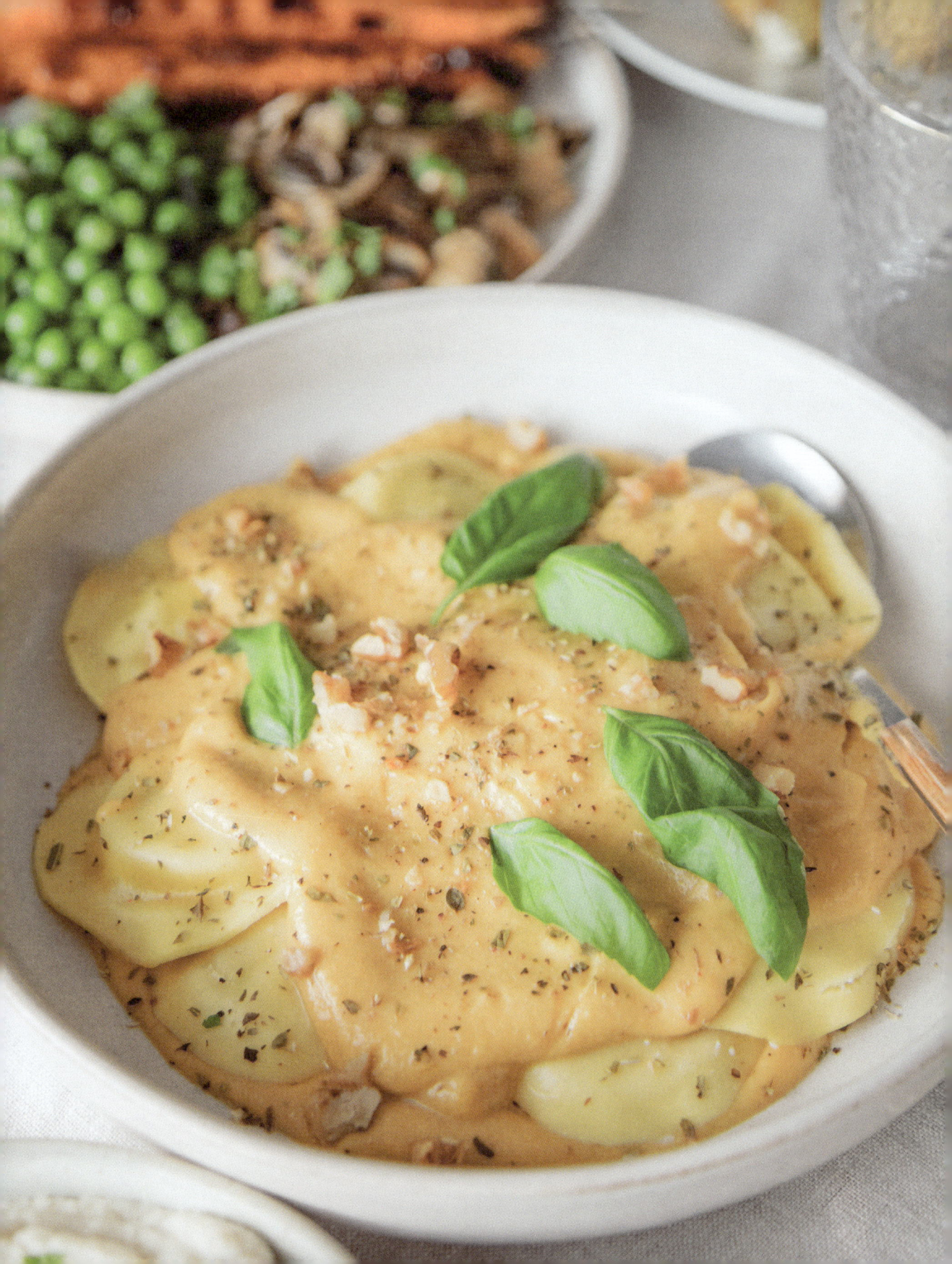

Mimosas de frambuesa y cava

5 min
4 porciones

Ingredientes

el zumo de 3 limones
30 g de eritritol
140 g de frambuesas
600 ml de agua
rodajas de limón, frambuesas frescas, hielo y romero al gusto
cava (opcional)

1. Pon el zumo de los limones, el eritritol y las frambuesas, junto con 1 vaso de agua, en una batidora y tritura a máxima potencia.
2. Cuela la mezcla para eliminar la espuma y las semillas de frambuesa. Vuelca la mezcla en una jarra y añade el agua restante, las rodajas de limón, las frambuesas frescas, hielo y romero al gusto.
3. Esta limonada se puede tomar sin cava o con cava; en ese caso, solo tienes que rellenar ¾ partes del vaso con limonada y el resto con cava.

	PORCIONES	CALORÍAS	CARBS	GRASAS	PROTEÍNAS
Receta total:	4	90,4 kcal	13,0 g	1,1 g	2,0 g
Por porción:	1	22,6 kcal	3,2 g	0,3 g	0,5 g

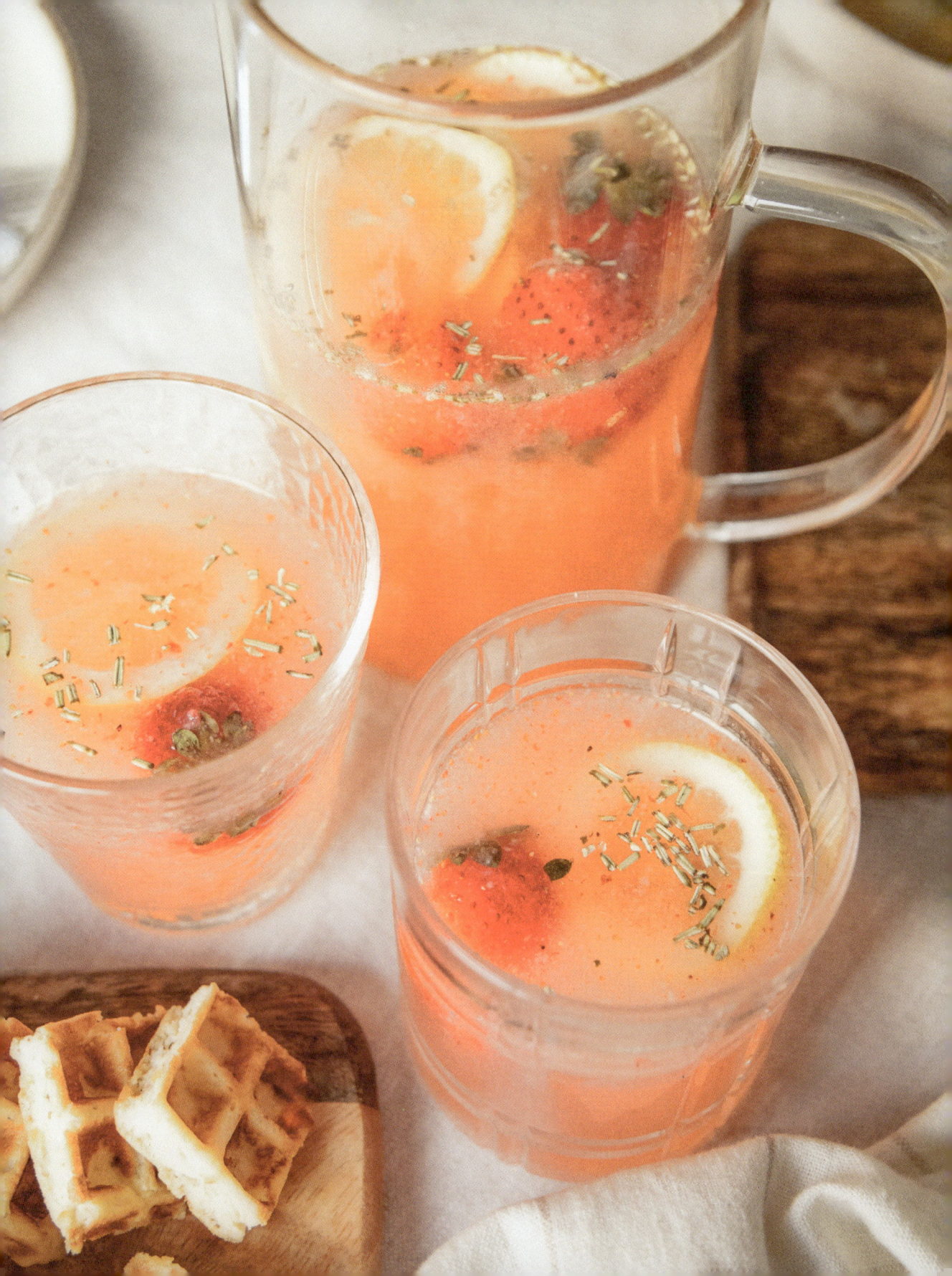

Red velvet

30 min
8 porciones

Ingredientes para la tarta:
520 g de harina de almendras
60 g de cacao en polvo
1 cucharadita de polvo de hornear
sal al gusto
100 g de eritritol
6 huevos
50 ml de aceite de coco
esencia de vainilla al gusto
colorante rojo al gusto

Ingredientes para el glaseado:
200 g de queso crema
100 g de mantequilla
90 g de eritritol glass
50 ml de nata líquida
esencia de vainilla al gusto
una pizca de sal

1. Precalienta el horno a 180 °C.
2. En un bol mezcla la harina de almendras, el cacao, el polvo de hornear, la sal y el eritritol. En otro bol, bate los huevos, el aceite de coco, la vainilla y el colorante rojo.
3. Incorpora los ingredientes secos en el bol de los húmedos y mezcla bien.
4. Vierte la masa en 2 moldes antiadherentes de 18 cm de diámetro (o fórralos con papel de horno).
5. Hornea 25 minutos. Deja enfriar.
6. Con una batidora de mano, bate el queso crema y la mantequilla en un bol hasta que estén cremosos. Agrega el eritritol glass y bate hasta que no queden grumos. Añade la nata líquida, la vainilla y una pizca de sal, y bate hasta que se incorporen bien.
7. Pon la base del pastel encima de un plato y unta con ⅓ del glaseado. Coloca la segunda capa encima y unta la parte superior y los lados con el resto del glaseado.

	PORCIONES	CALORÍAS	CARBS	GRASAS	PROTEÍNAS
Receta total:	8	1017,9 kcal	26,2 g	94,5 g	48,0 g
Por porción:	1	127,2 kcal	3,3 g	11,8 g	6,0 g

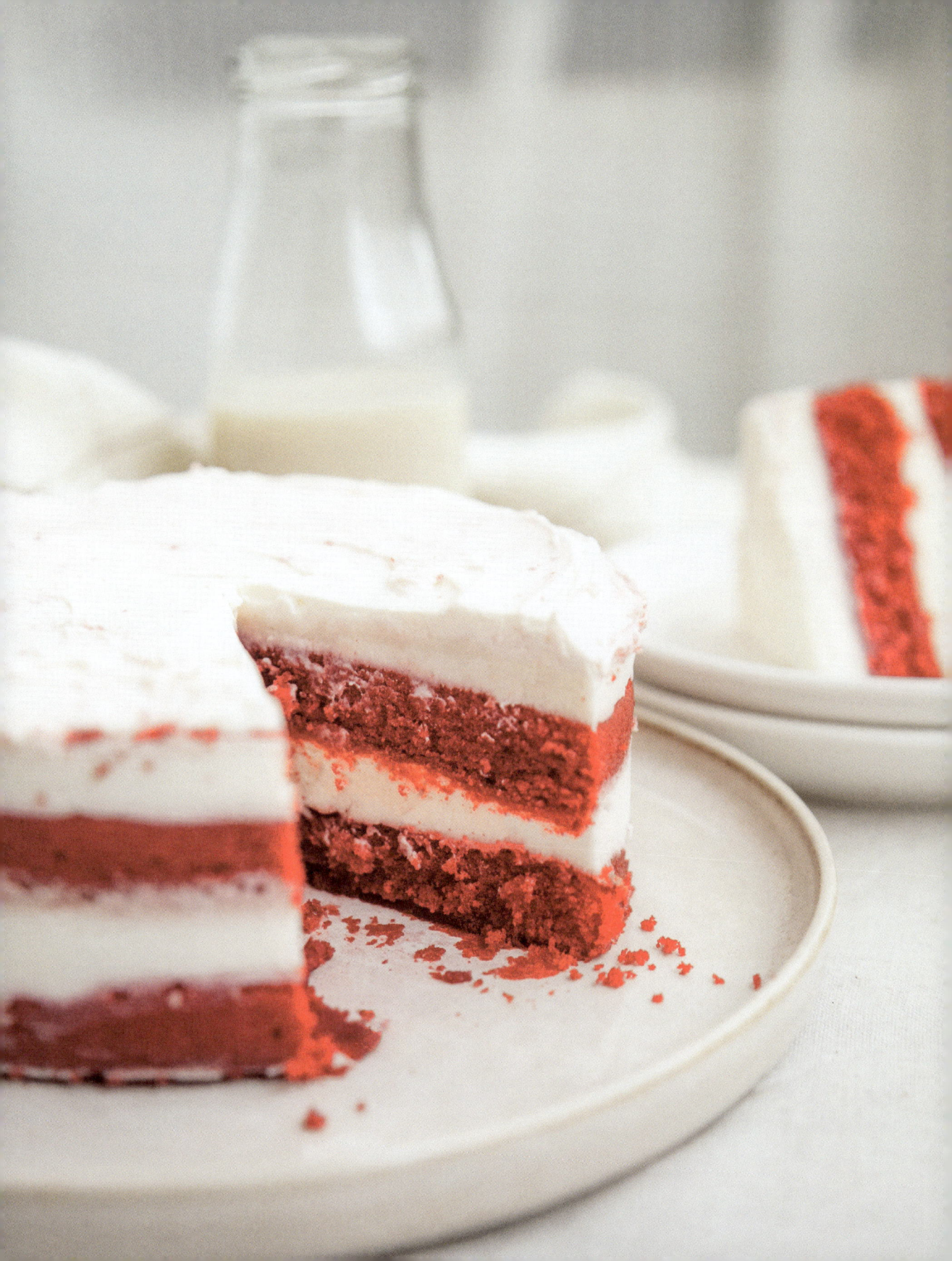

ÍNDICE DE RECETAS

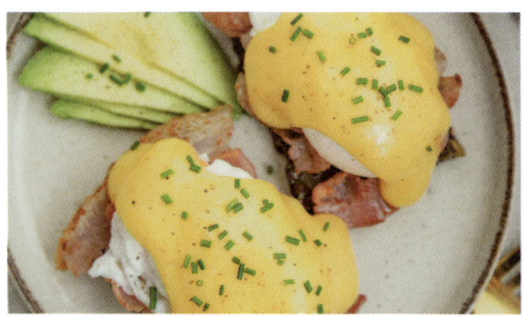

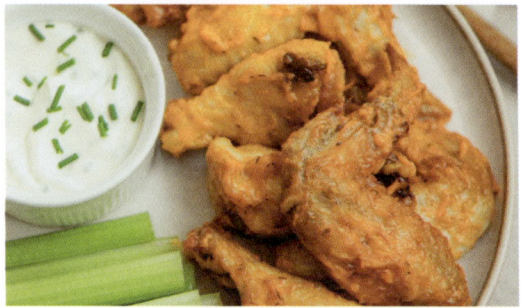

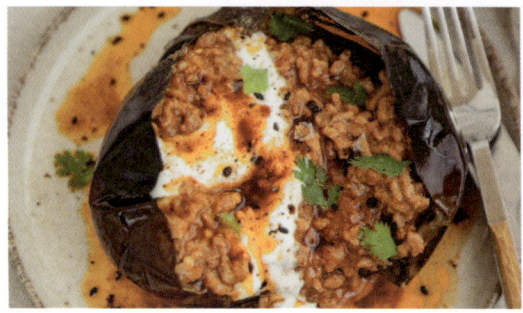

DESAYUNOS FÁCILES 37
Vasitos de chía y matcha 38
Shakshuka verde 40
Galletas de chocolate y avellanas 42
Vasitos de huevo y beicon 44
Muffins salados de verduras
   y queso 46
Pan 48
Parfait de arándanos con granola
   rápida 50
Huevos benedictinos 52
Huevos turcos 54
Sheet pancakes 56
Rollitos de jamón y queso 58
Barritas de cacahuete y chocolate
   sin horno 60
Bagels 62
Cereales 64
Bol de açaí 66
Muffins de limón 68
Crepes 70
Sándwich de desayuno 72
Tortilla rellena 74

COMIDAS FÁCILES 77

Merluza al estilo griego	78
Ensalada deviled eggs	80
Risotto de coliflor y champiñones	82
Calzone	84
Curry de gambas	86
Ensalada de ternera asada	88
Pizza de coliflor, salmón y queso	90
Hamburguesitas de pescado	92
Pasta de col con pesto cremoso	94
Calamares con tomate	96
Contramuslos de pollo asados con pimientos y chorizo	98
Lasaña de carne	100
Smash búrguer	102
Wok de langostinos	104
Ensalada de queso azul y jamón	106
Pizza bowl	108
Salmón al horno con espaguetis de verduras	110
Wraps de lechuga con gambas	112
Tartar de salmón	114
Frittata de requesón y calabacín	116
Solomillo de cerdo asado	118
Espárragos con beicon	120
Alitas de pollo picantes con salsa de queso azul	122
Pechugas de pollo con mozzarella, tomatitos y pesto	124
Albóndigas con queso y tomate	126
Muslitos de pollo con pimientos	128
Pescado rebozado con palitos de calabacín	130
Aguacates rellenos	132
Hamburguesas de pollo	134
Crema de tomate y pollo	136
Sopa de verduras	138
Salteado asiático de ternera	140
Fuente de huevos con salchichas y brócoli	142
Brochetas de pollo con ensalada y aderezo italiano	144
Tacos duros de carne	146
Tacos de pescado	148
Minipizzas a la sartén	150
Berenjena rellena	152
Salpicón con langostinos	154

ÍNDICE DE RECETAS

POSTRES FÁCILES 157

Bizcochito de chocolate
 al microondas 158
Trufas de chocolate 160
Pudin de limón 162
Fudge de chocolate 164
Natillas 166
Polos de frutos rojos 168
Panna cotta 170
Helado de vainilla 172
Helado de stracciatella 174
Mousse de café 176
Cheesecake sin horno 178
Barritas de yogur heladas 180
Brownie 182
Cookies de semillas
 sin horno 184
Cupcakes 186
Espuma de fresa 188
Cake pops de yogur 190
Mermelada 192
Minipastelitos de coco 194

SNACKS Y BEBIDAS 197

Bulletproof coffee 198
Batido de moras y chía 200
Chai latte 202
Minipimientos rellenos 204
Limonada con pepino 206
Café dalgona 208
Praliné de frutos secos 210
Bebida de vinagre de manzana 212
Minigofres al horno 214
Rocas de yogur y frutos rojos 216
Chips de queso exprés
 con guacamole 218
Gominolas 220
Bombones de chocolate y crema
 de avellanas 222
Hummus de coliflor con minipitas
 crujientes 224
Fresas recubiertas de chocolate
 y yogur 226
Bolitas de mozzarella con jamón
 y albahaca 228
Tostitas con queso azul y crema
 de nueces 230

OCASIONES ESPECIALES ... 232

Beef Wellington ... 234
Rollitos de calabacín y feta ... 236
Gofres salados con salmón ... 238
Puré de coliflor trufado ... 240
Raviolis con salsa de calabaza ... 242
Mimosas de frambuesa y cava ... 244
Red velvet ... 246

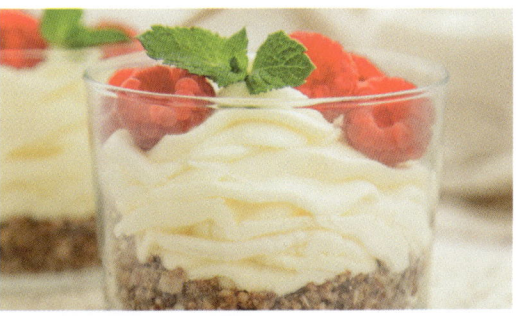

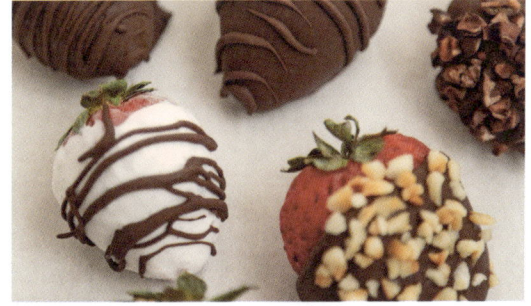

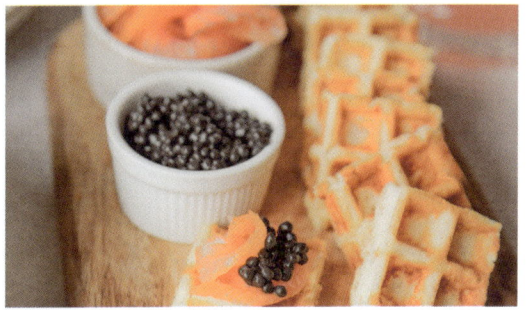

ÍNDICE DE INGREDIENTES

A

açaí, polvo de, 66
aceite
    de coco, 50, 60, 64, 66, 68, 70, 174, 180, 190, 198, 200, 216, 222, 226, 246
    de oliva, 40, 54, 74, 78, 82, 84, 86, 88, 92, 96, 98, 100, 102, 104, 110, 112, 116, 118, 122, 124, 128, 130, 134, 138, 142, 144, 148, 150, 152, 154, 204, 224, 228, 230, 234, 236, 240, 242
    de oliva virgen extra, 94
    de sésamo, 140
    MCT, 66, 174, 198, 200
aceitunas negras, 78, 144
aguacate, 88, 112, 114, 132, 218
ajo
    diente de, 54, 82, 86, 88, 92, 94, 96, 98, 100, 104, 108, 112, 116, 118, 122, 124, 128, 138, 140, 142 144, 152, 204, 218, 224, 228 234, 240
    en polvo, 90, 98, 110, 134, 148
    picado, 40, 78, 126, 134
albahaca, 84, 100, 108, 124, 142, 144, 150, 206, 228
alcaparras, 90, 114
almendras, 50, 64, 66, 178, 210, 226
    crema de, 60, 66, 190
    tostadas, 94
amapola, semillas de, 62, 184
anacardos, 178
apio, 80, 132, 134, 138, 152
arándanos, 50, 216
atún, 132
avellanas, 178, 210
    crema de, 60, 66, 222
    peladas y tostadas, 42
    tostadas, 42

B

bebida
    de almendras, 56, 64, 70, 158, 166, 170, 180, 186, 190, 200, 208
    de coco, 194
    vegetal, 38, 202
beicon, lonchas de, 44, 52, 120, 152, 204
berenjena, 152
bicarbonato, 210
brócoli, 118, 138, 140, 142
burrata, 150

C

cacahuete, crema de, 60, 66, 182, 190
cacao, nibs de, 184
cacao en polvo, 42, 60, 158, 164, 182, 246
    sin azúcar, 160
café, 176
    instantáneo, 208
    recién hecho, 198
calabacín, 46, 104, 110, 116, 130, 138, 236
    rallado, 40
calabaza, 242
    semillas de, 50, 184
calamares, 96
caldo de pollo, 136
caldo de verduras, 82, 118
canela, 166, 198, 212
    en polvo, 50, 64, 202
cardamomo molido, 202
carne picada, 100, 102, 126, 146, 152
cava, 244
cayena
    en polvo, 88
    pimienta de, 212
cebolla, 82, 86, 96, 98, 100, 102, 104, 126, 138, 152, 154, 218, 240
    en polvo, 126, 134
    picada, 40, 92, 126
    roja, 80, 88, 114, 132, 148
cebollino para decorar, 80

cerdo, solomillo de, 118
champiñones, 82, 108, 138, 234
chía
    molida, 48
    semillas de, 38, 50, 64, 66, 184, 200
chocolate negro, 56, 60, 66, 158, 160, 164, 174, 176, 184, 214, 216, 222, 226
    chips de, 42
chorizo, 98
cilantro, 86, 146, 148, 218
clavo molido, 202
coco
    aceite de, 50, 60, 64, 66, 68, 70, 174, 180, 190, 198, 200, 216, 222, 226, 246
    crema en lata de, 160, 168, 194
    rallado, 66, 194, 226
    sin azúcar, 50
col, 94, 100
    de Bruselas, 40
coliflor, 82, 86, 90, 138, 224, 240
colorante rojo, 246
comino, 40, 54, 86, 88, 136, 224
crema
    de almendras, 60, 66, 182, 190
    de avellanas, 60, 66, 222
    de cacahuete, 60, 66, 182, 190
    de coco en lata, 160, 168, 194
crema agria, 146
cúrcuma, 86, 136, 230
curry, 86

E

edulcorante líquido, 174
eneldo, 54, 114, 236, 238
eritritol, 38, 42, 56, 50, 58, 60, 64, 66, 68, 80, 102, 106, 122, 144, 158, 162, 164, 166, 168, 170, 172, 176, 178, 180, 182, 184, 186, 188, 190, 192, 194, 198, 200, 202, 206, 208, 210, 214, 230, 244, 246

en polvo, 68
glass, 194, 246
espárragos, 120
especias, mezcla de, 202
espinacas, 40, 106, 138, 242

F

frambuesas, 180, 192, 194, 216, 220, 244
fresas, 180, 192, 220, 226
congeladas, 188
frutas frescas picadas, 180
frutos rojos, 38, 56, 70, 168, 170, 216
congelados, 66
frutos secos variados, 164, 178, 210

G

gambas
crudas, 112
peladas, 86, 92
gelatina
en polvo, 68, 84, 176, 242
láminas de, 170, 192
girasol, semillas de, 64, 184
granola, semillas de, 66
guacamole, 146
guindilla en polvo, 218

H

harina
de almendras, 56, 58, 62, 68, 70, 72, 84, 130, 150, 154, 180, 182, 184, 186, 190, 214, 224, 234, 238, 242, 246
de coco, 56, 58, 60, 68, 70, 84, 92, 190, 194, 242
hielo, 206, 244
huevo, 40, 42, 44, 46, 48, 52, 54, 56, 58, 62, 68, 70, 72, 74, 80, 84, 90, 92, 116, 126, 134, 142, 150, 154, 158, 182, 186, 190, 194, 214, 224, 234, 238, 242, 246
clara de, 48, 64, 84, 188
yema de, 52, 166, 172

J

jamón
serrano, 72, 80, 84, 106, 150, 228, 234
york, 58
jengibre, 86, 104, 122, 140
en polvo, 202
rallado, 212

L

langostinos crudos, 104, 154
laurel, 96, 152
leche de coco, 86
lechuga, 132, 134, 144
cogollos de, 112
levadura en polvo, 48, 58, 62, 72, 158
lima, 146
rodajas de, 110
zumo de, 218
limón, 206
piel de, 162
ralladura de, 68, 162
rodajas de, 110, 212, 244
zumo de, 50, 52, 54, 68, 78, 88, 92, 114, 122, 144, 162, 168, 178, 188, 192, 206, 224, 228, 236, 244
lino dorado
molido, 48
semillas de, 148
longaniza, 142

M

mantequilla, 56, 52, 54, 58, 70, 74, 120, 152, 160, 164, 178, 182, 184, 186, 194, 210, 234, 240, 246
sin sal, 198
mayonesa, 80, 102, 112, 122, 132, 144

menta, 38
hojas de, 206
merluza, 148
filete de, 78, 92
lomo de, 130
mermelada, 70, 188, 192
moras, 200, 216
mortadela, 150
mostaza, 102, 132, 234
de Dijon, 80

N

nata, 210
nata líquida, 40, 42, 82, 94, 142, 160, 162, 164, 170, 172, 174, 176, 178, 186, 240, 242, 246
nueces, 50, 64, 66, 106, 210, 230, 236
pecanas, 64
nuez moscada molida, 202

O

orégano, 46, 58, 84, 98, 100, 102, 144, 224, 228
seco, 90

P

pepinillos encurtidos, 102
pepino, 154, 206
pepperoni, 108
perejil, 54, 78, 88, 92, 116, 126, 132, 138, 142, 144, 154, 204
pesto, 150
pimentón, 40, 80, 88, 96, 98, 128, 130, 134, 136, 144, 224
dulce, 112, 148
picante, 54
pimienta, 40, 44, 46, 52, 54, 74, 80, 82, 86, 88, 90, 92, 94, 98, 100, 102, 104, 110, 114, 116, 118, 120, 122, 124, 130, 132, 136, 138, 218, 224, 228, 236, 240
de cayena, 212
negra, 142, 202, 234

ÍNDICE DE INGREDIENTES

pimiento, 86, 108
  amarillo, 104, 106, 110, 112, 144, 154
  mini, 204
  rojo, 46, 96, 98, 110, 112, 128, 154
  verde, 46, 96, 98, 104, 128, 154
pollo
  alitas de, 122
  carne picada de, 134
  contramuslos de, 98
  muslos de, 128
  pechuga de, 124, 136, 144
polvo de hornear, 42, 56, 68, 158, 186, 190, 194, 214, 238, 246
psyllium, 48
puerro, 142

Q

queso
  azul, 106, 122, 230
  cabra, 74, 136
  cheddar en lonchas, 58, 102, 218
  cheddar rallado, 46, 142
  crema, 62, 72, 90, 100, 114, 164, 174, 178, 186, 190, 204, 234, 242, 246
  feta, 88, 236
  fresco, 154
  mascarpone, 126, 194
  mozzarella en bola, 124
  mozzarella fresca, 228
  mozzarella rallada, 62, 90, 100, 108, 126, 234
  parmesano, 46, 102, 124, 130, 144, 150, 230
  parmesano rallado, 82, 94, 100, 126, 134, 144
  rallado, 44, 72, 84, 146, 150, 238, 242
  requesón, 116, 150
  ricotta, 100

R

romero, 98, 108, 128, 144, 236, 242, 244
  seco, 118
rúcula, 72, 74, 88, 90

S

sal marina en escamas, 60, 216
salchicha, 108, 142
salmón, 90, 110, 114
  ahumado, 238
salsa
  de soja, 104, 122, 140
  de tomate, 102, 108, 126
  picante, 112, 122
  tabasco, 122
semillas
  amapola, 62, 68, 184
  calabaza, 50, 184
  chía, 38, 50, 64, 66, 68, 184
  girasol, 64, 184
  granola, 66
  lino dorado, 148
  sésamo, 62, 104, 140, 150, 204
  variadas, 48, 218
sésamo
  aceite de, 140
  semillas de, 62, 104, 140, 150, 204
sobrasada, 74
soja, salsa de, 104, 122, 140

T

tabasco, salsa, 122
tahini, 224
té
  bolsita de, 202
  matcha en polvo, 38
ternera, 140
  solomillo de, 88, 234
tomate, 154, 218
  cherry, 74, 78, 88, 124, 128, 228
  concentrado de, 152
  frito, 100
  pasta de, 86
  salsa de, 102, 108, 122, 126
  triturado, 96, 136, 152
tomillo, 98, 108, 128, 144
trufa negra, 240

V

vainilla, 174
  esencia de, 38, 56, 60, 64, 68, 70 166, 170, 172, 178, 180, 184, 186, 190, 198, 200, 210, 214, 222, 246
  extracto de, 66, 158, 160, 194
vinagre
  blanco, 102, 144, 154, 228
  de manzana, 48, 68, 242
  de sidra de manzana, 80, 212
vino
  blanco, 78, 96, 98
  tinto, 152
vodka, 174

Y

yogur, 216
  de coco, 38, 168
  griego, 50, 54, 88, 152, 190, 226
  vegetal, 180

Z

zanahoria, 104, 118, 138, 152
zumo
  de lima, 218
  de limón, 50, 52, 54, 68, 78, 88, 92, 114, 122, 144, 162, 168, 178, 188, 192, 206, 224, 228, 236, 244

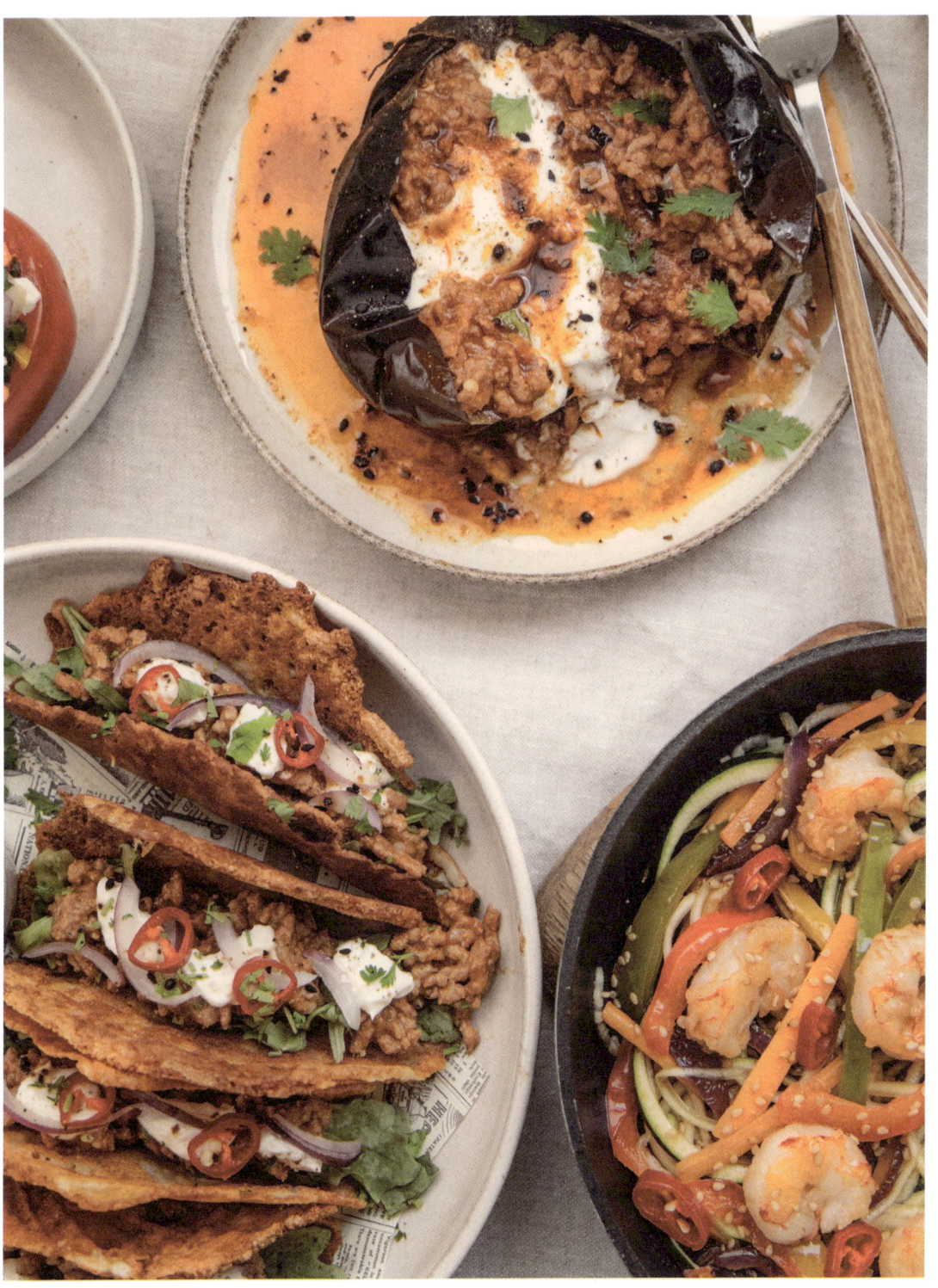